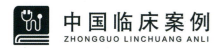

中国临床案例

ZHONGGUO LINCHUANG ANLI

呼吸介入案例精选

宋小莲　施劲东　主　编

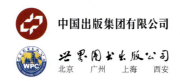

中国出版集团有限公司

世界图书出版公司

北京　广州　上海　西安

图书在版编目（ＣＩＰ）数据

呼吸介入案例精选 / 宋小莲 , 施劲东主编 . -- 北京 :
世界图书出版有限公司北京分公司 , 2025. 3. -- ISBN
978-7-5232-2093-1

Ⅰ. R560.5

中国国家版本馆 CIP 数据核字第 2025PF3940 号

书　　名	呼吸介入案例精选 HUXI JIERU ANLI JINGXUAN
主　　编	宋小莲　施劲东
总 策 划	吴　迪
责任编辑	张绪瑞
特约编辑	付春艳
出版发行	世界图书出版有限公司北京分公司
地　　址	北京市东城区朝内大街 137 号
邮　　编	100010
电　　话	010-64033507（总编室）　0431-80787855　13894825720（售后）
网　　址	http://www.wpcbj.com.cn
邮　　箱	wpcbjst@vip.163.com
销　　售	新华书店及各大平台
印　　刷	长春市印尚印务有限公司
开　　本	787 mm × 1092 mm　1/16
印　　张	15.5
字　　数	273 千字
版　　次	2025 年 3 月第 1 版
印　　次	2025 年 3 月第 1 次印刷
国际书号	ISBN 978-7-5232-2093-1
定　　价	198.00 元

《呼吸介入案例精选》
编委会

名誉主编

王昌惠　上海市第十人民医院

顾　问

李善群　复旦大学附属中山医院

主　编

宋小莲　上海市第十人民医院

施劲东　复旦大学附属上海市第五人民医院
　　　　上海市闵行区浦江医院

副主编

刘　洋　上海市第十人民医院

隆　玄　上海市第十人民医院

张云凤　上海市普陀区利群医院

孙　凯　上海市第十人民医院崇明分院

胡　峰　上海交通大学医学院附属同仁医院

史兆雯　上海市普陀区中心医院

编　委

（按姓氏笔画排序）

丁　荣　泰州市第四人民医院

王莹虹　同济大学医学院

王婷梅　蚌埠市第一人民医院

乔建歌　复旦大学附属上海市第五人民医院

刘子龙　复旦大学附属中山医院

汤耀东　宁波市医疗中心李惠利医院

孙颖新　复旦大学附属中山医院青浦分院

杜春玲　复旦大学附属中山医院青浦分院

李　萍　上海市第十人民医院

张　景　泰州市第四人民医院

张国良　上海市第十人民医院

邵　川　宁波市医疗中心李惠利医院

周诚睿　同济大学医学院

赵嘉桢　安徽理工大学第一临床医学院

郭志华　上海市第十人民医院崇明分院

谈　敏　上海市第十人民医院

黄旖旎　同济大学医学院

梅周芳　复旦大学附属上海市第五人民医院

曹大龙　蚌埠市第一人民医院

曹月琴　泰州市第四人民医院

曹莉旻　连云港市第二人民医院

章晓淼　上海交通大学医学院附属上海市第一人民医院

彭爱梅　上海市第十人民医院

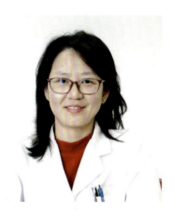

宋小莲，医学博士，主任医师，副教授，硕士研究生导师。现任上海市第十人民医院呼吸内科副主任。

兼任中国医师协会内镜分会呼吸内镜青年委员会副主任委员，中国医师协会呼吸医师分会青年委员，上海市医师协会呼吸分会委员，上海医学会呼吸分会青年委员，上海市医学会变态反应专科分会委员，华东地区介入呼吸病协作组青年委员会委员，中国医药教育协会介入微创呼吸分会常务委员，上海市抗癌协会肿瘤呼吸介入分会常务委员，亚洲冷冻治疗学会常务委员，世界肺癌研究协会（WCLC）会员，欧洲呼吸学会（ERS）会员等。

带领科室开展多项呼吸介入新技术，除了气管镜下肺减容术和哮喘射频治疗走在中国前列以外，在上海率先开展并持续推进呼吸道肿瘤光动力治疗、肺小结节共聚焦支气管镜、Lungpro 导航等多项新技术，诊治了一批疑难重症患者。

主持或负责多个课题项目，如国家重大科技专项课题、上海市浦江人才计划项目、中央高校基本科研业务费专项资金-学科交叉类项目、上海市卫生局青年科研项目、同济大学青年优秀人才培养行动计划、上海市科委医学重大项目、华山医院抗研所研究项目等，以及多项省部级研究项目，国家自然科学基金项目等重点研究项目。发表了大量 SCI 论文和各类论著，参与多项指南及专著的编写。

第二主编简介

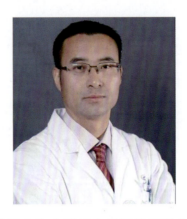

施劲东，复旦大学附属上海市第五人民医院呼吸与危重症医学科主任医师、副教授、硕士研究生导师。上海市闵行区浦江医院副院长，上海市劳模，上海市人大代表，上海市医苑新星，闵行领军人才和领航人才。

兼任国家药监局 GCP 核查专家，中国药理学会药物临床试验专业委员会委员，中国医药教育协会呼吸康复专业委员会常务委员，中国中药协会呼吸病药物研究专业委员会委员，中国研究型医院中西医结合呼吸专业委员会委员，中国科协科普中国专家，上海市医学会呼吸病学分会青年委员、肿瘤靶分子分会青年委员和基层联盟秘书长，上海市医师协会变态反应分会委员，上海市预防医学会传染病专业委员会常务委员和呼吸预防专业委员会委员，上海市中西医结合学会呼吸系统疾病专业委员会委员，上海市医院协会医保管理专业委员会委员，上海市医疗保险基金社会监督员。

曾赴美国罗格斯大学和意大利那不勒斯国家肿瘤中心进修学习。从事呼吸内科医疗、教学和科研工作 20 余年，熟练掌握呼吸系统疾病的诊治，在慢性阻塞性肺疾病、哮喘规范化治疗，肺部感染和肺部肿瘤诊治及药物临床试验方面具备丰富经验。作为主诊医师之一参与世界首例人感染 H7N9 禽流感患者的救治。

主持国家自然科学基金面上项目、上海市科学技术委员会等课题 10 余项。近年来在 SCI 及核心期刊上发表科研论文 50 余篇，参与撰写专著 10 部。曾获上海市银蛇奖提名奖、上海市先进工作者、上海市优秀共产党员、上海市卫生计生系统青年五四奖章、上海市优秀青年医师、上海市医学会呼吸学界首届明日之星、上海市医师协会优秀基层呼吸医师、闵行区道德模范"可爱的闵行人"等荣誉。

应宋小莲教授之邀，非常荣幸为《中国临床案例·呼吸介入案例精选》一书作序。健康是人类永恒的话题，民众健康是国家昌盛的基石。因此，呼吸疾病的治疗难点需要医生付出更多的脑力、体力和智慧。面对患者、针对疾病，以理论与实践相互推动，诊断与治疗技术相互影响，不断推动医学的向前发展。

本书收集了呼吸介入领域的典型病例 28 份，以图文并茂的形式，翔实记录每个病例的诊断过程、治疗方案和专家点评，展示临床医生解决疑难问题、走出疑惑的过程。通过这些真实而生动的病例，不仅能够了解呼吸疾病介入治疗的基本知识和最新进展，还能够感受到作为医生在面对这些患者时所承担的责任和担当，以及医生与患者之间所建立的信任。

本书的两位主编在各自的治疗中心和专业方向都有着丰富的临床诊疗经验，有过很多思考和实践，也在临床研究中取得了斐然成绩。在他们的共同努力下，收集了这些有诊断或治疗特点的病例展示给大家，希望对呼吸介入专业工作者提供一些帮助。我本人也非常喜欢这本书，是以欣然作序。

2023 年 5 月

序言作者简介

王昌惠，博士，主任医师，教授，博士生导师。上海市第十人民医院呼吸内科主任。

前　言

　　介入肺脏病学是呼吸病学重要的亚专科。近年来发展迅速，涉及呼吸疾病侵入性诊断和治疗操作。在临床工作中，医务工作者需要借助各种诊疗仪器，如硬质支气管镜、可弯曲支气管镜、电磁导航支气管镜、超声支气管镜、内科胸腔镜等，以及治疗设备，如高频电、激光治疗仪、氩等离子凝固治疗仪、微波治疗仪、冷冻治疗仪等。因此，呼吸介入技术不仅需要医务工作者接受标准的呼吸病学专业知识，还必须接受更加专业的呼吸内镜诊疗技术的训练，并能对呼吸疾病患者做出更加专业的诊断与治疗。

　　《中国临床案例·呼吸介入案例精选》由上海市第十人民医院宋小莲教授、复旦大学附属上海市第五人民医院施劲东教授共同组织，由我国知名医院的中青年专家们共同编写而成，展现了我国呼吸内科近两年内收集的典型、疑难病例。部分病例更是涉及多系统疾病，单一科室往往难以诊断，需要多学科联合诊治。专家们不仅详细描述了疾病的发病和诊治过程，而且对各种疾病的特点和诊疗规范也进行了探讨，总结出诊疗经验，以便读者更快、更深刻地了解呼吸疾病介入治疗的思路，以提高呼吸内科医生的诊治水平。

　　参与本书编写的专家们长期从事临床实践工作，有着丰富的一线诊疗经验，他们对每一个病例都做了详尽的解析，梳理诊疗思路，呈现给大家凝练的知识和难得的经验。同时，我们也邀请相关专家对这些病例做了精彩点评，指出诊治的经验和教训。

　　由于时间仓促，且书中作者均承担着繁重的临床工作，因此文中难免会有纰漏和瑕疵，希望广大同仁能够海涵并斧正。

编　者
2024 年 5 月

目　录

病例 1　青年男子电子烟相关肺损伤

一、病历摘要

（一）基本资料

患者男性，20 岁，汉族，未婚，学生。

主　诉：咳嗽、咳痰 3 天伴气促。

现病史：患者 2020 年 5 月 28 日因"咳嗽、咳痰 3 天伴气促"入住我院呼吸科。患者入院前 3 天自诉受凉后出现咳嗽，咳黄色黏痰，有活动后气促，走一层楼梯就有胸闷不适，活动耐量较前明显下降，休息后症状无明显缓解，夜间可平卧，无夜间憋醒现象，无胸痛、大汗，无咯血，无发热、畏寒，无发霉谷物、干草接触史，无外地出行史，无鸽子、鸽粪及其他禽类接触史，无化学性、刺激性气体接触史。入院前曾自行服用强力枇杷露、双黄连等中成药物治疗，症状无好转。

既往史：既往体健。否认高血压、糖尿病、哮喘等慢性病史，否认食物、药物过敏史。

个人及婚育史：未婚未育。久居当地，无疫源接触史，无粉尘及毒化学物品接触史。否认滥用药物及冶游史。否认手术、外伤。曾有吸烟史 3 年，20 支 / 天。近 2 个月为戒除吸卷烟的习惯，而改吸电子烟，初期吸电子烟 2～3 次 / 天，近期自诉因学习压力较大，吸电子烟次数增至 10～12 次 / 天，期间未吸传统烟。此次住院后暂停吸电子烟。

家族史：否认家族性、遗传性疾病，以及传染病史。

（二）体格检查

体温 36.5℃，脉搏 98 次 / 分，呼吸 24 次 / 分，血压 120/70 mmHg。发育正常，营养中等，表情正常，自动体位，神志清楚，精神一般，查体合作。气促，口唇微绀，呼吸运动双侧对称，肋间隙正常，双肺触觉语颤正常，叩诊呈清音，双肺底可闻及少量湿性啰音。心脏和腹部体检未见异常，双下肢无水肿，无杵状指（趾）。未见其他阳性体征。

（三）辅助检查

1. 实验室检查　2020 年 5 月 28 日血常规：白细胞 $17.24×10^9$/L、中性粒细胞 78.2%、嗜酸性粒细胞 $0.59×10^9$/L、血红蛋白 165 g/L、血小板 $241×10^9$/L、C- 反应蛋白 57.5 mg/L。血气分析（吸空气时）：pH 7.36，动脉血氧分压（PaO_2）7.3 kPa，动脉血二氧化碳分压（$PaCO_2$）5.41 kPa，碱剩余 0 mmol/L，氧合血红蛋白

88.6%，动脉血氧饱和度 86.7%，降钙素原＜ 0.1 μg/L，红细胞沉降率 21 mm/h。粪、尿常规正常。肝功能、肾功能、心肌酶谱、B 型钠尿肽、血电解质正常。腹部 B 超未见异常。

2. 影像检查（病例 1 图 1）　2020 年 5 月 28 日胸部计算机断层扫描（computed tomography，CT）检查显示双肺弥漫性磨玻璃影、渗出改变（右肺明显）（病例 1 图 1D）。

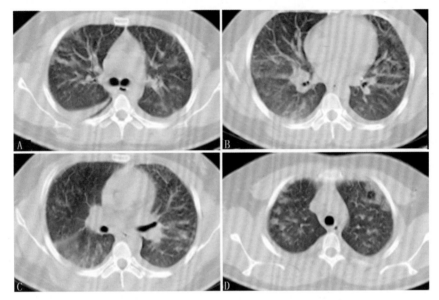

病例 1 图 1　2020 年 5 月 28 日患者胸部平扫 CT

注：2020 年 5 月 28 日患者胸部平扫 CT 肺窗检查结果。A. 两上肺弥漫性磨玻璃影；B. 两肺有渗出改变；C. 气管管腔内通畅；D. 右肺病变明显。

（四）初步诊断

肺部阴影。

二、诊治过程

1. 诊断过程　患者入院后予鼻导管吸氧 2 L/min，莫西沙星（0.4 g，1 次 / 天）联合亚胺培南（1.0 g，1 次 /8 小时）静脉滴注，乙酰半胱氨酸胶囊（0.6 g，3 次 / 天）口服。患者入院后憋气症状无好转，而且有加重倾向，体温正常，患者拒绝肺功能、电子支气管镜、肺泡灌洗及肺活检等检查。根据患者病史、症状、影像学及相关辅助检查结果，排除其他疾病，查阅资料后考虑诊断为电子烟相关肺损伤、肺部感染、Ⅰ型呼吸衰竭。

2. 治疗经过　2020 年 5 月 30 日予甲泼尼龙（40 mg，1 次 / 天）静脉滴注，5 天后呼吸困难明显好转，后减量（20 mg，1 次 / 天）治疗 3 天。5 月 31 日血常规：白细胞 8.9×10^9/L、中性粒细胞 68.2%、嗜酸性粒细胞 0.39×10^9/L、血红蛋白 155 g/L、血小板 230×10^9/L；C- 反应蛋白 20.4 mg/L；血气分析（吸入氧浓度为 21%）：pH 7.39，PaO_2 8.3 kPa，$PaCO_2$ 5.40 kPa，碱剩余 -0.1 mmol/L，动脉血氧饱和度 91.2%。6 月 2 日血常规：白细胞 7.6×10^9/L、中性粒细胞 66.6%、嗜酸性粒细胞 0.36×10^9/L、血红蛋白 153 g/L、血小板 220×10^9/L；C- 反应蛋白 16.3 mg/L；血气分析（吸入氧浓度为 21%）：pH 7.43，PaO_2 9.1 kPa，$PaCO_2$ 4.55 kPa，碱剩余 -0.2 mmol/L，动脉血氧饱和度 94%；IgA、IgG、IgM、IgE 正常；呼吸道病毒［嗜肺军团菌、肺炎支原体、Q 热立克次体、肺炎衣原体、腺病毒、呼吸道合胞病毒、甲型流行性感冒（流感）病毒、乙型流感病毒和副流感病毒 1 型、2 型和 3 型］、新型冠状病毒核酸及抗体阴性、军团菌抗体阴性，巨细胞病毒、非洲淋巴细胞瘤病毒核酸检测均阴性，G 试验、GM 试验阴性，结核感染 T 细胞实验阴性，自身抗体谱及风湿免疫指标均为阴性，过敏原测定各项阴性，肿瘤指标及肝炎指标正常。

3. 治疗效果　给予患者激素短期静脉注射治疗后，气促症状消失，病灶吸收明显，低氧症状改善，治疗效果良好。

4. 病情转归　2020 年 6 月 6 日患者咳嗽、咳痰症状完全缓解，无胸闷，无静息及活动后气促。当日查体：体温 36.5℃，脉搏 80 次 / 分，呼吸 18 次 / 分，血压 120/70 mmHg。神志清，气平，唇无发绀，呼吸运动双侧对称，双肺触觉语颤正常，叩诊呈清音，双肺未及明显干、湿性啰音及哮鸣音；血常规：白细胞 6.14×10^9/L、中性粒细胞 58.2%、嗜酸性粒细胞 0.49×10^9/L、血红蛋白 160 g/L、血小板 245×10^9/L、C- 反应蛋白 ＜ 0.5 mg/L；血气分析（吸入氧浓度为 21%）：pH 7.39，PaO_2 12.1 kPa，$PaCO_2$ 5.41 kPa，碱剩余 -0.6 mmol/L，动脉血氧饱和度 95.3%；胸部 CT 示双肺渗出液较前明显吸收（病例 1 图 2）。2020 年 5 月 29 日送检的血培养、痰培养和 6 月 5 日送检痰显示抗酸杆菌均阴性。

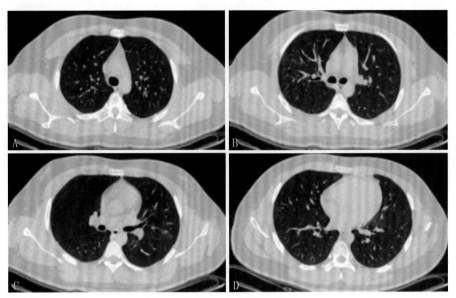

病例 1 图 2　2020 年 6 月 6 日患者胸部平扫 CT

注：2020 年 6 月 6 日患者胸部平扫 CT 肺窗检查结果。A. 两上肺磨玻璃影消失；B. 两肺渗出液改变明显吸收；C. 气管管腔内通畅；D. 两侧病变明显好转。

5. 复查及随访　患者于 2020 年 6 月 6 日出院，出院后予口服醋酸泼尼松片（15 mg，1 次 / 天），同时给予口服药物抗感染治疗，但随访中因个人原因失联。

三、病例讨论

1. 对于类似该患者的双肺弥漫性磨玻璃影，如何进行诊断和鉴别诊断？电子烟由电池、加热雾化器、储存烟油的烟弹及吸嘴等部件组成。其工作原理是通过电子加热或超声雾化丙二醇、甘油、烟碱混合物，使人吸入剂量不等的尼古丁，从而产生传统烟草制品吸食的效果。

电子烟相关肺损伤需要排除性诊断，需在 90 天内出现近期吸食电子烟病史，必须排除其他病因，胸部影像学检查表现最常见的类型是弥漫性肺泡损伤的急性肺损伤、机化性肺炎（organizing pneumonia，OP）、类脂性肺炎、巨细胞间质性肺炎，但也报道过急性嗜酸性肺炎和弥漫性肺泡出血等少见表现，甚至铺路石样的隐源性机化性肺炎。国外病例报道中，病理活检结果表现为纤维细胞堵塞、透明膜、纤维蛋白渗出物、2 型肺细胞增生、间质慢性炎性浸润等。类似病变的鉴别诊断如下。

（1）病毒性肺炎：患者发病正值新型冠状病毒性肺炎疫情流行期间，发病急，气促明显，有低氧血症。胸部 CT 提示两肺弥漫性病变，故门诊医生对病毒性肺炎，特别是新型冠状病毒性肺炎也有考虑。但此病例没有明确的流行病学接触史，没有发热症状，周围人群没有聚集发病现象，且血常规检查中没有白细胞减少表现，病毒病原学检查及各类病毒抗体阴性。经激素治疗后效果好转明显，故排除病毒性肺炎。

（2）过敏性肺炎（hypersensitivity pneumonitis，HP）：HP 是一类环境暴露相关性间质性肺疾病，发病与个体易感性和环境抗原暴露有关。此患者有双肺弥漫性磨玻璃影，片状分布，从影像学很难和过敏性肺炎鉴别。患者为年轻人，既往没有明显过敏史，此次血过敏原测定也无异常，血嗜酸性细胞计数不高。如经过电子支气管镜下肺泡灌洗液（bronchoalveolar lavage fluid，BALF）抗体检测证实有特异性抗原；BALF 淋巴细胞增多；或 HP 相应的肺组织病理学改变，则对鉴别诊断有意义。

（3）特发性肺纤维化（idiopathic pulmonary fibrosis，IPF）：IPF 患者主要临床症状为数天到几周出现的呼吸困难或运动耐力降低，可伴有咳嗽和Ⅰ型呼吸衰竭。主要体征表现为呼吸急促、四肢末端和口唇发绀。此患者不符合该病的地方在于无典型的双肺基底部爆裂音（Velcro 啰音），影像学上虽然患者胸部 CT 也有磨玻璃影，但与 IPF 的典型网状影、牵拉性支气管和（或）细支气管扩张及蜂窝改变有所区别。

2. 如何诊断电子烟相关肺损伤？此病例为年轻男性患者，貌似急性起病，其实电子烟引起肺损伤的发病过程是缓慢的，是由量变到质变的，急性表现是由于气道的感染明显加重引起的。初诊医生在发现胸部 CT 上弥漫性玻璃影和渗出液表现后也做了初步的排除筛查，在排除烈性传染性疾病后收治入院进一步诊治，防止了患者在院外病情恶化的情况。入院开始，医师对其流行病学特点、感染因素、年龄特点、生活与学习习惯及环境、家族史等逐一排查，并没有发现特别诱因。早期应用抗生素治疗后，血常规中白细胞明显下降，但未能解决胸闷、气促、呼吸衰竭的表现。在初步排除常见重症感染、恶性肿瘤疾病及自身免疫性疾病后，医师在患者家属不在场时，终于问到患者本人更加隐私的吸烟情况，特别是电子烟的过度使用情况。

3. 如何治疗电子烟相关肺损伤？按照国外报道，电子烟引起弥漫性病变时应使用皮质类固醇（泼尼松龙）治疗方案，此病例在使用甲泼尼龙针后，病情迅速好转，并在临床症状缓解后甲泼尼龙针减量，并过渡到口服醋酸泼尼松片，患者病情持续好转，复查胸部 CT 渗出液吸收。在科室及专家讨论中也提及，如果皮质类固醇激素使用效果不佳，也有加用小剂量吡非尼酮治疗电子烟相关肺损伤的成功案例。

四、病例点评

根据患者病史、症状、影像学及相关辅助检查结果，并除外其他疾病后，给予激素短期治疗后效果好，病灶吸收明显，查阅资料后考虑诊断为电子烟相关肺损伤、肺部感染、Ⅰ型呼吸衰竭。

本病例患者起病急，在发现胸部 CT 上弥漫性玻璃影和渗出液表现后首先排除了烈性传染病，继而对其流行病学特点、生活环境、家族史等逐一排查，未发现特别诱因。此患者呼吸系统症状明显，未见明显肺外症状，早期给予抗生素治疗后白细胞明显下降，但胸闷、气促、呼吸衰竭症状未缓解。进一步追问到患者有电子烟过度使用史后，按照文献经验给予类固醇皮质激素治疗。治疗后，病情迅速好转，逐步过渡到口服激素治疗，复查 CT 肺部病灶吸收明显。亦有文献报道提及，类固醇皮质激素使用效果不佳时加用小剂量吡非尼酮治疗电子烟相关肺损伤的成功案例。

关于电子烟相关肺损伤，最早研究者在小鼠动物实验中发现电子烟烟雾提取物，特别是尼古丁等可溶性成分的暴露，可引起内皮细胞活化和细胞骨架重排，从而破坏肺微血管屏障功能，诱发肺内皮细胞损伤与氧化应激。此表现与细胞内神经酰胺增加、p38MAPK 活化和肌球蛋白轻链（myosin light chain，MLC）磷酸化有关，并由 Rho 激活的激酶通过抑制 MLC 磷酸酶单位 MYPT1 介导。Lerner CA 发现电子烟中风味添加剂，形成氧化剂或活性氧物种（reactive oxygen species，ROS）气溶胶，也可迅速增加小鼠的肺部炎症和氧化应激。他也指出含有甜味或水果味的香精比烟草香精具有更强的氧化剂效应。

目前全世界较多人认为，两种物质和电子烟相关肺损伤相关，即维生素 E 醋酸酯（vitamin E acetate，VEA）和四氢大麻酚（tetrahydrocannabinol，THC）。前者广泛存在于电子烟相关肺损伤的支气管肺泡灌洗液中，后者含有芳香烃 / 挥发性碳氢化合物和由中链三酰甘油（MCT 油）组成的油，两种化合物与肺部的氧化应激反应和炎症反应有关。电子烟雾化的丙二醇和甘油会产生携带尼古丁的气溶胶。这种气溶胶可以沉积在肺部深处。Chaumont M 通过临床实验发现，这些沉积的气溶胶会导致年轻吸烟者的气道上皮损伤和经皮氧分压持续降低，同样也会对重度吸烟者的动脉氧分压造成损害。

总结此案例的不足之处在于新型冠状病毒疫情环境中，患者及家属对有创伤检查有所顾忌，不配合电子支气管镜、肺泡灌洗及肺活检等检查。如果能进行进一步病理及体液电子烟相关化学成分检测，将更有助于疾病的确诊与分型，从而积累此类新型、少见疾病的诊断及诊治经验。最后患者随访失联也是值得我们反省和改进的地方，说明在该病治疗中还没有让患者建立对此疾病的重视。

最后提醒临床医生要提高对电子烟相关肺损伤这一疾病的认识，问诊中排除人为因素的干扰，早期识别该疾病并及时诊治。建议加强对电子烟的规范管理，避免电子烟相关肺损伤相似情况在我国发生。关于电子烟肺损伤的病理生理机制值得我们深入研究。

（病例提供者：史兆雯　上海市普陀区中心医院）

（点评专家：章晓淼　上海交通大学医学院附属上海市第一人民医院）

参考文献

[1] 时国朝，王雄彪，丁园．戒烟指导手册[M]．上海：上海科学技术出版社，2021：7-8．

[2] Kligerman S，Raptis C，Larsen B，et al．Radiologic，Pathologic，Clinical，and Physiologic Findings of Electronic Cigarette or Vaping Product Use-associated Lung Injury（EVALI）：Evolving Knowledge and Remaining Questions[J]．Radiology，2020，294（3）：491-505．DOI：10.1148/radiol.2020192585.

[3] Roman S，Millet C，Geris S，et al．Crazy vaping and crazy-paving，a case of E-Cigarette/Vaping-Associated Lung Injury（EVALI）with chest CT showing crazy-paving pattern[J]．Radiol Case Rep，2021，16（11）：3208-3212．DOI：10.1016/j.radcr.2021.07.058

[4] Mukhopadhyay S，Mehrad M，Dammert P，et al．Lung Biopsy Findings in Severe Pulmonary Illness Associated With E-Cigarette Use（Vaping）[J]．Am J Clin Pathol，2020，153（1）：30-39．DOI：10.1093/ajcp/aqz182.

[5] Wu CH，Liao TY，Chen YH，et al．Treatment of electronic cigarette or vaping product use-associated lung injury（EVALI）by corticosteroid and low-dose pirfenidone：Report of a case[J]．Respirol Case Rep，2021，9（10）：e0845．DOI：10.1002/rcr2.845.

[6] Schweitzer KS，Chen SX，Law S，et al．Endothelial disruptive proinflammatory effects of nicotine and e-cigarette vapor exposures[J]．Am J Physiol Lung Cell Mol Physiol，2015，309（2）：175-187．DOI：10.1152/ajplung.00411.2014.

[7] Lerner CA，Sundar IK，Yao H，et al．Vapors produced by electronic cigarettes and e-juices with flavorings induce toxicity，oxidative stress，and inflammatory response in lung epithelial cells and in mouse lung[J]．PLoS ONE，2015，10（2）：e0116732．DOI：10.1371/journal.pone.0116732.

[8] Chand HS，Muthumalage T，Maziak W，et al．Pulmonary Toxicity and the Pathophysiology of Electronic Cigarette，or Vaping Product，Use Associated Lung

Injury[J].Front Pharmacol，2019：10. DOI：10.3389/fphar.2019.01619.

[9]Chaumont M，van de Borne P，Bernard A，et al.Fourth generation e-cigarette vaping induces transient lung inflammation and gas exchange disturbances：results from two randomized clinical trials[J].Am J Physiol Lung Cell Mol.Physiol，2019，316（5）：L705-L719.DOI：10.1152/ajplung.00492.2018.

病例 2　经血管、气道双通道序贯介入治疗大咯血

一、病历摘要

（一）基本资料

患者男性，31 岁，于 2023 年 6 月 23 日入院。

主　诉：咯血 3 天。

现病史：患者于入院前 3 天无明显诱因下出现咯血 7～8 口，鲜红色，随后有米粒大小血凝块，伴左侧胸痛，不剧烈，无胸闷、气促，无呼吸困难，无头痛、头晕等其他不适。遂至当地医院住院治疗，查血常规、凝血功能、血生化未见明显异常。查胸部平扫 CT 提示：两肺显示磨玻璃密度影，肺泡积血可能，左下肺支气管扩张，予"酚磺乙胺注射液、注射用白眉蛇毒血凝酶"止血等治疗，咯血逐渐加重，一次约咯鲜红色血 100 mL，伴血凝块，伴胸闷、气促，有呼吸困难，伴氧合降低，完善支气管动脉 CT 血管造影（CT angiography，CTA）提示双侧支气管动脉未见明显异常。遂转来我院急诊进一步诊治，急诊查床旁血气检查（2023 年 6 月 22 日）：pH 7.4、血二氧化碳分压（PCO_2）41.4 mmHg、血氧分压（PO_2）48.6 mmHg。血常规＋超敏 C-反应蛋白：白细胞 9.9×10^9/L ↑，中性粒细胞百分比 88.6% ↑，红细胞 3.06×10^{12}/L ↓，血红蛋白 94 g/L ↓，血小板 183×10^9/L，超敏 C-反应蛋白＜0.5 mg/L，急诊予"垂体后叶注射液、注射用氨甲环酸、注射用矛头蝮蛇血凝酶"止血治疗后咯血症状好转。今为进一步治疗，急诊以"咯血（支气管扩张？血管畸形？）"收入院。

患者发病以来，神志清，食欲、精神可，睡眠差，体力尚可，体重无明显变化，大、小便正常。

既往史：既往体质可。否认肝炎、结核等传染病史；否认冠心病、糖尿病、高血压等慢性病史；否认心、肺、肝、肾、内分泌、脑等脏器重大疾病史。用药史：目前使用的药物无。否认手术、外伤、输血史；否认食物、药物过敏史；否认中毒史；否认预防接种史。

个人史：生于河南省周口市。初中文化，从事服装行业，生活习惯良好。否认外地久居史；否认疫区、疫情、疫水接触史；否认牧区、矿山、高氟区、低碘区居住史；否认化学性物质、粉尘、放射性物质、有毒物质接触史；否认吸毒史；

有吸烟史 10 余年，20 支 / 天；有饮酒史 10 余年，偶饮啤酒；否认药物成瘾史；否认冶游史。

婚育史：22 岁结婚，育 1 女 1 男，均体健。配偶身体健康，家庭和睦，否认近亲婚配。

家族史：父母体健，有 1 姐，体健。否认家族二系三代成员中有遗传病、精神病、肿瘤等类似的疾病史。否认与患者该病相类似病史。

（二）体格检查

体温 36.6℃，心率 62 次 / 分，呼吸 19 次 / 分，血压 105/71 mmHg。神志清，精神萎靡，消瘦貌，无急、慢性疾病病容，皮肤无出血点、黄染，巩膜无黄染，全身浅表淋巴结未触及。颈静脉未见充盈，气管居中，左肺呼吸音低，右肺呼吸音正常，两肺未闻及明显干、湿性啰音，心率 62 次 / 分，律齐，未闻及明显病理性杂音。腹平软，无压痛及反跳痛，无肌卫，肝、脾肋下未触及，腹部未触及包块，移动性浊音阴性。双下肢无水肿，神经系统检查阴性。

（三）辅助检查

1. 实验室检查　血常规＋C- 反应蛋白（2023 年 6 月 24 日）：白细胞 14.5×10^9/L ↑，中性粒细胞百分比 88.4% ↑，淋巴细胞百分比 6.2% ↓，嗜酸性粒细胞百分比 0.0% ↓，中性粒细胞 12.8×10^9/L ↑，淋巴细胞 0.9×10^9/L ↓，单核细胞 0.8×10^9/L ↑，嗜酸性粒细胞 0.00×10^9/L ↓，红细胞 3.04×10^{12}/L ↓，血红蛋白 95 g/L ↓，红细胞比容 27.4% ↓。凝血功能＋D- 二聚体＋纤维蛋白降解产物（fibrin degradation products，FDP）（2023 年 6 月 24 日）：凝血酶原时间 12.8 秒 ↑，活化部分凝血活酶时间 24.4 秒 ↓，凝血酶时间 18.8 秒 ↑，纤维蛋白原 1.34 g/L ↓。尿常规（2023 年 6 月 24 日）：未见异常。风湿检查（C- 反应蛋白、备解素 B 因子、类风湿因子和抗链球菌溶血素 O）（2023 年 6 月 24 日）：抗 "O" 159.0 U/mL ↑。粪便常规＋隐血（2023 年 6 月 24 日）：隐血试验阳性 ↑。血沉（2023 年 6 月 24 日）：未见异常。肿瘤标志物（2023 年 6 月 24 日）：未见异常。生化筛查＋补充生化（2023 年 6 月 24 日）：总蛋白 64.8 g/L ↓，丙氨酸氨基转移酶 7 U/L ↓，天门冬氨酸氨基转移酶 10 U/L ↓，碱性磷酸酶 40 U/L ↓，谷氨酰转肽酶 9 U/L ↓，肌酐 54.0 μmol/L ↓，尿素 9.69 mmol/L ↑，尿酸 131 μmol/L ↓，高密度脂蛋白胆固醇 0.99 mmol/L ↓，载脂蛋白 A1 1.08 g/L ↓，载脂蛋白 B 0.60 g/L ↓，肌酸激酶 40 U/L ↓，β_2- 微球蛋白 0.67 mg/L ↓，淀粉酶 19 U/L ↓，乳酸 2.86 mmol/L ↑。高敏肌钙蛋白 T（2023 年 6 月 24 日）：未见异常。床旁血气：pH（校正 pH）7.458 ↑，氧分压（校正 PO_2）52.4 mmHg ↓，氧合指数 105 mmHg ↓，标准碳酸氢

根 25.1 mmol/L ↑，二氧化碳总量 22.8 mmol/L ↓，血红蛋白 99 g/L ↓，红细胞比容 29.0% ↓，氧饱和度（SpO_2）88.7% ↓，肺动脉氧分压差（$AaDO_2$）260 mmHg ↑，氧合血红蛋白（O_2Hb）87.1% ↓，还原血红蛋白 11.2% ↑。结核感染 T 细胞检测（2023 年 6 月 27 日）：未见异常。血管炎自身抗体（2023 年 6 月 28 日）：未见异常。

2. 影像检查　胸部高分辨率计算机断层扫描（high-resolution computed tomography，HRCT）（2023 年 7 月 2 日）：两肺多发渗出性改变，两肺上叶肺气肿，左侧胸腔少量积液。附见：两肾密度不均。支气管动脉 CTA（2023 年 6 月 26 日）：目前支气管动脉 CTA 未见明显异常（病例 2 图 1）。

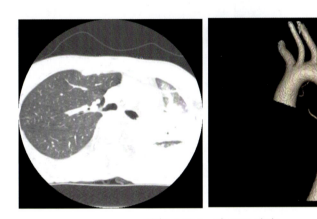

病例 2 图 1　肺 CTA 胸窗

注：两肺多发渗出液，左侧为主，考虑肺泡积血。CTA 三维重建显示无明显异常支气管动脉。

（四）初步诊断

1. 咯血：支气管扩张？血管畸形？
2. I 型呼吸衰竭。
3. 两肺阴影：肺泡积血？
4. 贫血。

二、诊治过程

患者入院后予以高流量吸氧，并给予"白眉蛇毒血凝酶、维生素 K_1、垂体后叶素"止血、氨溴索针化痰、哌拉西林他唑巴坦抗感染等对症支持治疗。2023 年 6 月 25 日患者病情未见明显好转，仍有反复间断咯血，色鲜红，量约 100 mL/24 h，诉左侧胸痛，活动后气急不适。查床旁胸片提示：左肺多发渗出液，左侧胸腔积液，嘱左侧卧位；行床旁气管镜检查提示：左主支气管血凝块阻塞（病例 2 图 2）。

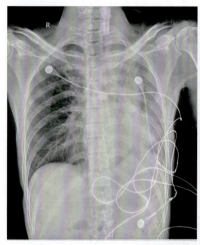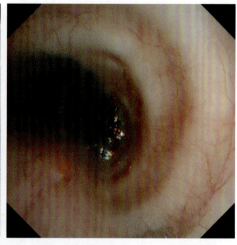

病例 2 图 2　胸片及气管镜检查

注：2023 年 6 月 25 日床旁胸片示左肺大片阴影；床旁气管镜提示左主支气管完全被血凝块堵塞。

2023 年 6 月 27 日行"支气管动脉造影＋栓塞栓塞术"，支气管造影提示左侧支气管动脉增粗，延伸至病灶，予以大量微球栓塞，栓塞后未见明显活动性出血，止血药逐渐减量至停用，术后未再出现新鲜咯血（病例 2 图 3）。

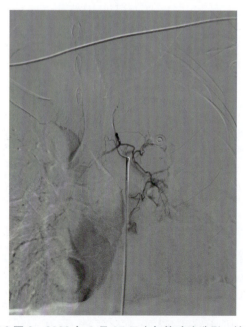

病例 2 图 3　2023 年 6 月 27 日支气管动脉造影＋栓塞术

为进一步清理阻塞左主支气管的血凝块，2023 年 6 月 30 日行 "全身麻醉硬镜下左主血凝块取出术"。术中处理：左主支气管陈旧性血凝块堵塞，予以冷冻治疗及血凝块反复抽吸，左主内侧壁近膜部可见局部黏膜隆起，予以圈套器电烧灼治疗，血凝块清除后可见左上叶各段支气管黏膜充血，未见明显狭窄及新生物，下叶各段管口黏膜充血，未见明显狭窄及新生物（病例 2 图 4）。

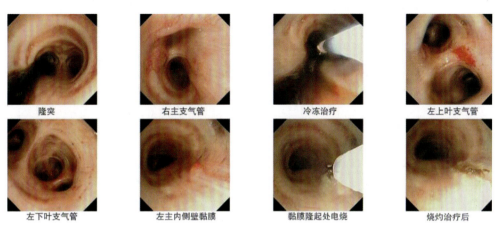

病例 2 图 4　全身麻醉硬质气管镜下血凝块取出术

硬镜取栓术后，患者气急症状明显好转，停高流量吸氧，改为鼻导管吸氧，于 2023 年 7 月 2 日查胸部平扫 CT 提示（病例 2 图 5）：两肺多发渗出性改变（较 2023 年 6 月 26 日明显减少）。患者于 2023 年 7 月 3 日出院，随访至今情况良好。

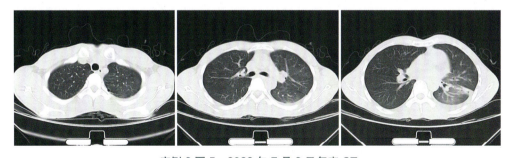

病例 2 图 5　2023 年 7 月 2 日复查 CT

注：提示两肺病灶明显吸收。

三、病例讨论

1. 如何定义大咯血，它的诊治难点是什么？大咯血是一种临床急危重症，发生率为 0.2% ～ 14%，死亡率可达 50% 以上。出血的起源和潜在的病因往往不能立即明确，管理这种危险情况的技术需要权宜之计和团队合作，包括呼吸内科、胸外科、重症加强护理病房（intensive care unit，ICU）和介入影像科医师等。与其他情况下的出血不同，大咯血时支气管的少量血液会迅速涌入气道，从而损害氧合和通气，导致窒息和随后的心血管衰竭。因此，对大咯血的管理最重要的是早期控制患者的气道和立即隔离出血，以试图定位和控制出血。协调一致的团队反应对于保证患者的最佳生存机会至关重要。及时控制气道和限制出血扩散的措施是优先考虑的。支气管动脉栓塞、硬质气管镜和普通支气管镜检查及手术均可作为潜在的治疗选择。

气道咯血与其他腔道出血不同，大气道的解剖无效腔只有约 150 mL，因此气道的持续反复出血或一次性大量出血极易引起窒息。大咯血的确切标准目前尚无定论，既往文献通常以出血的量作为判断标准，100 mL/24 h 以上的出血被认为是大咯血，但不同的文献对出血量的定义不同。然而在临床实际操作中，咯血的准确量化通常是困难的，多数情况下是患者自行评估，有时会被过分夸大。此外，咯血的量不能代表气道出血的总量，因为沉积在肺部的血量无法评估，正如本病例患者的情况。因此有学者认为，咯血的严重程度不仅应根据咯血的数量，还应根据患者具体的临床状况进行判断。咯血患者的死亡率不仅取决于咯血量，还取决于出血率、患者清除呼吸道血液的能力及潜在肺部疾病的严重程度。Ibrahim WH 提出用"危及生命的咯血"来代替"大咯血"，具体可以包含如下标准：① 24 小时出血量大于 100 mL；②引起气体交换异常 / 气道阻塞；③引起血流动力学不稳定。

2. 咯血的病因和病理生理学特点有哪些？肺部血液供应由两套不同的系统组成，即肺动脉和支气管动脉。肺动脉供血占了肺部血供的绝大多数，参与气体交换。支气管动脉供血主要为肺和支气管提供营养。肺动脉和支气管动脉系统可以通过毛细血管进行吻合。在多数情况下，左、右各有一支支气管动脉从主动脉发出，与肋间动脉共干是比较普遍的现象。

引起咯血的病因可以多种多样，包括肺部感染性疾病（如结核、曲霉菌病、肺脓肿等）、肿瘤（如原发性肿瘤、转移性肿瘤）、肺和血管疾病（如支气管扩张、弥漫性肺泡出血、肺栓塞、动 - 静脉瘘等）、药物相关（如抗血小板 / 抗凝药、血管靶向药等）、损伤性（如直接损伤、医源性损伤等）、系统性疾病相关（如血液系统疾病、自身免疫性疾病等）。感染是引起咯血的常见原因，在发展中国家，结核是首要原因。曲霉菌球侵蚀周围血管引起大咯血在临床也比较常见。值得注意的是，多种原因引起的反复感染可导致支气管慢性炎症、结构改变，导致支气管扩张，引起支气管动脉血管充血，促进血管生长因子分泌，增加支气管 - 肺吻合口的数量和大小，出血又进一步引起后续感染的加重和扩散。因此，支气管 - 肺的慢性、反复感染和咯血在一定程度上可形成恶性循环。肿瘤是引起咯血的另一个常见原因，相比肺腺癌，鳞癌患者更容易出现咯血。此外，也与肿瘤分期和部位有关，晚期肿瘤和中央型肺癌是咯血的高危因素。血管畸形可能导致严重的咯血，可分为非遗传性的和遗传性的，前者包括肺动静脉畸形、肺动脉瘤、肺假性动脉瘤和主动脉 - 支气管动脉瘘等，后者如遗传性出血性毛细血管扩张，即 Osler-Weber-Rendu 综合征，与动、静脉血管畸形的进行性发展有关。不明原因的咯血，即隐源性咯血的发生率为 7% ～ 25%。对隐源性咯血建议密切随访，因为在后续随访过程中可能发现具体的病因。

3. 危及生命的大咯血有哪些处理方法？在危及生命的大咯血患者中，确保气道开放、维持血流动力学稳定和保证氧合是首先要关注的处理方法。对于出现窒息、不能维持氧合或通气、出现意识障碍的患者，需要及时进行气管插管联合支气管镜检查。双腔气管插管也是大咯血时可选的气道保护技术，但操作的技术难度较高，且管腔较细，不便于后续支气管镜下治疗。

支气管镜检查是诊治咯血的常用技术，它既可以用来诊断也可以用来治疗，经支气管镜局部喷洒冰盐水和稀释的去甲肾上腺素有一定的止血作用。支气管内球囊可以选择性地对出血部位进行封堵，球囊需要周期性地释放以评估出血情况，同时防止气道损伤。关于大咯血时支气管镜检查的时机，包括是否需要在支气管动脉栓塞术（bronchial artery embolization, BAE）前进行支气管镜检查，目前尚存争议。笔者的经验是在行 BAE 前，先行支气管镜检查以明确出血部位，结合支气管动脉 CTA 显示的血管位置，可以提高 BAE 的成功率。硬质气管 / 支气管镜检查可以提供更大的操作空间，允许大型器械通过以进行吸引、止血等治疗，但它的技术难度较大，需要在手术室全身麻醉下进行。

BAE 是治疗大咯血最常用的技术之一，对良性或者恶性疾病引起的咯血都有较好的疗效，成功率可达 73% ～ 100%。经股动脉置入导管后，先行主动脉弓和降主动脉造影，发现支气管动脉后再行选择性造影。血管异常的表现包括造影剂活动性外渗、异常扩张、扭曲的血管和动脉瘤等。需要注意的是，支气管动脉变异较大，可与肋间动脉共干，或起源于其他动脉如锁骨下动脉、胸廓内动脉等。若无明确的支气管动脉异常，可进一步评估肺动脉系统。BAE 常用的栓塞材料包括明胶海绵、聚乙烯醇颗粒、金属弹簧圈、液体栓塞剂和不可吸收的微球颗粒等。BAE 的常见并发症包括胸痛、异位血管的栓塞等。脊髓前动脉的意外栓塞可导致脊髓炎、截瘫等严重后果，因此需要格外小心，仔细查看有无支气管动脉来源的脊髓前动脉，微导管超选择后再栓塞可以降低这类并发症的风险。

对病灶比较局限的大咯血患者，也可进行外科手术治疗，但文献报道外科干预的死亡率高达 10% ~ 38%。虽然手术的适应证选择尚无统一标准，对于经 BAE 治疗效果不佳，或反复咯血风险较高的病灶如如曲霉菌球感染病灶，手术治疗可能带来根治性的作用。

四、病例点评

大咯血是临床处理的难点，往往原因不能及时明确，病情变化迅速，需要及时处理，即使对富有经验的医生也极具挑战。支气管动脉栓塞联合呼吸内镜介入技术在大咯血的诊治过程中具有很好的疗效，甚至能起到立竿见影的效果。本病例患者为年轻男性，起病后数天内反复咯血导致呼吸衰竭，予以高流量氧疗支持，床旁支气管镜明确出血部位为左侧，且左主支气管完全被血凝块堵塞，导致左肺不张，氧合状态差。虽然支气管动脉 CTA 未见明显迂曲扩张的支气管动脉，在行支气管动脉造影后可见左侧支气管动脉迂曲伸入病变区，并可见造影剂外渗影，行支气管动脉微球栓塞治疗效果好。因血凝块完全阻塞左侧主支气管，普通气管镜下清理血凝块难度较大，遂行全身麻醉硬镜检查，在较大的操作空间，经冷冻治疗、吸引抽吸等技术逐步取出血凝块，左肺快速复张，呼吸衰竭快速纠正。介入治疗在本病例患者的诊治中起到了关键性作用，首先是普通支气管镜确认出血部位；其次经过支气管动脉介入栓塞术；最后在硬镜下取出血凝块，前后序贯有序进行，缺一不可，顺利在短时间内控制了咯血，避免了窒息。

经过本病例患者的诊治，笔者对大咯血患者的救治有如下总结和体会：①接诊患者第一时间需要密切监测生命体征，合适的呼吸支持维持氧合，药物止血并维持循环稳定。迅速搜集病史信息以排查可能的原因。重视体位引流，完善各项检查（包括输血相关检测）以备不时之需；②待患者呼吸、循环体征稳定后及早行影像学检查（包括支气管动脉 CTA），并及早行支气管镜检查确认出血部位，序贯行经导管支气管动脉造影＋栓塞术；③ BAE 术后，若仍有较多血凝块影响通气或导致肺不张，可行支气管镜 / 硬镜下抽吸、清除。

大咯血的救治涉及多个科室的协调和合作，包括急诊科、呼吸科、胸外科、ICU、影像介入科等，应及早调动资源、启动多学科讨论和协作有利于患者的救治。

（病例提供者：邵 川 宁波市医疗中心李惠利医院）

（点评专家：汤耀东 宁波市医疗中心李惠利医院）

参考文献

[1]Charya AV, Holden VK, Pickering EM. Management of life-threatening hemoptysis in the ICU[J]. J Thorac Dis, 2021, 13 (8): 5139-5158.

[2]Davidson K, Shojaee S. Managing Massive Hemoptysis[J]. Chest, 2020, 157 (1): 77-88.

[3]Deshwal H, Sinha A, Mehta AC. Life-Threatening Hemoptysis[J]. Semin Respir Crit Care Med, 2021, 42 (1): 145-159.

[4]Ibrahim WH. Massive haemoptysis: the definition should be revised[J]. Eur Respir J, 2008, 32 (4): 1131-1132.

[5]Chan VL. Major haemoptysis in Hong Kong: aetiologies, angiographic findings and outcomes of bronchial artery embolisation[J]. International Journal of Tuberculosis and Lung Disease, 2009, 13 (9): 1167-1173.

[6]Razazi K. Severe haemoptysis in patients with nonsmall cell lung carcinoma[J]. Eur Respir J, 2015, 45 (3) 756-764.

[7]Ference BA. Life-threatening pulmonary hemorrhage with pulmonary arteriovenous malformations and hereditary hemorrhagic telangiectasia[J]. Chest, 1994, 106 (5): 1387-1390.

[8]Savale L. Cryptogenic hemoptysis: from a benign to a life-threatening pathologic vascular condition[J]. Am J Respir Crit Care Med, 2007, 175 (11): 1181-1185.

[9]Ando T. Clinical and Angiographic Characteristics of 35 Patients With Cryptogenic Hemoptysis[J]. Chest, 2017, 152 (5): 1008-1014.

[10]Endo S. Management of massive hemoptysis in a thoracic surgical unit[J]. Eur J Cardiothorac Surg, 2003, 23 (4): 467-472.

[11]Ayed A. Pulmonary resection for massive hemoptysis of benign etiology[J]. Eur J Cardiothorac Surg, 2003, 24 (5): 689-693.

[12]Kiral H. Pulmonary resection in the treatment of life-threatening hemoptysis[J]. Ann Thorac Cardiovasc Surg, 2015, 21 (2): 125-131.

病例3 EGFR突变肺腺癌脑膜转移的综合治疗：经Ommaya囊鞘内化疗联合靶向和抗血管治疗

一、病历摘要

（一）基本资料

患者男性，57岁，于2023年3月31日入院。

主 诉：确诊肺癌33个月，头痛伴视物模糊半月余。

现病史：患者于2020年6月18日外院行胸部平扫CT：右肺下叶占位52 mm×36 mm；正电子发射断层显像-计算机断层扫描（positron emission tomography-computed tomography，PET-CT）：右下肺占位，氟代脱氧葡萄糖（fluorodeoxyglucose，FDG）增高，右肺门淋巴结轻度增大，右侧髋臼代谢增高。2020年6月30日头颅增强磁共振成像（magnetic resonance imaging，MRI）：右枕叶转移瘤。2020年6月30日行超声支气管镜（endobronchail ultrasound，EBUS）和经支气管镜肺活检术（transbronchial lung biopsy，TBLB）。2020年7月2日病理示：肺腺癌，高通量测序技术（NGS）：表皮生长因子受体（epithelial growth factor receptor，EGFR）19 del，诊断为右下肺腺癌 $cT_3N_1M_{Lc}$（骨、脑转移）Ⅳb期 第19外显子缺失突变。一线2020年7月13日开始行"埃克替尼125 mg tid"靶向治疗，有Ⅰ度皮疹、甲沟炎，同时予护骨治疗，最佳疗效：病情稳定（stable disease，SD）（-26%）。2022年2月20日行"肺部病灶射频消融"治疗。2022年6月29日头颅增强MRI：右枕叶转移瘤，左侧额叶新发转移瘤。疗效评价：疾病进展（progressive disease，PD），无进展生存期（progression free survival，PFS）23个月。二线治疗：2022年7月28日、2022年8月29日行"埃克替尼＋贝伐珠单抗400 mg q3w"治疗，并联合伊班磷酸钠护骨治疗。2022年9月23日头颅增强MRI：左侧额叶转移瘤较前增大，右侧小脑半球转移瘤。疗效评价PD，PFS 1.8个月。2022年9月28日血EGFR基因检测均阴性。三线治疗：2022年9月30日开始改为"阿美替尼"，联合贝伐单抗治疗和护骨治疗，有口腔炎。3个月前患者无明显诱因下出现颈部及右上肢疼痛、酸胀，较剧；伴上下肢无力；伴头痛，较剧烈；无恶心、呕吐；无胸闷、气促；无畏寒、发热等不适。1个月前患者无明显诱因下出现左侧面神经瘫痪，至当地医院行封闭治疗（具体不详），半月前患者出现口干，伴双下肢乏力、视物模糊、剧烈头痛，无视物旋转，无多饮、多尿，无体重减轻等症状。至我院就诊，查颈椎 MRI 平扫（2023 年 3 月 15 日）示：$C_{4/5}$、$C_{5/6}$、$C_{6/7}$ 椎间盘突出，$C_{4/5}$ 平面椎管变窄，颈髓前缘轻度受压，颈椎退行性变，予门冬胰岛素早 9 U、晚 9 U 降糖，控制血压，抗眩晕等治疗后出院，患者至中国人民解放军某医院就诊，予消肿止痛等治疗后出院。患者至宁波某医院就诊，完善腰椎穿刺，脑脊液送检示：转移、播散性癌，倾向腺癌。现患者仍有双下肢乏力，伴视物模糊，伴颈部及右上肢疼痛酸胀，伴较剧烈头痛，无咳嗽、咳痰，无胸闷、气促，无恶心、呕吐等不适。今为进一步治疗来我院就诊，门诊以"右下肺腺癌 $T_3N_1M_{Lc}$（多发脑、脑膜、骨转移）IV b 期"收入院。

自发病以来，患者神志清，精神尚可，二便无特殊，体重无明显变化。

既往史：高血压 20 余年，平时服用硝苯地平控释片（拜新同）1 片 qm、阿司匹林 1 片 qn、氯沙坦钾 1 片 qm，血压控制可。发现糖尿病半月余，现使用门冬胰岛素早 9 U、晚 9 U 控制血糖。

个人史：生于浙江省宁波市。初中文化，干部职员，生活习惯良好。否认外地久居史；否认疫区、疫情、疫水接触史；否认牧区、矿山、高氟区、低碘区居住史；否认化学性物质、粉尘、放射性物质、有毒物质接触史；否认吸毒史；有吸烟史（社交性吸烟史），未戒；否认饮酒史；否认药物成瘾史；否认冶游史。

婚育史：24 岁结婚，育 1 女 1 男，均体健。配偶身体健康，家庭和睦。否认近亲婚配。

家族史：父母已故。有 1 哥 3 姐，均体健。否认家族二系三代成员中有遗传病、精神病、肿瘤等类似的疾病史；否认与患者该病相类似病史。

（二）体格检查

体温 37 ℃，心率 110 次/分，呼吸 18 次/分，血压 181/113 mmHg。神志清，皮肤巩膜无黄染，全身浅表淋巴结未及肿大，颈静脉无怒张，气管居中，胸廓无畸形，双侧胸廓活动度对称，语音震颤正常，两肺呼吸音清、对称，未及干、湿性啰音，双肺叩诊清音；心率 110 次/分，律齐，未闻及明显病理性杂音。腹平软，无压痛、反跳痛及肌卫，未及包块，肝、脾肋下未及，肠鸣音 4 次/分，双下肢无水肿。神志清，精神萎靡，简单对答，思维迟钝，轻度认知功能障碍。双瞳孔散大，直径 5 mm，对光反射迟钝、刺痛。四肢可见自主活动，左侧稍差，双侧病理征阴性。

（三）辅助检查

1. 实验室检查　血常规＋超敏 C- 反应蛋白：白细胞 $8.6×10^9$/L，中性粒细胞百分比 64.8%，淋巴细胞百分比 26.7%，血红蛋白 128 g/L ↓，血小板

211×10^9/L，超敏 C- 反应蛋白 < 0.5 mg/L。凝血功能＋D- 二聚体＋FDP：纤维蛋白原 4.12 g/L ↑，D- 二聚体 478 ng/mL ↑。肿瘤标志物：癌胚抗原 10.3 μg/L ↑，铁蛋白 340.8 μg/L ↑。生化筛查＋补充生化：总蛋白 61.7 g/L ↓，白蛋白 38.3 g/L ↓，丙氨酸氨基转移酶 17 U/L，天门冬氨酸氨基转移酶 18 U/L，谷氨酰转肽酶 47 U/L，总胆红素 6.9 μmol/L，直接胆红素 1.9 μmol/L，钾 4.14 mmol/L，钠 144.1 mmol/L，葡萄糖 5.71 mmol/L，肌酐 54.0 μmol/L ↓，尿素 3.80 mmol/L，尿酸 247 μmol/L。甘油三酯 1.22 mmol/L，总胆固醇 4.47 mmol/L，高密度脂蛋白胆固醇 1.21 mmol/L，低密度脂蛋白胆固醇 2.70 mmol/L。乳酸脱氢酶 290 U/L ↑，肌酸激酶 136 U/L，肌酸激酶 MB 同工酶 1.65 ng/mL，胆碱脂酶 8099 U/L，乳酸 3.69 mmol/L ↑。

2. 影像检查 胸部平扫 CT（2023 年 3 月 13 日）：右下肺癌复查，对照 2022 年 12 月 1 日影像片，右下肺肿块及其旁结节较前大致相仿，建议复查。左肺下叶外基底段小结节，对比前片相仿，建议复查。颅脑 MRI 平扫＋增强（2023 年 4 月 10 日）：结合病史符合脑膜脑转移表现，较 2023 年 3 月 18 日影像片进展。对比之前影像片，之前影像片显示右侧颞叶皮层异常信号，现在影像片未见，请结合临床。两侧额叶、侧脑室旁白质多发缺血灶（病例 3 图 2 A）。脑脊液细胞学检查（2023 年 4 月 10 日）（病例 3 图 1）：找到腺癌细胞。

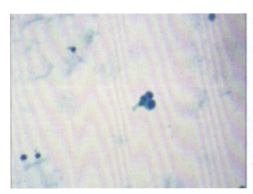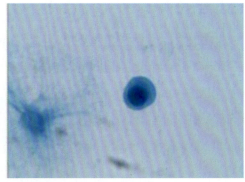

病例 3 图 1 鞘内化疗前脑脊液细胞学检查找到腺癌细胞

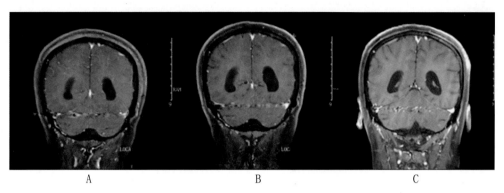

病例 3 图 2　患者治疗前后增强 MRI

注：A. 治疗前可见多处弥漫性脑膜线性强化影；B. 2 周期治疗后脑膜线性强化减轻；C. 4 周期治疗后脑膜线性强化灶进一步减少。

（四）初步诊断

1．右下肺腺癌 $T_3N_1M_{L\,c}$（多发脑、脑膜、骨）IV_b 期。

2．高血压。

3．糖尿病。

二、诊治过程

患者脑膜转移明确，伴颅高压症状明显，予以甘露醇针、甘油果糖针、地塞米松针脱水降颅压及对症支持治疗。请神经外科会诊，排除禁忌证后，于 2023 年 4 月 4 日行"右侧 Ommaya 囊植入术"，过程顺利。2023 年 4 月 6 日、4 月 27 日、5 月 17 日、6 月 7 日予行鞘内注射化学治疗（化疗），方案为培美曲塞 50 mg ＋地塞米松 5 mg[放射治疗（放疗）期间给予培美曲塞 40 mg] 鞘内注射共 4 周期。2023 年 4 月 19 日为患者头颅 CT 模拟定位，针对脑转移病灶，行调强放射治疗，95% PTV 拟给予 DT 4000 cGy/20 f，每周 5 次，并继续予"阿美替尼 165 mg ＋贝伐珠单抗 400 mg q3w"治疗。治疗 2 个周期后患者头晕、头痛较前明显缓解，左侧面瘫有所改善，2023 年 5 月 16 日复查颅脑 MRI 平扫＋增强：结合病史符合脑膜脑转移表现，较 2023 年 4 月 9 日影像片有明显好转（病例 3 图 2 B）。两侧额叶、侧脑室旁白质多发缺血灶。治疗 4 周期后患者无头痛、头晕症状，视力评估为可看到两米处的物体（治疗前仅有光感），功能状态评分（performance status, PS）改善至 2 分。2023 年 8 月 31 日复查颅脑 MRI 平扫＋增强：结合病史符合脑膜脑转移表现，对比之前影像片减轻。两侧额叶、侧脑室旁白质多发缺血灶。两侧乳突炎（病例 3 图 2 C）。

三、病例讨论

1. 脑膜转移的诊断标准是什么？脑脊液检测的最新进展有哪些？脑膜转移的诊断是基于神经系统检查、脑脊液细胞病理学检查和影像学表现的基础上。脑脊液细胞学阳性是诊断脑膜转移的金标准，然而单次脑脊液检测的阳性率只有约 50%，第二次脑脊液检测的灵敏度则可提高到 75%～85%，因此对于临床上怀疑脑膜转移但脑脊液检验（CSF）阴性的患者多次行 CSF 细胞学检查是有必要的。对于来自实体肿瘤的脑膜转移患者的诊断、治疗和随访，欧洲神经肿瘤学协会 - 欧洲医学肿瘤学会（EANO-ESMO）小组制订了一套诊断流程，其中包含神经系统症状、影像学和脑脊液细胞学 3 个方面。根据这 3 个因素，脑膜转移的诊断需要有相应的神经系统症状和增强 MRI 表现，根据 CSF 细胞学是否阳性可分为 I 型（确诊的脑膜转移，CSF 细胞学阳性）或 II 型（可能的脑膜转移，CSF 细胞学阴性）。按照增强 MRI 表现可进一步分为脑膜线性增强（A 亚型）、脑膜结节性增强（B 亚型）、两者都有（C 亚型）或影像不典型或仅有脑积水（D 亚型）。

新兴的诊断技术如液体活检可以为脑膜转移的诊断和监测提供有用的信息。CSF 中的循环肿瘤细胞（CTC）和循环细胞肿瘤 DNA（ct-DNA）是两种最成熟的生物标志物。来自我国吴一龙教授团队的一项研究显示，在具有 EGFR 突变的脑膜转移患者，脑脊液 ct-DNA 驱动基因检出率为 100%（26/26），显著高于脑脊液沉淀物 84.6%（22/26）和血浆 73.1%（19/26）。同样，脑脊液 ct-DNA 在检测 TP53 杂合性缺失方面优于血浆。同样来自他们团队的另一项研究显示，基于 CSF 的 NGS 检测技术提供的伴随基因信息有助于辅助判断患者预后，如 EGFR 突变患者伴随存在的 CDK4、CDK6、MYC 和 MET 与预后不良有关。此外，也有研究提示基于脑脊液的 NGS 检测也可能用于预测靶向治疗的疗效，但这需要更进一步研究确认。

本病例患者在基线状态为 EGFR 19 del，曾使用一代和三代靶向药物治疗，出现脑膜转移后脑脊液 NGS 检测提示存在 EGFR T790M 突变，提示可能与靶向耐药使用有关，全身治疗方案改为加大剂量的阿美替尼治疗。

2. 脑膜转移的治疗方法有哪些，如何取舍？脑膜转移的治疗方法可以分为全身治疗和局部治疗。全身治疗包括分子靶向治疗、免疫治疗和化疗。局部治疗包括鞘内化疗、全脑放疗和脑室 - 腹腔分流术（ventriculoperitoneal shunt，V-P 分流术）。其他对症支持治疗包括脱水、预防癫痫发作等治疗。

在有 EGFR 敏感突变的患者首选三代 EGFR-TKI 作为全身治疗方案，在一些小型研究或者回顾性分析中显示了奥希替尼对脑膜转移有较好的疗效。其中一项多中心 I 期试验（BLOOM）纳入了 41 例 EGFR 突变的非小细胞肺癌（non-small cell lung cancer，NSCLC）脑膜转移患者，这些患者在先前的 EGFR-TKI 治疗中有疾病进展，接受双倍剂量（160 mg）的奥希替尼治疗的患者客观缓解率（objective response rate，ORR）为 62%，PFS 为 8.6 个月，中位总生存期（overall survival，OS）为 11.0 个月。AZD3759 是一种新型 EGFR-TKI，一项早期的研究证实它具有很好的中枢神经系统穿透性，耐受性良好。最近一项多中心单臂研究显示，AZD3759 作为 EGFR 突变的 NSCLC 伴有中枢神经系统转移的一线治疗显示出良好的疗效和可耐受的安全性，200 mg bid 组的临床结果更好。

在驱动基因阴性的 NSCLC 伴脑膜转移患者，化疗是常用的全身治疗方式。对于脑膜转移的具体化疗方案目前尚无共识，培美曲塞和贝伐单抗的联合应用显示出较好的疗效。鞘内化疗是一种有效的局部治疗方式，最佳药物种类、剂量、给药周期等尚未达成共识。Pan 等的 I 期试验纳入 13 例患者（其中 10 例 EGFR 突变，1 例 ALK 间变性淋巴瘤激酶融合，2 例未检测），鞘内培美曲塞剂量为 10 ～ 20 mg，ORR 为 31%，疾病控制率（disease control rate，DCR）为 54%，中位 PFS 为 2.5 个月，中位 OS 为 3.8 个月。Fan 等的一项临床试验纳入 26 例 EGFR 突变患者，培美曲塞剂量为 15 ～ 80 mg，DCR 84.6%，中位 OS 为 9 个月。最近发表的一项 I 期临床试验共纳入 23 例恶性肿瘤软脑膜转移（leptomeningeal metastasis，LM）患者（其中 18 例为 EGFR 突变，5 例为 ALK 融合），培美曲塞剂量 30 ～ 50 mg，ORR 为 43.5%，DCR 为 82.6%，中位 PFS 和 OS 分别为 6.3 个月和 9.5 个月。

免疫治疗单用或者联合使用在驱动基因阴性的 NSCLC 伴脑膜转移的患者也有一定的疗效。Hendriks 等进行了一项前瞻性研究，入组 19 例接受免疫治疗的非小细胞肺癌 LM 患者（13 例使用纳武利尤单抗，6 例使用帕博利珠单抗），结果显示中位 PFS 为 3.7 个月，6 个月和 12 个月的 OS 分别为 36.8% 和 21.1%。

全脑放疗（whole brain radiotherapy，WBRT）也是脑膜转移患者常用的治疗方式，但其应用尚有争议，近年来多项研究显示 WBRT 不能延长患者的 OS。因此在脑膜转移的患者，放疗应该谨慎使用、有选择地推荐，局灶性放疗可能适用于有临床症状的部位和体积较大的转移病灶。

3. 脑膜转移的疗效评价标准和预后如何？脑膜转移作为不可测量病灶，其疗效评价具有特殊性。神经肿瘤学疗效评价（response assessment in neuro-oncology，RANO）工作组曾推荐基于神经系统检查、脑脊液细胞学和增强 MRI 三方面的疗效评价方法。但是，这个评价体系有其局限性，如：①神经系统评估无法区分 LM 相关的疾病进展与脑转移、系统性疾病或治疗相关毒性引起的症状；② CSF 细胞学检测敏感性较低，且 CSF 细胞学改变仅代表流动的脑脊液细胞学情况，并不能反应脑膜病灶肿瘤负荷；③高达 20% ～ 30% 的 LM 患者 MRI 表现正常。因此，有学者认为对当前的临床实践和临床试验而言，RANO 标准并非理想的评价方法。Pan 等建立的疗效评价方法更为简便、实用。该标准基于神经系统症状或体征的改善及 Karnofsky 状态评分（KPS）的变化。该评价分为完全缓解（complete response，CR）、明显缓解（obvious response，OR）、部分缓解（partial response，PR）、SD 和 PD 5 个层次。从治疗开始至整个治疗周期结束后 4 周,每周进行 1 次临床评价。临床反应有效定义为在至少 1 周的时间间隔内持续出现 CR、OR 或 PR，SD 和 PD 为无效。

四、病例点评

脑膜转移是指肿瘤细胞在脑和脊髓的蛛网膜下腔内弥漫转移，整个神经轴均可受累，临床症状复杂，诊治困难，预后极差。脑膜转移在 NSCLC 患者的发生率为 3.4%，而在 EGFR 突变和 ALK 基因重排肺癌患者的发生率更高，分别为 9.4% 和 10.3%。

由于血脑屏障的存在，很多全身治疗的药物进入颅内的浓度有限，因此恶性肿瘤脑转移和脑膜转移一直是治疗的难点。尤其是脑膜转移，文献报道 NSCLC 合并脑膜转移患者的中位总生存时间只有 3.6 ～ 11.0 个月。对于有 EGFR 敏感突变的患者，三代 EGFR-TKI 由于其良好的透脑效率是首选的全身治疗药物。局部治疗方面近年来有一些早期的临床研究显示，鞘内培美曲塞化疗有较好的疗效。鞘内给药的方式包括腰椎穿刺和经 Ommaya 囊给药。腰椎穿刺需要患者特殊体位配合，且可能出现一些并发症，包括出血、腰椎穿刺后头痛、脑疝、神经根痛等。Ommaya 囊最初是在治疗真菌性脑膜炎行侧脑室内持续给药过程中发明的，它包括一个蘑菇形的自密封储液囊和一根引流管，导管可通过颅骨的小孔到达侧脑室，储液囊的圆顶由加厚的硅胶制成，埋于头皮下，可用于多次自密封穿刺。与腰椎穿刺相比，经 Ommaya 囊给药有如下优点：①避免反复腰椎穿刺；②药物分布更均匀；③便于定期抽取脑脊液，监测及评价抗肿瘤疗效。但 Ommaya 导管有其自身的缺点，包括放置导管需要手术，并发症如感染、颅内出血和症状性脑白质病，因此建议在有经验的中心进行操作。有研究显示，与腰椎穿刺相比，通过 Ommaya 导管进行脑室化疗有 OS 获益（9.2 个月 vs 4 个月，$P = 0.0006$）。本病例患者治疗成功的原因在于选择了合适的病例，该患者相对年轻，对治疗的耐受性较好。治疗前的症状和 PS 高分状态主要由肿瘤进展后脑膜转移引起，而颅外病灶包括肺内原发灶为维持 PR 的状态，在接受了全身靶向、抗血管治疗及局部的鞘内化疗和全脑放疗以后，总体疗效较好，从第一次鞘内化疗开始至今 PFS 尚未达到。而且很庆幸的是这个

患者虽然接受了这么多治疗，始终没有出现严重的不良反应。在笔者的临床经验
及类似的研究报道中，鞘内化疗依然会带来一些不良反应，与全身静脉化疗类似，
可以导致不同程度的骨髓抑制、肝损伤等，脑膜转移的患者一般是经过多线治疗后、
一般情况比较差的患者，对治疗相关不良反应的耐受性也相对接受前线治疗的患
者差，因此需要我们在治疗中更加重视和警惕不良反应的影响。

　　鞘内化疗是脑膜转移一种比较有前景的治疗方式，但是今后需要更大规模、
设计良好的前瞻性研究来进一步证实，包括如何选择最能获益的人群、如何与其
他抗肿瘤药物联合使用、不同剂量和给药周期的优化等都是值得进一步研究的
方向。

（病例提供者：邵　川　宁波市医疗中心李惠利医院）
（点评专家：汤耀东　宁波市医疗中心李惠利医院）

参考文献

[1]Chamberlain M, Soffietti R, Raizer J, et al.Leptomeningeal metastasis：a Response
Assessment in Neuro-Oncology critical review of endpoints and response criteria
of published randomized clinical trials[J].Neuro-Oncology, 2014, 16（9）：1176-
1185.

[2]Le Rhun E, Weller M, Brandsma D, et al.EANO-ESMO Clinical Practice Guidelines
for diagnosis, treatment and follow-up of patients with leptomeningeal metastasis
from solid tumours[J].Ann Oncol, 2017, 28（suppl-4）：84-99.

[3]Li YS, Jiang BY, Yang JJ, et al.Unique genetic profiles from cerebrospinal fluid
cell-free DNA in leptomeningeal metastases of EGFR-mutant non-small-cell lung
cancer：a new medium of liquid biopsy[J].Ann Oncol, 2018, 29（4）：945-952.

[4]Li YS, Zheng MM, Jiang BY, et al.Association of Cerebrospinal Fluid Tumor DNA
Genotyping With Survival Among Patients With Lung Adenocarcinoma and Central
Nervous System Metastases[J].JAMA Netw Open, 2020, 3（8）：e209077.

[5]Zheng MM, Li YS, Tu HY, et al.Genotyping of Cerebrospinal Fluid Associated With
Osimertinib Response and Resistance for Leptomeningeal Metastases in EGFR-
Mutated NSCLC[J].J Thorac Oncol, 2021, 16（2）：250-258.

[6]Hegde A, Velcheti V.Osimertinib for Leptomeningeal Disease in EGFR-Mutated
NSCLC[J].Journal of Thoracic Oncology, 2020, 15（11）：1705-1708.

[7]Yang JCH, Kim SW, Kim DW, et al.Osimertinib in Patients With Epidermal Growth

Factor Receptor Mutation-Positive Non-Small-Cell Lung Cancer and Leptomeningeal Metastases: The BLOOM Study[J]. J Clin Oncol, 2020, 38 (6): 538-547.

[8]Ahn MJ, Kim DW, Cho BC, et al. Activity and safety of AZD3759 in EGFR-mutant non-small-cell lung cancer with CNS metastases (BLOOM): a phase 1, open-label, dose-escalation and dose-expansion study[J]. Lancet Respir Med, 2017, 5 (11): 891-902.

[9]Maggie Liu SY, Dong XR, Wang Z, et al. Efficacy, safety and dose selection of AZD3759 in patients with untreated EGFR-mutated non-small-cell lung cancer and central nervous system metastases in China (CTONG1702-Arm 8): a multi-center, single-arm, phase 2 trial[J]. EClinicalMedicine, 2023, 64: 102238.

[10]Ozcan G, Singh M, Vredenburgh JJ. Leptomeningeal Metastasis from Non-Small Cell Lung Cancer and Current Landscape of Treatments[J]. Clin Cancer Res, 2023, 29 (1): 11-29.

[11]Pan Z, Yang G, Cui J, et al. A Pilot Phase 1 Study of Intrathecal Pemetrexed for Refractory Leptomeningeal Metastases From Non-small-cell Lung Cancer[J]. Front Oncol, 2019, 9: 838.

[12]Fan C, Zhao Q, Li L, et al. Efficacy and Safety of Intrathecal Pemetrexed Combined With Dexamethasone for Treating Tyrosine Kinase Inhibitor-Failed Leptomeningeal Metastases From EGFR-Mutant NSCLC-a Prospective, Open-Label, Single-Arm Phase 1/2 Clinical Trial (Unique Identifier: ChiCTR1800016615) [J]. J Thorac Oncol, 2021, 16 (8): 1359-1368.

[13]Li H, Zheng S, Lin Y, et al. Safety, Pharmacokinetic and Clinical Activity of Intrathecal Chemotherapy With Pemetrexed via the Ommaya Reservoir for Leptomeningeal Metastases From Lung Adenocarcinoma: A Prospective Phase I Study[J]. Clinical Lung Cancer, 2023, 24 (2): 94-104.

[14]Hendriks LEL, Bootsma G, Mourlanette J, et al. Survival of patients with non-small cell lung cancer having leptomeningeal metastases treated with immune checkpoint inhibitors[J]. Eur J Cancer, 2019, 116: 182-189.

[15]Chamberlain M, Junck L, Brandsma D, et al. Leptomeningeal metastases: a RANO proposal for response criteria[J]. Neuro Oncol, 2017, 19 (4): 484-892.

[16]Le Rhun E, Devos P, Boulanger T, et al. The RANO Leptomeningeal Metastasis Group proposal to assess response to treatment: lack of feasibility and clinical utility and a revised proposal[J]. Neuro Oncol, 2019, 21 (5): 648-658.

[17]Pan Z, Yang G, He H, et al. Concurrent radiotherapy and intrathecal methotrexate for treating leptomeningeal metastasis from solid tumors with adverse prognostic factors: A prospective and single-arm study[J]. Int J Cancer, 2016, 139 (8): 1864-1872.

[18]Zheng MM, Li YS, Jiang BY, et al. Clinical Utility of Cerebrospinal Fluid Cell-
Free DNA as Liquid Biopsy for Leptomeningeal Metastases in ALK-Rearranged
NSCLC[J]. J Thorac Oncol, 2019, 14 (5): 924-932.

[19]Li YS, Jiang BY, Yang JJ, et al. Leptomeningeal Metastases in Patients with NSCLC
with EGFR Mutations[J]. J Thorac Oncol, 2016, 11 (11): 1962-1969.

[20]Jacobs A, Clifford P, Kay HE. The Ommaya reservoir in chemotherapy for malignant
disease in the CNS[J]. Clin Oncol, 1981, 7 (2): 123-129.

[21]Zairi F, Le Rhun E, Bertrand N, et al. Complications related to the use of an
intraventricular access device for the treatment of leptomeningeal metastases
from solid tumor: a single centre experience in 112 patients[J]. J Neurooncol,
2015, 124 (2): 317-323.

[22]Montes de Oca Delgado M, Cacho Diaz B, Santos Zambrano J, et al. The Comparative
Treatment of Intraventricular Chemotherapy by Ommaya Reservoir vs. Lumbar
Puncture in Patients With Leptomeningeal Carcinomatosis[J]. Front Oncol, 2018, 8:
509.

病例 4 支气管脂肪瘤：一种罕见的 支气管良性肿瘤

一、病历摘要

（一）基本资料

患者男性，53 岁，于 2023 年 5 月 3 日入院。

主 诉：反复发热 1 个月余。

现病史：患者于入院前 1 个月余无明显诱因下出现发热，体温波动于 38 ～ 39℃，伴咳嗽、咳痰，为泡沫样痰，痰中无血丝，伴乏力，无胸闷、气促，无头晕、头痛，无呼吸困难，无恶心、呕吐等不适，为求诊治遂至当地医院就诊。查血常规：白细胞 8.6×10^9/L，中性粒细胞百分比 86.8%，红细胞 4.5×10^{12}/L，血红蛋白 141 g/L，血小板 206×10^9/L。胸部平扫 CT：左肺上叶不规则斑块影，对照 2018 年影像片略增大，不除外恶性肿瘤可能，上叶局部支气管腔闭塞，建议肺结节专家门诊会诊；两肺散在慢性炎症。肿瘤标志物：鳞状细胞癌相关抗原 5.98 ng/mL。甲型流感病毒 RNA 检测阳性，考虑"流行性感冒（甲型）、肺占位性病变"，予奥司他韦抗病毒、氨溴索化痰、哌拉西林他唑巴坦抗感染等对症治疗。住院期间查气管镜：左上叶固有段开口占位，恶性肿瘤可能，病理结果未见。患者自觉咳嗽、咳痰症状改善后出院，当地医院建议择期行全身麻醉下气管镜检查明确肺部占位性病变。现患者无咳嗽、咳痰，无胸闷、气促，无发热、寒战，无恶心、呕吐等不适，今为进一步治疗来我院就诊，门诊以"肺占位性病变：肿瘤？"收入院。

患者发病以来，神志清，食欲可，精神可，睡眠尚可，体力尚可，体重无明显变化，大、小便正常。

既往史：既往体质可。否认肝炎、结核等传染病史；否认冠心病、糖尿病、高血压等慢性疾病；否认心、肺、肝、肾、内分泌、脑等脏器重大疾病史。用药史：目前使用的药物无；否认手术史；否认外伤史；否认输血史；否认食物、药物过敏史；否认中毒史；否认预防接种史。

个人史：生于四川省广元市。初中文化，工人，生活习惯良好。否认外地久居史；否认疫区、疫情、疫水接触史；否认牧区、矿山、高氟区、低碘区居住史；否认化学性物质、粉尘、放射性物质、有毒物质接触史；否认吸毒史；否认吸烟史；否认饮酒史；否认药物成瘾史；否认冶游史。

婚育史：26 岁结婚，育 2 男，均体健。配偶身体健康，家庭和睦。否认近亲婚配。

家族史：父母体健。有 3 哥 1 姐，均体健。否认家族二系三代成员中有遗传病、精神病、肿瘤等类似的疾病史；否认与患者疾病相类似病史。

（二）体格检查

体温 36.3℃，心率 57 次 / 分，呼吸 18 次 / 分，血压 108/64 mmHg。神志清，皮肤、巩膜无黄染，全身浅表淋巴结未及肿大，颈静脉无怒张，气管居中。胸廓无畸形，双侧胸廓活动度对称，语音震颤正常，两肺呼吸音清、对称，未及干、湿性啰音，双肺叩诊清音。心率 57 次 / 分，律齐，未闻及明显病理性杂音。腹平软，无压痛、反跳痛及肌卫，未及包块，肝、脾肋下未及，肠鸣音 4 次 / 分。双下肢无水肿。

（三）辅助检查

1. 实验室检查　血沉（2023 年 5 月 3 日）：未见异常。血常规＋超敏 C- 反应蛋白（2023 年 5 月 3 日）：血小板 109×10^9/L ↓，平均血小板体积 13.2 fL ↑，血小板分布宽度 19.2% ↑，大型血小板比率 49.0% ↑。凝血功能＋ D- 二聚体＋ FDP（2023 年 5 月 3 日）：未见异常。甲状腺功能常规＋ TGAb、TPOAb（2023 年 5 月 3 日）：促甲状腺激素 4.811 mIU/L ↑，甲状腺过氧化物酶抗体 62.3 U/mL ↑。生化筛查＋补充生化（2023 年 5 月 3 日）：丙氨酸氨基转移酶 51 U/L ↑，尿酸 491 μmol/L ↑，总胆固醇 5.81 mmol/L ↑，高密度脂蛋白胆固醇 1.99 mmol/L ↑。肿瘤标志物补充六项（2023 年 5 月 3 日）：未见异常。肿瘤标志物（男性）（2023 年 5 月 3 日 14：03）：未见异常。风湿检查(C- 反应蛋白、备解素 B 因子、类风湿因子和抗链球菌溶血素 O)（2023 年 5 月 3 日）：未见异常。尿常规＋尿有形成分＋渗透压＋比重（2023 年 5 月 4 日）：白细胞酯酶（LEU）弱阳性 ↑。粪便常规（＋）、隐血（＋）。转铁蛋白（2023 年 5 月 4 日 9：54）：隐血试验（免疫法）弱阳性 ↑。输血检测三项＋ RPR（2023 年 5 月 4 日）：未见异常。乙肝三系定性＋前 S1：乙肝表面抗体定性阳性 ↑。血管炎自身抗体（定性）（2023 年 5 月 4 日）：未见异常。Th1/Th2/Th17 细胞因子谱（2023 年 5 月 4 日）：未见异常。肺泡灌洗液细菌真菌嗜血杆菌培养及药敏(2023 年 5 月 7 日)：培养两天无细菌、真菌、嗜血杆菌生长。

2. 影像检查　常规心电图（2023 年 5 月 3 日）：窦性心动过缓。胸部 CT 平扫＋增强（2023 年 5 月 4 日）（病例 4 图 1）：左肺上叶支气管固有段管腔内稍低密度结节伴左肺上叶尖后段阻塞性炎症，建议支气管镜检查。支气管镜检查显示：两肺支气管炎、两肺局限性肺气肿，右肺及左肺上叶多发小结节，建议随诊复查。经支气管镜治疗（2023 年 5 月 5 日）：左上叶固有段新生物堵塞管腔，气管、支气管炎症改变。颅脑平扫＋增强（2023 年 5 月 6 日）：目前颅脑 MRI 扫描未见异常信号，必要时复查。

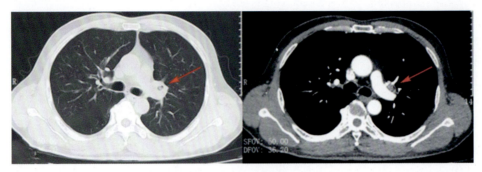

病例 4 图 1　胸部增强 CT

注：肺窗显示左侧支气管腔内高密度影，纵隔窗显示该部位软组织密度影，局部低密度。

（四）初步诊断

1．左上肺占位：肿瘤？

2．阻塞性肺炎。

3．流行性感冒（甲型）。

二、诊治过程

患者入院后完善相关检查，予"头孢美唑针2.0 g ivgtt bid"抗感染，以及氨溴索化痰对症处理。2023年5月5日手术室全身麻醉下气管插管行气管镜检查（病例4图2）：气管黏膜充血，未见明显狭窄及新生物，隆突锐利搏动存在。右主支气管及右上叶各段管口黏膜充血，可见少许分泌物，未见明显狭窄及新生物，中叶及下叶各段管口黏膜充血，未见明显狭窄及新生物；左主支气管黏膜充血，左上叶固有段新生物堵塞管腔，予以活检、电圈套和烧灼治疗，左上叶可见少许分泌物，下叶各段管口黏膜充血，未见明显狭窄及新生物。病理检查（病例4图3）：支气管黏膜伴脂肪组织，考虑支气管脂肪瘤。现患者一般情况可，予带药出院。出院后定期随访至今情况良好。

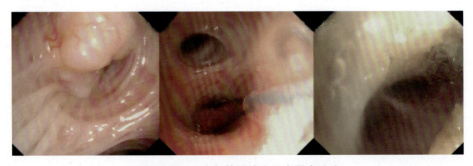

病例 4 图 2　支气管镜检查和电圈套治疗

注：可见左上叶固有段新生物伴管腔阻塞，蒂位于左上固有段开口 10 ～ 11 点钟方向，予以分次电圈套切除，再用氩离子束凝固术（argon plasma coagulation，APC）处理病灶基底部，治疗后左上固有段支气管通畅。

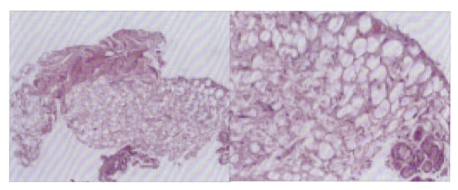

病例 4 图 3　病理检查

注：支气管脂肪瘤（HE 染色可见大量脂肪组织，伴正常支气管组织，左图 ×40；右图 ×200）。

三、病例讨论

1. 支气管脂肪瘤的基本临床特征有哪些？支气管脂肪瘤是一种罕见的良性肿瘤，仅占支气管来源肿瘤的 0.1% ～ 0.5%，多见于中老年男性，发病高峰年龄为 50 ～ 60 岁，男性发病率高于女性，肥胖和吸烟可能是发病的高危因素。目前关于该病的临床研究以散发病例报道为主。支气管脂肪瘤起源于位于支气管树周围的脂肪细胞，偶尔也起源于主支气管的黏膜下组织。病理学上由成熟的脂肪组织构成，被覆正常的支气管上皮。瘤体通常较小（< 1.5 cm），带蒂，病变可通过软骨环延伸到气管周围组织。虽然结缔组织（如皮下组织）中的脂肪瘤可以表现为多个病变，但支气管中的脂肪瘤几乎总是表现为单个病变，也有极个别病例表现为多发。按照发生的部位，支气管脂肪瘤可分为二型，分别为：①近端型。常发生于气管和大支气管，包括隆突、主支气管、中间段支气管等，富含正常脂肪组织；②远端型。位于段支气管以下，起源于段和亚段支气管壁周围的脂肪组织。

支气管脂肪瘤生长缓慢，临床表现各异。临床症状根据瘤体的生长部位、大小、阻塞支气管腔的程度及远端肺组织继发性损伤的不同而有所不同。由于其生长缓慢，可较长时间内无明显症状，直到瘤体逐渐增大刺激支气管黏膜引起咳嗽，或瘤体阻塞管腔导致阻塞性肺炎、肺不张，从而出现发热、咳痰、呼吸困难等症状。Akella P 等回顾性分析了 1994—2019 年发表的支气管脂肪瘤病例，发现最常见的主诉是呼吸困难（38.9%）、咳痰（30.6%）、持续咳嗽（27.8%）、发热（22.2%）、咯血（16.7%）和胸痛（16.6%）。Nassiri 等人的一项研究提示，大多数的（63.2%）支气管脂肪瘤患者有症状，其中 30% 的病例存在肺不张。

支气管脂肪瘤的 X 线胸片表现无特异性，通常表现为支气管阻塞引起的肺不张和肺炎，也有少数病例可出现脓胸或胸腔积液。CT 对脂肪组织的检测具有高的敏感性和特异性，同时可以很好地显示病灶的范围，因此在支气管脂肪瘤的诊断中具有关键作用。CT 扫描通常表现为均匀的肿块，呈脂肪密度（-70 ～ -140 Hu），增强扫描未见强化。支气管镜检查可直观地显示肿瘤的位置、大小、形态及支气管堵塞的情况。支气管脂肪瘤的内镜下表现有一定的特征，常为表面光滑，呈椭圆形，仅有少数可呈分叶状，血管化差，呈黄色至玫瑰色。肿瘤在一定程度上是可移动的，很少见到固定的。从部位来看，近端和远端类型的比例是相似的。

2. 支气管脂肪瘤需要与哪些疾病鉴别诊断？支气管脂肪瘤是罕见病，患者的症状和体征都是非特异性的或者类似慢性呼吸道疾病，且临床医生对这种疾病的认知度和警惕性也不高，因此极易引起误诊。虽然是良性疾病，数月乃至数年的延误诊治可导致远端肺组织严重的、不可逆的损伤。支气管脂肪瘤主要需与以下疾病鉴别：①支气管肺癌，发生于段及以上支气管的中央型肺癌，CT 上可表现为凸入管腔的肿物，表现为支气管壁走行僵硬、不规则增厚、管腔狭窄或被截断等，CT 值类似软组织密度，增强后可见强化，准确测量肿瘤的 CT 衰减值有助于将脂肪瘤与其他肿瘤区分开来。支气管镜下可见新生物，可伴周围黏膜浸润改变，恶性肿瘤组织往往血供丰富，质脆，活检易出血；②其他支气管良性肿瘤，如错构瘤、纤维瘤、平滑肌瘤等。由于支气管错构瘤也含有脂肪组织，因此通过 CT 区分支气管脂肪瘤和支气管错构瘤有一定的难度。支气管错构瘤包含的组织成分更丰富，除了脂肪组织，还包含其他结缔组织、淋巴组织、平滑肌组织及少量的软骨和钙化，在 CT 上偶可表现脂肪密度和钙化灶交替出现；③支气管异物，多见于儿童和老人，往往有误吸、进食呛咳的病史，临床表现为突然出现的刺激性干咳或呼吸困难，胸片或 CT 表现为支气管内局部密度增高影，右侧发生率高于左侧，其中以右肺下叶更为多见，CT 值的测量有助于与支气管脂肪瘤鉴别。支气管镜下可见不同形状的异物及嵌顿的部位，详细的吸入病史和支气管镜下取出异物是确诊的手段。

3. 支气管脂肪瘤的治疗方式有哪些？支气管脂肪瘤在诊断后应该及早治疗，以减轻远端支气管和肺组织阻塞导致的损伤。该病的治疗方式基本分为两大类，包括气管 / 支气管镜（包括硬质气管 / 支气管镜）下的切除和外科手术切除。手术切除及支气管塑形重建是以往确立的标准治疗方法。支气管镜下切除是目前更常用的治疗方式。因为大部分病灶位于第 1 ～ 3 级气管支气管，且支气管镜下切除更为便捷、创伤小，相对于外科手术能保护肺组织和肺功能，并发症少，患者耐受性好。对于近端型的、瘤体较小的病灶，支气管镜下切除是首选的，可选用的技术包括激光消融、APC、电烧灼、冷冻和电圈套等，不同的支气管镜下介入治疗技术可以单独或者联合使用，取决于病灶的具体位置、形态、与支气管的关系和累及周围组织的情况，不同的患者需要制订个体化的治疗方案。如类似本病例的带蒂瘤体，可先用活检钳推动判断其活动性和蒂所在的部位，再用电圈套取出，较大的瘤体可分次套扎切取。对于基底较宽、较表浅的瘤体，可使用氩气刀凝结后再冷冻取出。切除瘤体主要部分后还应仔细观察病变基底部位，尽量清除，但不宜过深，以免导致支气管穿孔。为避免患者恐惧和反复咳嗽对操作的影响，支气管镜下介入治疗常在全身麻醉状态下进行。本中心多年的介入治疗经验提示全身麻醉支气管镜下治疗安全、高效、患者舒适性好。对于瘤体较大、血供丰富、治疗过程复杂的病例，建议全身麻醉硬质气管镜联合可弯曲支气管镜治疗。外科手术切除适用于以下情况：①其他措施难以获得明确的病理诊断；②长期的阻塞性肺不张和肺炎导致复杂的外周肺组织破坏；③肿瘤的部位和范围使得支气管镜下切除难度大。临床上针对具体病例的治疗措施应该个体化，建议由呼吸科、胸外科、影像科等进行多学科讨论后制订合适的治疗方案。

四、病例点评

虽然脂肪瘤在身体其他部位比较常见，支气管脂肪瘤却是极其罕见的。各类支气管来源的良性肿瘤总体发病率均较低。由于肿瘤生长缓慢，早期可以无任何症状，直到阻塞支气管腔引起继发损害后才有非特异性的临床症状。出现在大气道的病灶因可反复引起呼吸困难、喘鸣而被误诊为哮喘。支气管脂肪瘤富含成熟脂肪细胞，在 CT 上可出现类似脂肪组织的低密度影，这是它比较有鉴别诊断价值的一个特征。因此，仔细阅读增强 CT 影像片对于鉴别诊断尤其是与恶性肿瘤的鉴别有较大的帮助。支气管镜检查并取得组织是最终确诊的手段，需要注意的是由于支气管脂肪瘤表面有囊、实性组织覆盖，支气管镜下活检有时很难取到深部组织，普通活检阳性率较低。相比之下，冷冻活检能取到较大组织对诊断有一定的帮助。支气管镜下肿瘤切除（如电圈套）可取得较大组织，这有助于该病的诊断。因此，像本病例患者的情况，对于段支气管及段以上的腔内病灶目前通常采用支气管镜检查和镜下介入治疗一同完成的方式，既可以获得大块的组织供病理检查，对于一些良性肿瘤又能起到一次全身麻醉手术即完成根治的目的。介入呼吸病学技术在近年来发展势头迅猛，自从 Toty L 等首次用 NdYAG 激光治疗气管支气管肿瘤和狭窄以来，气道介入治疗已经发展出各种各样的工具处理不同的病灶，包括良性病灶和恶性病灶。镜下介入治疗手术创伤更小，不会损伤正常肺组织，手术并发症风险低，对良性肿瘤的处理相对外科手术而言有较大的优势。气管镜下介入治疗最大的难点在于个体化评估，在治疗前建议呼吸科、胸外科、影像科、麻醉科等多学科讨论，充分评估病灶的部位、类型及与周围支气管、血管的关系，结合患者的具体情况制订治疗方案，包括选择合适的介入治疗工具以达到满意的疗效。气管镜下介入治疗需要多学科团队协作，同时对介入治疗医生的气管镜操作能力有一定的要求，因此建议在有经验的医学中心开展。

支气管脂肪瘤治疗后预后较好，本病例患者随访至今状态良好，Akella P 等对既往文献报道的 36 例患者进行回顾性分析发现只有 1 例出现复发，且目前文献尚无转化为恶性肿瘤的报道。临床医生对此类罕见支气管良性肿瘤需要提高诊断意识，及早诊治，以减少疾病迁延对支气管和肺组织带来的不可逆损伤。

（病例提供者：邵　川　宁波市医疗中心李惠利医院）

（点评专家：汤耀东　宁波市医疗中心李惠利医院）

参考文献

[1] 董佳慧，庞晴晴，尤青海. 经支气管镜切除支气管脂肪瘤 1 例 [J]. 临床肺科杂志，2022,27(2)：304-306.

[2] 陈勇，王增智，高元明，等. 支气管脂肪瘤并阻塞性肺不张 1 例 [J]. 心肺血管病杂志，2017，36（10）：864-866.

[3] Sivapalan P, Gottlieb M, Christensen M, et al. An obstructing endobronchial lipoma simulating COPD[J]. Eur Clin Respir J, 2014：1.

[4] Akella P, Jindal V, Bhandari BS, et al. Meta-analysis of a master mimicker：endobronchial lipoma[J]. Chin Clin Oncol, 2020, 9（2）：11.

[5] Zhao S, Shui Y, Dai Z. Multiple endo bronchial lipoma：a rare case report[J]. BMC Pulmonary Medicine, 2020, 20（1）：251.

[6] 杨晓闪，张庆宪. 气管支气管脂肪瘤的临床分析并 1 例报道 [J]. 河南医学研究,2017,26(22)：4044-4048.

[7] Nassiri AH, Dutau H, Breen D, et al. A multicenter retrospective study investigating the role of interventional bronchoscopic techniques in the management of endobronchial lipomas[J]. Respiration, 2008, 75（1）：79-84.

[8] Lanotte S, Frognier R, Cutsem OV. Mailleux. Bronchial lipoma：an unusual cause of

pleural empyema[J].Journal of the belgian society of radiology, 2015, 98 (2):
88-90.

[9]Yang YM, Pu C, Li Y, et al.Endobronchial lipoma：report of 2 cases and review of
the Chinese literature[J].Zhonghua Jie He He Hu Xi Za Zhi, 2012, 35 (3):176-
179.

[10]On R, Kushima H, Ishii H, et al.Endobronchial Lipoma：The Diagnostic Benefit of
Computed Tomography Findings[J].Intern Med, 2018, 57 (2):285-286.

[11]Ahn JM, Im JG, Seo JW, et al.Endobronchial hamartoma：CT findings in three
patients[J].AJR Am J Roentgenol, 1994, 163 (1):49-50.

[12]Ko JM, Jung JI, Park SH, et al.Benign tumors of the tracheobronchial tree：CT-
pathologic correlation[J].AJR Am J Roentgenol, 2006, 186 (5):1304-1313.

[13]Liew CJ,Tham KY,Poh AC,et al.Endobronchial lipoma[J].Singapore Med J,2017,58(8):
510-511.

[14]Yun SC, Na MJ, Choi E, et al.Successful removal of endobronchial lipoma by
flexible bronchoscopy using electrosurgical snare[J].Tuberc Respir Dis (Seoul),
2013, 74 (2):82-85.

[15] 姜华，辛涛，蒲文娟，等 . 支气管脂肪瘤诊断治疗及预后分析 [J]. 陕西医学杂志，2022，
51 (10):1206-1209.

[16]Lamprecht B, Hutarew G, Porsch P, et al.Successful bronchoscopic
cryorecanalization in a case of endobronchial lipoma[J].Diagn Ther Endosc,
2011, 2011:845686.

[17]Toty L, Personne C, Colchen A, et al.Bronchoscopic management of tracheal
lesions using the neodynium yttrium aluminium garnet laser[J].Thorax,1981,36(3):
175-178.

病例 5　肺部阴影误诊为肺癌，实为肺黏膜相关性淋巴瘤

一、病历摘要

（一）基本资料

患者女性，62 岁，汉族，已婚，教师，于 2013 年 2 月 5 日入院。

主　诉：反复咳嗽 1 年余，加重 10 天。

现病史：患者 1 年前无明显诱因下出现阵发性咳嗽，无咳痰，不影响生活和睡眠。患者未引起重视，未就诊。10 天前无明显诱因下症状加重，出现剧烈咳嗽，咳白黏痰，夜间明显，影响睡眠。自觉发热、畏寒，无寒战，自测体温正常。无鼻塞、流涕，无咯血，无胸痛，无呼吸困难，无头晕、头痛，无双下肢水肿。自服"氨溴索口服液、肺力咳合剂"，症状无缓解，至当地医院行胸部平扫 CT 检查提示肺部多发病灶，考虑肺癌伴肺内转移。2013 年 2 月 5 日至我院呼吸科就诊，胸部增强 CT 示两肺多发肿块，最大者位于左肺上叶，周围见磨玻璃影（病例 5 图 1）。门诊拟"两肺多发肿块性质待查"收住院。近期患者精神正常，胃纳尚可，两便无特殊，睡眠不佳，体重无明显减轻。

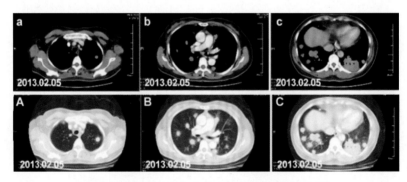

病例 5 图 1　2013 年 2 月 5 日胸部增强 CT 扫描

注：两肺多发肿块，最大者位于左肺上叶，周围见磨玻璃影（a～c 为纵隔窗上、中、下肺野，A～C 为肺窗上、中、下肺野）。

既往史：否认手术、外伤史；否认传染病史；否认药物过敏史；否认高血压、糖尿病等慢性疾病史。系统回顾无特殊。

个人及婚育史：否认吸烟史；否认职业粉尘接触史；否认冶游史。已婚，育有 1 女。

家族史：否认家族遗传病史。

（二）体格检查

体温 36.7℃，心率 78 次 / 分，呼吸 18 次 / 分，血压 126/78 mmHg。神志清，精神尚可，呼吸平稳，口唇无发绀。皮肤黏膜未见黄染，全身浅表淋巴结未触及明显肿大。胸廓无畸形，未见桶状胸，双肺叩诊呈清音，双肺呼吸音粗，可闻及明显湿性啰音，未闻及胸膜摩擦音。心率 78 次 / 分，律齐，未闻及杂音。腹平软，无压痛。双下肢未见水肿。神经系统查体未见明显异常。

（三）辅助检查

1. 实验室检查　血常规：中性粒细胞 10.03×10^9/L，白细胞 12.01×10^9/L，中性粒细胞百分比 83.6%，C- 反应蛋白（免疫速率法）41 mg/L，其余均正常。红细胞沉降率 45 mm/h。肝功能、肾功能、心肌酶谱、电解质：均正常。甲胎蛋白、癌胚抗原、癌抗原（CA153、CA125、CA199）、神经元特异烯醇化酶、细胞角质蛋白 21-1 片段等肿瘤标志物：均未见异常。痰培养：未见细菌及真菌生长。痰涂片找抗酸杆菌、脱落细胞：阴性。血抗中性粒细胞胞浆抗体（anti-neutrophil cytoplasmic antibodies，ANCA）谱检查：阴性。

2. 影像检查　胸部增强CT：两肺多发肿块，最大者位于左肺上叶，周围见磨玻璃影。纤维支气管镜检查：支气管各管腔基本通畅，未见新生物。心电图：正常范围。心脏超声：二尖瓣关闭不全，左室收缩压增高。腹部B超：轻度脂肪肝，慢性胆囊炎。头颅 MRI 增强：未见明显异常。同位素骨扫描：未见骨转移征象。肺功能：轻度混合型通气功能障碍，支气管舒张试验阴性。

（四）初步诊断

肺部多发肿块，性质待查。

二、诊治过程

患者入院后完善相关检查，在 CT 定位下行经皮肺穿刺活检术。术后 1 周病理检查报告提示 B 细胞源性淋巴瘤，结合酶标志物考虑小 B 细胞淋巴瘤。根据患者症状及实验室检查结果，确诊为肺黏膜相关性淋巴瘤（病例 5 图 2）。给予 4 个疗程 R-CHOP 方案化疗，利妥昔单抗 375 mg/m^2（600 mg）d1 ＋环磷酰胺 0.8 g/m^2（1.3 g）d1 ＋表阿霉素 90 mg/m^2（75 mg　d1 ～ d2）＋长春地辛 4 mg　d1 ＋泼尼松片 100 mg/d d1 ～ d5。第 1 个疗程结束后患者咳嗽、咳痰症状明显好转，体温降至正常。复查胸部 CT 提示两肺多发肿块明显吸收，仅残留部分磨玻璃影（病例 5 图 3）。2013 年 8 月 14 日随访，肺 CT 示右下肺出现新发病灶（病例 5 图 4），由于病灶位置所限，难以穿刺，结合病史首先考虑肺部侵袭性真菌感染，予伏立康唑抗真菌治疗，出院后改为伏立康唑片（威凡）序贯治疗。

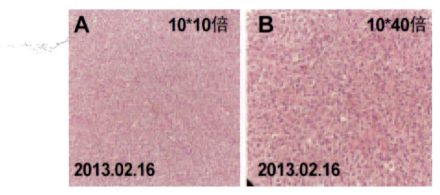

病例 5 图 2　肺穿刺活检病理

注：提示小 B 细胞、CD45 RA 阳性，CD45 RD 阴性。

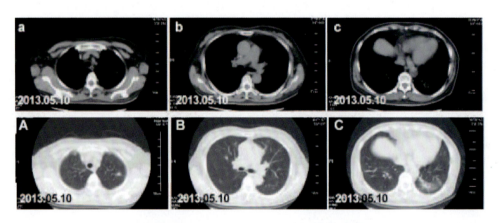

病例 5 图 3　2013 年 5 月 10 日胸部 CT 平扫

注：两肺多发肿块化疗后显著吸收（a～c 为纵隔窗上、中、下肺野，A～C 为肺窗上、中、下肺野）。

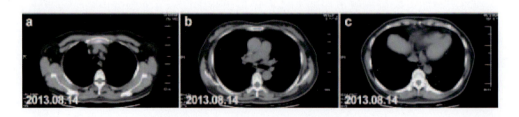

病例 5 图 4　2013 年 8 月 14 日胸部 CT 随访

注：两肺病灶未见进展（a～c 为纵隔窗上、中、下肺野，A～C 为肺窗上、中、下肺野）。

患者接受 4 个疗程 R-CHOP 方案化疗后生活状况良好，病情平稳，轻微咳嗽，呼吸顺畅，无发热，无胸闷不适。回当地医院行中医调理治疗，未复发。随访至第 7 年，患者因新型冠状病毒感染于 2020 年 3 月离世。

三、病例讨论

肺黏膜相关性淋巴瘤属非霍奇金淋巴瘤（non-Hodgkin's lymphoma，NHL）的一个亚型，有病程长、进展慢、发病率低、全身症状少等特点。肺的淋巴增生性疾病类型较多，可分为瘤样病变和不同类型的恶性淋巴瘤。肺原发性恶性淋巴瘤很少见，好发于中老年人。肺黏膜相关性淋巴瘤是原发于肺内淋巴组织的一种罕见淋巴瘤类型，属于结外淋巴瘤，仅占原发性肺恶性肿瘤的 0.45%，占全部淋巴瘤的 0.4% 和结外淋巴瘤的 3.6%。肺黏膜相关淋巴瘤占全部淋巴瘤的 10%，自然病程 4～6 年，治疗后可达 7～12 年，对治疗敏感，但难以获得长期缓解及治愈。由于肺黏膜相关性淋巴瘤缺乏特异性的临床表现，临床上常出现误诊、误治。

肺黏膜相关性淋巴瘤的分类及诊断：原发性肺淋巴瘤临床上少见，病理学上分为霍奇金淋巴瘤（Hodgkin's lymphoma，HL）和 NHL 两大类，HL 罕见，以 NHL 多见。后者又分为：①高度恶性大 B 细胞淋巴瘤；②起源于支气管黏膜相关淋巴组织的低度恶性小 B 细胞淋巴瘤；③血管中心性淋巴瘤；④其他罕见类型，如血管内淋巴瘤（intravascular lymphoma，IVL）等。该患者入院后经病理检查确诊为肺黏膜相关性淋巴瘤（非霍奇金淋巴瘤弥漫大 B 细胞型）。其诊断符合 Kim 等提出的诊断标准：有明确的组织病理学依据；病变累及单侧或双侧肺，伴或不伴肺门、纵隔淋巴结受侵；无其他淋巴结或结外组织器官受侵；排除纵隔腺瘤；无淋巴瘤病史；确诊后 3 个月内无累及胸外器官。结合该患者影像学资料不难发现该患者的病变累及两肺，表现为多发肿块，不伴肺门、纵隔淋巴结受侵；B 超检查提示未见全身浅表淋巴结及腹膜后淋巴结肿大。随访 6 个月，未见胸外器官受累及。肺黏膜相关性淋巴瘤的确诊取决于组织病理学证据。病理标本获取途径主要通过经纤维支气管镜肺活检、经皮肺穿刺活检、内科胸腔镜活检、电视辅助胸腔镜肺活检及开胸手术切除。由于肺黏膜相关性淋巴瘤的浸润性病变可能类似于炎症或与炎症并发，或广泛纤维化，或因反应性成分增加，使淋巴瘤组织内的成熟淋巴细胞很难与常见的慢性炎症细胞相鉴别。因此，肺黏膜相关性淋巴瘤的诊断需要足够的活检标本，而为了获得足够的活检标本，以往的诊断方式主要依赖于外科介入，需行开胸手术。但本病例患者经皮肺穿刺活检一次即成功取到有效病理组织，因此选择合适的穿刺针及穿刺部位显得至关重要。

误诊原因与鉴别：原发性肺恶性淋巴瘤的影像学表现为双侧或单侧肺内，单发或多发结节或肿块影，边缘模糊或清楚，密度较低且不均匀，内常见有充气支气管征。充气支气管征的形成是淋巴细胞浸润肺间质使之增厚压迫邻近肺泡所致，被认为肺黏膜相关性淋巴瘤的较具特征性表现；病灶内空洞或支气管扩张、胸腔积液或局部胸壁侵犯少见；肺门和纵隔淋巴结肿大罕见。充气支气管征及周围间质浸润的发生率较高，也无特异性，颇难鉴别。本病例患者肺部病变呈多发的肿块样病灶，特别是左肺上叶病灶较大，周围见磨玻璃影，故在外院误诊为肺癌。有关文献报道，肺黏膜相关性淋巴瘤在免疫功能缺陷的人群中发病率较高，而本病例患者无免疫功能异常，影像学表现与本病例患者相似。本病应与肺癌（特别是细支气管肺泡癌）、肺的炎性病变（如肺炎、不典型结核等）、肺内转移瘤等鉴别。本病误诊率较高，分析其原因可能是原发性肺淋巴瘤CT表现多种多样，与其他疾病的表现有重叠；另外该病为一种少见病，医生对本病的了解和认识也可能不足。综上所述，本病CT表现以单侧多见，以肿块及结节为主，支气管充气征及周围间质浸润的发生率较高，没有肺门及纵隔淋巴结肿大及胸膜渗出征象。虽然其CT表现有周围间质浸润征象的出现，以及没有肺门纵隔淋巴结肿大、增强幅度较大等特点，病灶变化趋势不大，并长期存在。这可为本病提供鉴别诊断的线索，遇到相似病例应想到本病的可能性，积极行穿刺活检，取得病理学诊断，减少误诊概率。

治疗与预后：对于肺黏膜相关性淋巴瘤的治疗目前争议较多。有部分学者认为根治性手术能彻底切除肺内肿瘤，同时清扫肺门及纵隔淋巴结，术后10年生存率达87.5%。故手术切除被多数人认为是首选的治疗方法，但也有人认为外科手术在治疗中的作用还不明确，手术对预后影响不明显。该病起病较隐匿，病程长，就诊时大部分为晚期患者，基本失去根治性手术的机会，而且需承担手术本身的创伤及手术风险，故应对手术持严格、谨慎的态度，严格把握手术指征。尽可能避免以诊断为目标的手术，避免盲目手术。肺黏膜相关性淋巴瘤应以综合治疗为主，应接受正规的全身多药联合化疗。近年来，基因工程技术使肺黏膜相关性淋巴瘤的治疗取得了显著的进展，R-CHOP方案能使初发或复发的低度恶性B细胞NHL处于长期的缓解状态。如果经济条件允许可同时行生物治疗。放射治疗可导致不可逆的肺实质损伤，仅应用于姑息性手术，有肿瘤残留的患者，放疗范围一般局限于包括肿瘤床及同侧肺门，而不做扩大照射。

　　肺黏膜相关性淋巴瘤的预后与组织学类型、分期及早期治疗有关。低度恶性B 细胞淋巴瘤病理分期较早的患者，病程进展比较缓慢，其他器官或组织的受累常在较长时间才出现，所以预后稍好。中度或高度恶性淋巴瘤，病情发展较快，其病程类似于淋巴结性淋巴瘤，预后较差。部分低度恶性肿瘤可以向高度恶性转化，导致预后较差。早期病例（Ⅰ期和Ⅱ期）经过手术治疗和手术后放、化疗，常可以得到临床治愈。不良预后因素包括肺内多发病变，肿瘤空洞形成，胸膜受侵及有全身发热、盗汗、体重减轻等症状。本病例患者肺内多发病变，虽然该患者目前治疗达到完全缓解，但由于存在不良预后因素，故将来疾病转归难以预测。

　　总之，肺黏膜相关性淋巴瘤临床少见，临床及影像表现无特异性，诊断较为困难，容易误诊。目前国内外学者一致认为早期治疗效果较好，本病例患者就诊较及时，虽然在外院误诊，但转入我院后很快明确诊断，及时得到诊治。由此提示肺部结节和肿块经相应治疗效果不佳时，应该考虑到肺黏膜相关性淋巴瘤的可能，及早进行必要的有创检查如经皮肺穿刺活检、电视辅助胸腔镜肺活检、开胸手术等，结合病理明确诊断。

四、病例点评

　　1. 两肺多发肿块状阴影，一定是恶性肿瘤吗？影像学上发现两肺多发肿块状阴影的患者，经常会被误诊为肺癌多发转移或原转移性肺部肿瘤，只有鉴别出病因，才能采取正确的应对策略。事实上两肺多发阴影的原因很多，感染性疾病中有结核、隐球菌、念珠菌等，非感染性疾病中有肺癌、淋巴瘤、转移瘤、韦格纳肉芽肿、隐源性机化性肺炎等，均可以表现为肺部多发肿块状阴影。迄今为止，尚无敏感性和特异性均理想的感染性还是非感染性的临床鉴别标准。一方面要善于从相同的临床表现中找出不同的病因；另一方面要善于从不同的临床表现中发现相同的疾病，结合各项检查结果进行仔细甄别。必要时，要积极通过支气管镜、经皮肺穿刺、淋巴结活检等病理检查获得明确诊断。《发热伴肺部阴影鉴别诊断专家共识》给我们提供了诊断和鉴别诊断思路，值得借鉴。

　　2. 本病例影像学上表现为两肺多发肿块，后肺穿刺病理证实为肺黏膜相关性淋巴瘤，那么其恶性度如何？黏膜相关淋巴组织（mucosa-associated lymphoid tissue, MALT）淋巴瘤是一种低度恶性结外边缘区淋巴瘤，是目前结外最常见的非霍奇金淋巴瘤。多发生于富含淋巴样组织的部位如胃肠道、呼吸道、泌尿生殖道，也发生于缺乏淋巴样组织的部位，如唾液腺、眼附件、胸腺、肝脏、乳房、皮肤及硬膜等。肺黏膜相关性淋巴瘤是一种惰性B细胞淋巴瘤，多发生于中老年人，男性发病率多于女性。前驱的慢性炎症疾患如慢性感染、自身免疫性疾病等，可导致淋巴样组织受累，引起发病。现已明确慢性胃炎、肌上皮涎腺炎和桥本甲状腺炎与黏膜相关性淋巴瘤发病密切相关。肺黏膜相关性淋巴瘤多发生于中老年人，可能因长期吸烟、慢性支气管炎及老年人免疫功能低下，形成持续性的致病因子刺激支气管黏膜，导致发病。相对其他类型淋巴瘤而言，肺黏膜相关性淋巴瘤显得惰性，恶性度低，致死率不高，预后相对较好。

3. CT引导下经皮肺穿刺活检技术在诊断肺黏膜相关性淋巴瘤的作用与地位如何？肺黏膜相关性淋巴瘤的最终诊断依靠病理检查，肺部获取病理的方式目前多数采用纤维支气管镜下肺活检、CT引导下经皮肺穿刺活检、开胸肺活检等技术。纤维支气管镜下肺活检目前多数采用冷冻形式，优势在于出血较少，但受制于纤维支气管镜的活检孔道较小，并且获取的标本也较小，这对于淋巴瘤的诊断与分型很不利；开胸肺活检由于创伤大，麻醉要求高，患者接受度较低，目前临床上仅为了获取病理标本很少采用该种方式；CT引导下经皮肺穿刺活检在临床上应用相对较多，对其设备要求不高，技术难度不大，价格低廉，获取组织标本理想，这种微创的方式便于患者接受，因此CT引导下经皮肺穿刺活检技术是肺黏膜相关性淋巴瘤诊断的首选取材方法，虽然目前纤维支气管镜下肺活检技术越来越多样化，但传统的CT引导下经皮肺穿刺活检技术在该疾病的诊断地位依然不可替代。

4. 为什么肺黏膜相关性淋巴瘤容易漏诊、误诊？淋巴瘤是全身性疾病，临床表现复杂多样。除了头发、指甲、眼角膜外，人体各个组织和器官都可能发生淋巴瘤。临床上常见胃肠道、中枢神经系统、骨骼、肝脏、肺、肾脏等身体各处发生的淋巴瘤，然而肺黏膜相关性淋巴瘤相对罕见，临床上非常容易被误诊。肺黏膜相关性淋巴瘤之所以容易被误诊、漏诊，与其临床及影像表现无特异性有关，此外肺内淋巴瘤临床分型太多、太复杂，每个亚型都是一个独立的疾病，都有各自临床表现。由于症状多样化及不典型性，患者往往先到其他科室就诊，辗转多次，才找到对应的专科；即使是肿瘤诊断金标准的病理诊断，对淋巴瘤分型也感到棘手。在病理形态上，淋巴瘤与其他疾病有类似重叠的结构，经常需要借助遗传学、分子病理检测等手段进一步确诊，而这些先进手段在大部分基层的医院并不普及。总体来说，诊断肺黏膜相关性淋巴瘤类型必须是从形态（HE染色）到蛋白（免疫组化染色），再结合年龄及分子特点层层递进，不能通过分子水平反过来倒推诊断。

（病例提供者：梅周芳　复旦大学附属上海市第五人民医院）

（点评专家：施劲东　复旦大学附属上海市第五人民医院）

参考文献

[1]Hiroki T, Kakuhiro Y, Tomoko K, et al.Primary Pulmonary Mucosa-associated Lymphoid Tissue Lymphoma with the High Expression of IgG4 [J].Intern Med, 2022, 61 (7): 1043-1048. doi: 10.2169/internalmedicine.7436-21.

[2]Sanguedolce F, Zanelli M, Zizzo M, et al.Primary Pulmonary B-Cell Lymphoma: A Review and Update[J].Cancers (Basel), 2021, 13 (3): 415. doi: 10.3390/cancers13030415.

[3]Ferraro P, Trastek VF, Adlakha H, et al.Primary non-Hodgkin's lymphoma of the lung[J].Ann Thorac Surg, 2000, 69 (4): 993-997. doi: 10.1016/s0003-4975 (99) 01535-0.

[4]Zucca E, Bertoni F.The spectrum of MALT lymphoma at different sites: biological and therapeutic relevance[J].Blood, 2016, 127 (17): 2082-2092. doi: 10.1182/blood-2015-12-624304.

[5]Zhao S, Zhang L, Gu Z, et al.Clinical manifestations of pulmonary mucosa-associated lymphoid tissue lymphoma: single-center experience with 18 patients [J].Onco Targets Ther, 2018, 24 (11): 555-561. doi: 10.2147/OTT.S147275.

[6]Kim JH, Lee SH, Park J, et al.Primary pulmonary non-Hodgkin's lymphoma[J].Jpn J Clin Oncol, 2004, 34 (9): 510-514. doi: 10.1093/jjco/hyh095.

[7]Borie R, Wislez M, Antoine M, et al.Pulmonary mucosa-associated lymphoid tissue lymphoma revisited[J].Eur Respir J, 2016, 47 (4): 1244-1260. doi: 10.1183/13993003.01701-2015.

[8]Oka N, Masai K, Okubo Y, et al.Clinicopathological Features and Imaging Characteristics of Pulmonary Mucosa-associated Lymphoid Tissue Lymphoma[J].Kyobu Geka, 2023, 76 (8): 623-628.

[9]WU W, Zhang Y.CT Findings and Differential Diagnosis of the Primary Pulmonary Lymphoma [J].Chinese Journal of CT & MRI, 2010, 8 (3): 21-23.

[10]Bi W, Zhao S, Wu C, et al.Pulmonary mucosa-associated lymphoid tissue lymphoma: CT findings and pathological basis[J].J Surg Oncol, 2021, 123 (5): 1336-1344. doi: 10.1002/jso.26403.

[11]Cardinale L, Allasia M, Cataldi A, et al.CT findings in primary pulmonary lymphomas[J].Radiol Med, 2005, 110 (5): 554-560.

[12]Uhl B, Prochazka KT, Fechter K, et al.Impact of the microenvironment on the pathogenesis of mucosa-associated lymphoid tissue lymphomas[J].World J Gastrointest Oncol, 2022, 14 (1): 153-162. doi: 10.4251/wjgo.v14.i1.153.

[13]Lin H, Zhou K, Peng Z, et al. Surgery and chemotherapy cannot improve the survival of patients with early-stage mucosa-associated lymphoid tissue derived primary pulmonary lymphoma[J]. Front Oncol, 2022, 23：12：965727. doi：10.3389/fonc.2022.965727.

[14]Kou L, Huan NC, Nyanti LE, et al. Pulmonary extra-nodal mucosa-associated lymphoid tissue (MALT) lymphoma：A rare cause of persistent lung consolidation [J]. Respirol Case Rep, 2023, 11 (8)：e01197. doi：10.1002/rcr2.1197.

[15]Pascua J, Robaina G, Di Tullio F, et al. Synchronous pulmonary adenocarcinoma and primary lymphoma of lung mucosa-associated lymphoid tissue[J]. Medicina (B Aires), 2019, 79 (3)：208-211.

[16]Song Y, Sung YE, Beck KS, et al. Radiological and pathological analysis of the galaxy sign in patients with pulmonary mucosa-associated lymphoid tissue (MALT) lymphoma[J]. Thorac Cancer, 2023, 14 (24)：2459-2466. doi：10.1111/1759-7714.15029.

[17]Siyanaki MRH, Askari E, Haseli S, et al. Primary pulmonary mucosa-associated lymphoid tissue lymphoma：A case report [J]. Radiol Case Rep, 2022, 17 (12)：4842-4846. doi：10.1016/j.radcr.2022.09.038.

[18]Fraune C, Tazelaar HD, Butt YM, et al. Usefulness and Limitations of Current Diagnostic Strategies for Pulmonary Mucosa-Associated Lymphoid Tissue Lymphoma：Lessons Learned From a Large Cohort[J]. Arch Pathol Lab Med, 2023, Aug 18. doi：10.5858/arpa.2022-0521-OA.

[19]Hu M, Gu W, Chen S, et al. Clinical Analysis of 50 Cases of Primary Pulmonary Lymphoma：A Retrospective Study and Literature Review[J]. Technol Cancer Res Treat, 2022, Jan-Dec；21：15330338221075529. doi：10.1177/15330338221075529.

病例 6　H3N2 流感病毒性肺炎合并气胸

一、病历摘要

（一）基本资料

患者男性，27 岁，汉族，已婚，公司职员，于 2018 年 2 月 11 日入院。

主　诉：咳嗽、咳痰伴发热 5 天，加重 2 天。

现病史：患者 5 天前在熬夜工作后出现鼻塞、流涕、咽痛、全身肌肉酸痛及乏力，伴发热，但未测体温。服用泰诺酚麻美敏片，症状无明显改善，逐渐出现咳嗽、咳黄痰症状，痰液黏稠难以咳出，偶有痰中带血丝。近 2 天出现高热，最高体温 40.5℃，伴畏寒、寒战，胸闷，深呼吸时左下胸刺痛明显。无神志改变，无恶心、呕吐，无腹痛、腹泻，无尿频、尿急、尿痛。2018 年 2 月 9 日外院就诊查血常规提示：白细胞 9.92×10^9/L，中性粒细胞百分比 80.3%，淋巴细胞百分比 13.9%，中性粒细胞 8.06×10^9/L，淋巴细胞 1.38×10^9/L，血红蛋白 146 g/L，血小板 140×10^9/L，C- 反应蛋白 77 mg/L（参考值 ≤ 5 mg/L）；甲型流感抗原检测阴性；肺 CT 提示两肺炎症，右上肺陈旧性肺结核。门诊给予头孢西丁钠针联合阿奇霉素针治疗 3 天，症状无改善，出现活动后气喘，为进一步诊治，拟"社区获得性肺炎"收住院。

近期患者睡眠不佳，精神正常，胃纳欠佳，大、小便正常，体重无明显减轻。

既往史：否认高血压、糖尿病等慢性疾病史；否认手术、外伤史；否认传染病史；否认药物过敏史。

个人及婚育史：已婚，育有一女。否认吸烟史；否认职业粉尘接触史；否认冶游史。

家族史：否认家族遗传病史。

（二）体格检查

体温 38.4℃，心率 120 次 / 分，呼吸 24 次 / 分，血压 100/60 mmHg。神志清，轮椅送入病房，自动体位，急性病容，呼吸急促，口唇轻度发绀。气管居中，双侧锁骨上未扪及肿大淋巴结。两肺呼吸音粗，右肺未闻及干、湿性啰音，左下肺可闻及湿性啰音。心率 120 次 / 分，律齐，无奔马律，各瓣膜听诊区未闻及杂音。腹平软，无压痛、反跳痛，肝、脾未触及，肝、肾区无叩痛。双下肢无水肿。神经系统查体未见明显异常。

（三）辅助检查

1. 实验室检查　血常规：白细胞 $9.05\times10^9/L$，中性粒细胞百分比 87.2%，淋巴细胞百分比 9.7%，中性粒细胞 $7.89\times10^9/L$，淋巴细胞 $0.88\times10^9/L$，嗜酸性粒细胞 $0\times10^9/L$，嗜碱性粒细胞 $0\times10^9/L$，血红蛋白 152 g/L，血小板 $97\times10^9/L$，C- 反应蛋白 > 160 mg/L。动脉血气分析：pH 7.44，PCO_2 36 mmHg，PO_2 59 mmHg，血氧饱和度 92%（鼻导管吸氧 3L/min）。血细胞因子：白介素 -6 240.50 pg/mL（参考值 ≤ 5.4 pg/mL），白介素 -8 133 pg/mL（参考值 ≤ 62 pg/mL），白介素 -10 14.3 pg/mL（参考值 ≤ 9.1 pg/mL），肿瘤坏死因子 15.7 pg/mL（参考值 ≤ 8.1 pg/mL）。肝功能、肾功能、电解质、心肌酶谱：丙氨酸氨基转移酶 120 U/mL（参考值 ≤ 41 U/L），总胆红素 28.3 μmol/L（参考值 ≤ 10 μmol/L），乳酸脱氢酶 746 U/mL（参考值 125 ～ 135 U/L），肌酸激酶 220 U/mL（参考值 ≤ 190 U/L），其余均正常。免疫相关检查（自身抗体谱、抗中性粒细胞抗体、抗中性粒细胞核周抗体、抗中性粒细胞胞质抗体）：均为阴性。结核感染 T 细胞实验（T-SPOT）、隐球菌乳胶凝集试验、GM 试验、甲型流感病毒抗原检测均阴性。血肿瘤指标均正常。

2. 影像检查　心电图：窦性心动过速。心脏超声：心包少量积液，射血分数 65%。腹部 B 超：未见明显异常。肺 CT 平扫：两肺多发炎症，左侧胸腔积液。肺动脉 CTA 增强：①肺动脉 CTA 未见明显异常；②两肺多发炎症、左侧少量胸腔积液；③右肺上叶纤维灶伴有牵拉性支气管扩张。

（四）初步诊断

1. 重症社区获得性肺炎。

2. Ⅰ型呼吸衰竭。

二、诊治过程

患者入院后完善相关检查，结合 2018 年 2 月 11 日肺 CT（病例 6 图 1A ～ C）及血气分析提示重症肺炎、Ⅰ型呼吸衰竭，考虑病毒性肺炎（不能排除）。采集鼻咽拭子行二代测序检测。予以高浓度吸氧与无创机械特性交替辅助呼吸支持；奥司他韦胶囊、疏风解毒胶囊抗病毒；先后予以美罗培南联合莫西沙星针剂抗感染治疗；甲强龙、丙种球蛋白治疗；保肝、白蛋白营养支持、扩容改善循环等治疗。患者体温逐渐下降至正常范围，但仍有咳嗽、咳痰和胸闷症状。2 月 12 日行肺动脉 CTA 检查未见肺栓塞表现。鼻咽拭子二代测序提示甲型流感 H3N2 感染。2 月 19 日患者突然出现呼吸困难，急查肺 CT 提示左侧气胸，压缩组织约 40%（病例 6 图 1D ～ F）。给予胸腔闭式引流处理（病例 6 图 2A、B）后呼吸困难症状缓解，2 月

24 日复查肺 CT 提示左侧气胸及胸腔积液较前吸收（病例 6 图 1 G～I），予以拔除引流管。调整抗菌药物为头孢哌酮舒巴坦钠针联合克林霉素针治疗。2 月 28 日行床旁纤维支气管镜检查提示左肺下叶基底段管腔分泌物堵塞，予以吸出大量白色分泌物，可见支气管黏膜充血水肿（病例 6 图 3）。纤维支气管镜治疗 3 天后患者咳嗽、咳痰及胸闷症状明显缓解，继续治疗至 3 月 2 日出院。

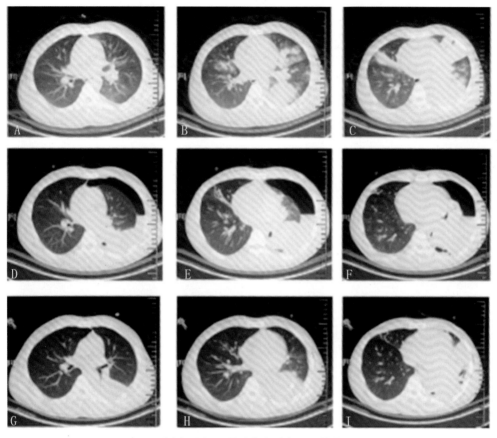

病例 6 图 1　住院期间胸部 CT 检查

注：A～C.2018 年 2 月 11 日入院时影像学提示两肺炎症，左侧胸腔积液；D～F.2018 年 2 月 19 日提示突发左侧气胸，压缩约 40%；G～I. 胸腔置管引流术后 2018 年 2 月 24 日复查提示左侧气胸及胸腔积液较前吸收。

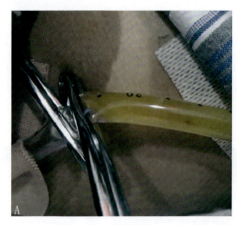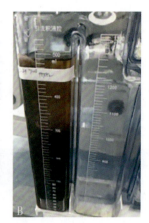

病例6图2　胸腔闭式引流

注：A.2018年2月19日胸腔闭式引流初期见黄色液体，第1天引流；B.引流第3天性状变为淡血性液体。

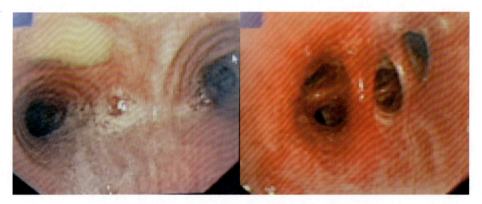

病例6图3　2018年2月28日纤维支气管镜检查

注：气管及左主支气管开口处有黄色痰液附着，左肺下叶基底段管腔分泌物堵塞，吸除大量白色分泌物后支气管黏膜充血水肿。

随访：患者出院10天后无明显咳嗽、咳痰，无发热。复查肺CT：两肺炎症较前明显吸收，左下肺纤维条索趋于炎症机化性改变（病例6图4）。此后电话随访1年，患者肺炎未复发。

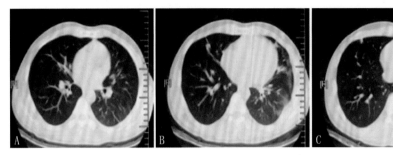

病例 6 图 4　出院 10 天后 2018 年 3 月 12 日复查肺 CT

注：两肺炎症较前明显吸收，左下肺纤维条索趋于炎症机化性改变。

三、病例讨论

甲型流感病毒 H3N2 亚型在大多数国家是流感流行的优势毒株，仅 1968—1992 年我国发生的 10 次流感小流行中就有 7 次是由 H3N2 亚型流感病毒所引起，并且在 1998 年和 2002 年我国也都发生了较大范围的 H3N2 亚型流感流行。我国南北方流感流行存在较大的差异，北方流感的流行具有严格的季节性，每年只有冬季是流行高峰期；而在南方没有明显的季节性，可长年流行，多数南方地区可能出现流行的两个高峰期，一个出现在冬春季，另一个出现在夏季。既往基础疾病的人群更加容易感染 H3N2；有恶性肿瘤病史的患者在 H3N2 阳性组所占的比例高于流感阴性组，也应作为重点防控对象；长期吸烟者也较非吸烟者感染概率高。病毒感染常引起巨核细胞生成的破坏及血小板循环周期的缩短，导致血小板数量下降，同时病毒可产生某些循环分子使血小板黏附聚集，形成循环复合物，加剧血小板数量的降低，并可能诱导特发性血小板减少性紫癜缓解期患者的复发。本病例患者入院后血小板提示下降，与文献报道特征相符合。

H3N2 影像学特点与其余流感病毒性肺炎相似。普通病例胸部多以正常或无明显影像学征象为主要表现，偶有肺间质改变、单纯磨玻璃影或网格及条索状改变。重症病例往往在肺间质型的基础上合并实质病变，斑片状模糊阴影，密度高且较均匀，部分病例以肺间质浸润改变为主。危重症病例以肺实变为主，表现为大范围的致密阴影，可伴有斑片状模糊阴影，容易出现急性呼吸窘迫综合征表现，恢复后多残留肺纤维化，气胸和胸腔积液少见。结合该病例患者的影像学特点，不难看出该病例患者为危重症患者，在治疗过程中出现了胸腔积液和气胸，较为少见。重症患者临床症状主要为持续性高热、剧烈咳嗽、咳浓痰或血痰、呼吸困难、合并肺炎，基础疾病可加重。患者往往迅速进展出现呼吸衰竭、感染中毒性休克，以及肺实变、胸腔积液、气胸等并发症。本病例均呈现出这些特点，其中多数表现为中下肺受累为主，其次为磨玻璃样改变，肺斑片状实变较少。

实验室检查方面，该患者转氨酶、肌酸激酶、乳酸脱氢酶等升高者比例逐渐增加，提示甲型流感病毒感染者体内存在多器官非特异性损伤。血清白蛋白下降可能与患者消耗过多、营养支持欠佳相关。淋巴细胞绝对值降低，可能与流感病毒直接或间接诱导其凋亡、降低患者自身适应性免疫相关。多数患者白细胞数正常，但随着病情加重，86% 的重症及危重症患者白细胞总数及中性粒细胞比例逐渐升高，其原因为病毒感染易合并细菌感染所致，这与 Guillermo 等报道相似。文献报道，继发细菌性肺炎多发生在病程后期且 62% 的危重症甲型流感患者进入 ICU 治疗后均并发呼吸道的细菌感染。

在治疗方面，目前认为甲型流感病毒性感冒在发病 48 小时内开始应用神经氨酸酶抑制剂是治疗及改善该类患者预后的关键。对于重症及危重症患者尤其是应用机械通气的继发细菌感染的患者合理应用抗菌药物尤为重要。甲型 H1N1 流感患者不应常规应用糖皮质激素，但对于重症及危重症患者，肺部病变在短期内进展迅速、出现急性呼吸窘迫综合征、难治性休克伴肾上腺皮质功能不全，可早期应用小到中等剂量的糖皮质激素以减轻甲型流感病毒造成的肺部及全身炎症瀑布效应，减轻肺部渗出和纤维化，防治急性呼吸窘迫综合征和多器官功能衰竭。入住 ICU 患者中 64.6% ～ 93.1% 给予无创或有创机械通气。本病例患者采用奥司他韦抗病毒和糖皮质激素、丙种球蛋白及呼吸支持等措施治疗后，顺利度过了危险期，最终康复出院。

四、病例点评

该例患者首先有其自身的临床特点，没有明显的基础疾病，没有甲型流感病毒接触史，反复的甲型流感病毒抗原检测均阴性，影像学表现不典型，尤其胸腔积液和气胸更是少见，最终依靠 NGS 明确诊断。其次该例患者救治过程中我们使用了较多的手段，如高流量吸氧、无创机械通气、胸腔闭式引流，尤其是纤维支气管镜检查技术，在救治过程中起到了对支气管管腔冲洗引流的作用，患者恢复迅速，影像学吸收较完全，没有留下较多纤维条索或机化性肺炎。因此，如何合理利用好呼吸重症监护室（respiratory intensive care unit，RICU）的各种设备设施成为救治危重症患者的必要手段。最后，该例患者入院后根据其临床特点第一时间使用奥司他韦也是成功救治的关键，目前疾病越来越趋于不典型，越来越复杂，如何抓住典型的临床特征锲而不舍地去寻找蛛丝马迹的病因，成为呼吸科医生学习和实践的试金石。

1. 如何早期识别流感病毒性肺炎？H3N2 属于甲型流感病毒，也是季节性流感的一种类型。相对甲型流感 H1N1 而言，H3N2 相对少见。H3N2 病毒中的"H"指的是红细胞凝集素，"N"指的是神经氨酸苷酶，这两种物质以糖蛋白的方式分布在病毒的表面。H3N2 病毒一旦侵入到人体，经过 1 ~ 7 天的潜伏期后会出现流感样症状。

H3N2 所致流感在发病初期，表现出来的症状跟普通感冒非常类似。但大部分患者在短时间内会由低温变成高热状态，且会出现鼻塞、咽喉疼痛、浑身乏力、头痛、流鼻涕等症状。全身症状一般比局部症状更为严重，持续 3 ~ 5 天后会逐渐缓解。个别患者会出现严重的腹泻、呕吐、呼吸衰竭、肺炎等现象，甚至还会引发死亡。

临床工作中究竟什么样的患者需要高度怀疑甲型流感病毒感染呢？甲型流感病毒性感冒患者通常会出现咽痛、咳嗽、流涕、鼻塞、头疼、咳痰、全身酸痛、乏力等症状，尤其是在流行季节或者有发热患者接触史，就要怀疑流感病毒感染。甲型流感病毒性感冒诊断标准包括接触史、症状、体征和实验室检查。但确诊一般依据的是甲型流感病毒核酸检测或快速抗原检测呈阳性。当然呼吸道标本中分离到甲型流感病毒，或双份血清甲型流感病毒的特异性抗体水平呈 4 倍或以上升高，也可以确立诊断。

2. 纤维支气管镜技术在病毒性肺炎诊治中的应用价值如何？在该病例的治疗过程中，机械通气治疗并发气胸后，虽然做了胸腔闭式引流术缓解了呼吸窘迫。但肺部实变好转并不明显，究其原因是支气管腔内分泌物堵塞导致肺不张及阻塞性肺炎，经过纤维支气管镜吸痰及冲洗清除了气道内分泌物，解决了肺不张及痰液引流问题，可见纤维支气管镜技术不仅在这类复杂危重患者的诊治中起到关键作用，同时对于感染性疾病的病原学诊断也有着不可替代的作用。通过纤维支气管镜获得下呼吸道标本送检，病原学诊断的准确性要高于普通痰液标本。因此，病毒性肺炎合并痰液黏稠难以咳出的患者，或影像学表现为实变及肺不张的患者，推荐常规开展纤维支气管镜检查。

（病例提供者：梅周芳　复旦大学附属上海市第五人民医院）

（点评专家：施劲东　复旦大学附属上海市第五人民医院）

参考文献

[1]Chen M, Lyu Y, Wu F, et al.Increased public health threat of avian-origin H3N2 influenza virus caused by its evolution in dogs[J/OL].Elife, 2023, 12：e83470. doi.org/10.7554/eLife.83470.

[2]Li R, Bai Y, Heaney A, et al.Inference and forecast of H7N9 influenza in China, 2013 to 2015[J].Euro Surveill, 2017, 22（7）：30462. doi：10.2807/1560-7917. ES.2017.22.7.30462.

[3]Tam YH, Valkenburg SA, Perera RAPM, et al.Immune Responses to Twice-Annual Influenza Vaccination in Older Adults in Hong Kong[J].Clin Infect Dis,2018,66(6)： 904-912. doi：10.1093/cid/cix900.

[4]Diamond C, Gong H, Sun FY, et al.Regional-based within-year seasonal variations in influenza-related health outcomes across mainland China：a systematic review and spatio-temporal analysis[J].BMC medicine, 2022, 20（1）：58. doi.org/10.1186/ s12916-022-02269-5.

[5]He Y, Fu W, Cao K, et al.IFN-κ suppresses the replication of influenza A viruses through the IFNAR-MAPK-Fos-CHD6 axis[J].Science Signaling, 2020, 13（626）： eaaz3381. doi.org/10.1126/scisignal.aaz3381.

[6]孙海燕，崔大伟，车飞虎，等.2013—2015年浙江地区哨点医院H3N2甲型流感病毒感染患者临床特点与流行病学特征[J].中国微生态学杂志, 2016, 28（12）：1374-1378.

[7]Nguyen T, Kyle UG, Jaimon N, et al.Coinfection with Staphylococcus aureus increases risk of severe coagulopathy in critically ill children with influenza A（H1N1）virus infection[J].Critical Care Medicine, 2012, 40（12）：3246-3250.

[8]Howell KB, Butcher S, Scheider AL, et al.Complications of Influenza A or B Virus Infection in Individuals With SCN1A-Positive Dravet Syndrome[J].Neurology, 2023, 100（4）：e435-e442. doi.org/10.1212/WNL.0000000000201438.

[9]Verma AA, Hora T, Jung HY, et al.Characteristics and outcomes of hospital admissions for COVID-19 and influenza in the Toronto area[J].CMAJ,2021,193（12）： E410-E418. doi.org/10.1503/cmaj.202795.

[10]Kim HJ, Seo YH, An S, et al.Chemiluminescence imaging of Duox2-derived hydrogen peroxide for longitudinal visualization of biological response to viral infection in nasal mucosa[J].Theranostics, 2018, 8（7）：1798-1807. doi. org/10.7150/thno.22481.

[11]Rice JM, Stern LJ, Guignon EF, et al.Antigen-specific T cell phenotyping microarrays using grating coupled surface plasmon resonance imaging and surface

plasmon coupled emission[J]. Biosensors Bioelectronics, 2012, 31 (1)：264-269. doi. org/10. 1016/j. bios. 2011. 10. 029.

[12]Aviram G, Bar-Shai A, Sosna J, et al.H1N1 influenza：initial chest radiographic findings in helping predict patient outcome[J].Radiology, 2010, 255 (1)：252-259. doi. org/10. 1148/radiol. 10092240.

[13]Nishiyama M, Yoshida Y, Sato M, et al.Characteristics of paediatric patients with 2009 pandemic influenza A (H1N1) and severe, oxygen-requiring pneumonia in the Tokyo region, September-31 October 2009[J].Euro Surveillance, 2010, 15 (36)：19659.

[14] 安聪静，阎锡新 . 480 例甲型 H1N1 流感患者的影像学及临床特点 [J]. 中华实验和临床感染病杂志（电子版），2013, 7 (2)：23-28.

[15]Lee N, Hui D, Wu A, et al.A major outbreak of severe acute respiratory syndrome in Hong Kong[J].The New England Journal of Medicine, 2003, 348 (20)：1986-1994. doi. org/10. 1056/NEJMoa030685.

[16]Rello J, Rodríguez R, Ibañez P et al.Intensive care adult patients with severe respiratory failure caused by Influenza A (H1N1) v in Spain[J]. Critical Care, 2009, 13 (5)：R148. doi. org/10. 1186/cc8044.

[17]Lam J, Nikhanj N, Ngab T, et al.Severe cases of pandemic H1N1 pneumonia and respiratory failure requiring intensive care[J].J Intensive Care Med,2011,26(5)：318-325. doi. org/10. 1177/0885066610392684.

[18]Jamoussi A, Ayed S, Merhabene T, et al.Severe influenza A in a Tunisian ICU sentinel SARI centre：Epidemiological and clinical features[J].PloS One, 2022, 17 (7)：e0270814. doi. org/10. 1371/journal. pone. 0270814.

[19]Dominguez-Cherit G, Torre ADL, Rishu A, et al. Influenza A (H1N1 pdm09)-Related Critical Illness and Mortality in Mexico and Canada, 2014[J].Crit Care Med, 2016, 44 (10)：1861-1870. doi. org/10. 1097/CCM. 0000000000001830.

[20]Li SH, Hsieh MJ, Lin SW, et al.Outcomes of severe H1N1 pneumoniae：A retrospective study at intensive care units[J].J Formos Med Assoc, 2020, 119 (1 Pt 1)：26-33. doi. org/10. 1016/j. jfma. 2019. 02. 006.

病例 7　以哮喘和心室肿物表现为主的嗜酸性肉芽肿性血管炎

一、病历摘要

（一）基本资料

患者男性，58 岁，汉族，公务员。

主　诉：反复咳嗽、气喘发作 9 年，加重伴皮疹 10 余天。

现病史：患者于 2006 年受凉后出现发热、阵发性咳嗽、胸闷、气喘，夜间症状明显，肺部可闻及哮鸣音，吸入冷空气、香烟味后症状加重。住院诊断为"支气管哮喘"，给予静脉用糖皮质激素和抗生素治疗后缓解。此后每年均有类似情况发作 2～3 次，规律应用"沙美特罗／氟替卡松 500μg，吸入，bid；孟鲁司特钠片 10mg，口服，qd；复方甲氧那明胶囊 2 粒，口服，tid 治疗"。但咳嗽和气喘发作频率呈现逐年增加趋势，呼吸困难程度进行性加重。2012 年行冠状动脉 CTA 和肺动脉 CTA 检查未见明显异常。2014 年 8 月 12 日行 PET-CT 检查：两肺支气管管壁增厚，伴散在条索影及斑片影，以两下肺明显伴糖代谢轻度增高。2014 年 9 月在上述用药基础上，增加"噻托溴铵粉吸入剂 16μg，吸入，qd"。2014 年 9 月 23 日无明显诱因下患者出现胸闷、气喘加重，伴双侧大腿、小腿及足背多形性皮疹，伴双下肢轻度水肿。随后逐渐出现低热，腰背部和双肩关节酸痛，足底皮肤刺痛感。急诊血常规提示：白细胞 15.21×10^9/L，血红蛋白 125g/L，血小板 183×10^9/L，中性粒细胞百分比 38.1%，淋巴细胞百分比 7.7%，嗜酸性粒细胞百分比 51.9%。血 B 型钠尿肽 8020pg/mL（参考值 0～450pg/mL），肌钙蛋白 I 1.99ng/mL（参考值 0～0.12ng/mL），乳酸脱氢酶 745U/L（参考值 313～618U/L），肌酸激酶、肌酸激酶同工酶、肝功能、肾功能、电解质、凝血功能、D-二聚体均未见明显异常。血抗核抗体、ds DNA、可提取性核抗原、ANCA、抗心磷脂抗体、C3、C4 均阴性。心脏超声发现左房室增大伴左室多壁收缩活动减弱，左室心尖部低回声区性质待查。给予"复方甘草片"和"白芍总甙片"治疗 4 天后，皮疹有所消退。2014 年 10 月 1 日患者呼吸困难明显加重，静息时也感胸闷、气短，不能平卧，双下肢中度水肿；足底皮肤刺痛无法站立，伴有双下肢肌力下降。轻微咳嗽，无明显咳痰，无咯血及咳粉红色泡沫痰。10 月 3 日急诊血常规提示：白细胞 13.14×10^9/L，嗜酸性粒细胞 42.5%，IgE 707U/mL，乳酸脱氢酶 767U/L ↑，肌钙蛋白 I 2.06ng/mL ↑，B 型利钠肽 10 000pg/mL ↑。急诊收住入院。近期患者精神萎靡，睡眠不佳，两便无特殊，胃纳下降，体重无明显减轻。

既往史：否认手术、外伤史；否认传染病史；否认药物过敏史；否认高血压、糖尿病等慢性疾病史。系统回顾无特殊。

个人及婚育史：长期在青海从事政府管理工作，2001 年至上海工作，身体健康。有酗酒史，平均饮白酒半斤 / 天，戒酒 3 年。否认吸烟史；否认职业粉尘接触史；否认冶游史。已婚，育有 1 子。

家族史：否认家族遗传病史。

（二）体格检查

体温 37.9℃，心率 110 次 / 分，呼吸 26 次 / 分，血压 133/87 mmHg，血氧饱和度（SpO$_2$）96%。神志清，精神软，半卧位，平车送入病房，呼吸急促，查体合作，对答切题。鼻导管吸氧下口唇无发绀，全身浅表淋巴结未及肿大。气管居中，颈静脉充盈。两肺呼吸音粗，两下肺闻及大量细湿性啰音，偶有呼气性哮鸣音。心率 110 次 / 分，律齐，无奔马律，各瓣膜听诊区未闻及杂音。腹平软，无压痛、反跳痛，肝、脾未触及，肝、肾区无叩痛。双下肢中度凹陷性水肿。双侧大腿、小腿、足背可见多形性皮疹，部分融合成片，高出皮面，压之不褪色，无瘙痒，无水疱和溃疡（病例 7 图 1）。神经系统查体无明显异常。

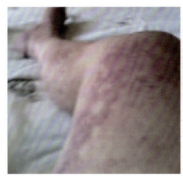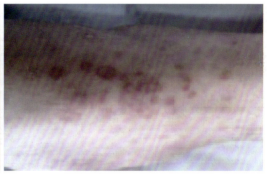

病例 7 图 1　双下肢皮疹

（三）辅助检查

1. 实验室检查　血常规（2014 年 10 月 6 日）：白细胞 6.34×10^9/L，中性粒细胞百分比 80.7%，淋巴细胞百分比 11.8%，嗜酸性粒细胞百分比 0.2%，血红蛋白 106 g/L，血小板 238×10^9/L。（2014 年 10 月 6 日）血 C- 反应蛋白 9.87 mg/L（参考值＜10 mg/L）；降钙素原 0.093 ng/mL（参考值＜0.046 ng/mL）。（2014 年 10 月 6 日）心肌酶：肌钙蛋白 I 0.48 g/mL ↑（参考值＜0.12 g/mL），B 型利钠肽 2300 pg/mL ↑

（参考值＜450 pg/mL）。尿常规（2014 年 10 月 6 日）：正常。血常规（2014 年 10 月 9 日）：白细胞 9.18×10⁹/L，中性粒细胞百分比 53.8%，淋巴细胞百分比 33.6%，嗜酸性粒细胞百分比 5.4%，血红蛋白 119 g/L，血小板 349×10⁹/L。肝功能、肾功能、电解质（2014 年 10 月 9 日）：球蛋白 40.7 g/L（参考值 25～35 g/L），尿素 9.1 mmol/L（参考值 1.7～8.3 mmol/L），其余均正常。2014 年 10 月 13 日心肌酶：肌钙蛋白 Ⅰ 0.07 g/mL（参考值＜0.12 g/mL），B 型利钠肽 880 pg/mL↑（参考值＜450 pg/mL）。血肿瘤指标（2014 年 10 月 13 日）：甲胎蛋白（AFP）、癌胚抗原（CEA）、糖类抗原 CA50、糖类抗原 CA125、糖类抗原 CA153、糖类抗原 CA199、糖类抗原 CA724、糖类抗原 CA242、糖类抗原 CA211、神经元特异性烯醇化酶（NSE）、前列腺特异抗原（PSA）、游离前列腺特异性抗原（fPSA）均正常。（2014 年 10 月 17 日）血类风湿因子 59.7 U/mL（参考值＜15 U/mL）；IgG 21.2 g/L（参考值 7～16 g/L）。（2014 年 10 月 18 日）凝血全套：均正常。INR 1.05。（2014 年 10 月 28 日）凝血全套：PT 22.8 秒↑，APTT 36.4 秒，TT 21.8 秒↑，Fbg 3.35 g/L，INR 1.95。

2. 影像检查　心脏超声（2014 年 10 月 3 日）：左房室增大；左室多壁段收缩活动减弱；左室心尖部中低回声（22 mm×29 mm），性质待查，血栓可能；肺动脉收缩压 25 mmHg；射血分数 44%。心脏超声（2014 年 10 月 10 日）：左房室增大；左室壁不增厚，左室心尖腔内见一大小约 30 mm×27 mm 实质性占位，其内回声不均匀，可见部分液化灶，肿块与心尖部心肌紧密相连，心尖部心肌收缩活动减弱，但肿块可随心脏的收缩而同步活动；肺动脉收缩压 30 mmHg；射血分数 49%。心脏 MRI（2014 年 10 月 11 日）：左心室附壁血栓形成。肺平扫 CT（2014 年 10 月 5 日）：两肺间质性改变，两肺炎症；肺动脉主干瘤样扩张。肺平扫 CT（2014 年 10 月 23 日）：两肺间质性改变，两肺炎症较前吸收；肺动脉主干瘤样扩张同前。

（四）初步诊断

1. 支气管哮喘。

2. 心脏占位性质待查，心力衰竭。

3. 过敏性紫癜。

二、诊治过程

入院后给予鼻导管吸氧，甲强龙针 80 mg qd，米力农针 10 mg qd，利多卡因、普罗帕酮抗心律失常，呋塞米（速尿）、安体舒通利尿，低分子肝素钙针抗凝等治疗。患者皮疹迅速消退，血嗜酸性粒细胞恢复正常，呼吸困难明显缓解。3 天后停用甲强龙针，改为泼尼松片 40 mg po qd 治疗。2014 年 10 月 29 日患者病情好转出院。

出院医嘱泼尼松片 25 mg po qd，沙美特罗/氟替卡松吸入剂 500 μg 吸入 bid，华法林片 1.25 mg qd。出院后患者病情稳定，泼尼松逐渐减量。2014 年 11 月 18 日至北京某医院行心脏超声检查提示：左心增大；心尖段室壁收缩活动减弱；左室心尖部探及一中等回声团块附着，随心肌运动可见形变，大小约 39 mm×21 mm，心尖部几乎被其充填。室间隔及左室壁厚度正常，室壁运动尚协调，各节段收缩幅度未见明显异常；左室心尖部心肌三层结构存在，收缩期可见心肌增厚，射血分数 60%，怀疑心脏血栓或肿瘤，保守治疗观察。2014 年 11 月底自行停用泼尼松片。应用布地奈德/福莫特罗粉吸入剂 320 μg bid，孟鲁司特钠 10 mg qd，复方甲氧那明胶囊 2 粒 tid 继续治疗。

2015 年 4 月 28 日，再次出现发热、咳嗽，伴足底皮肤和小腿肌肉疼痛，下肢少量皮疹，活动后胸闷、气喘，肺部闻及湿性啰音。住院查嗜酸性粒细胞明显升高。给予糖皮质激素治疗 3 天后，复查嗜酸性粒细胞恢复正常。2015 年 5 月 4 日出院。出院后血嗜酸性粒细胞再次升高，血特异性 IgE 阴性，风湿全套检查、ANCA 均阴性，寄生虫全套阴性。鼻窦 CT 提示上颌窦和蝶窦黏膜增厚。肺功能提示轻度混合性通气功能障碍，弥散功能正常，舒张试验阴性，呼出气一氧化氮（fractional exhaled nitric oxide，FeNO）正常。多学科讨论后诊断为 Churg-Strauss 综合征（churg strauss syndrome，CCS）。

予甲强龙片长期治疗后，咳嗽、呼吸困难、心衰均明显缓解，血嗜酸性粒细胞、IgE 均基本正常。心脏超声提示心尖部占位较前有所缩小。2015 年 8 月甲强龙片减量至 4 mg/d 维持治疗。

2016 年 5 月 31 日，中山医院唐斌教授门诊，考虑心脏病灶为血栓形成，加用华法林片 2.5 mg/d、坎地沙坦酯片 4 mg/d、甲强龙片 4 mg/d、奥美拉唑片 20 mg，bid。

该患者接受多学科团队随访，病情稳定，左心室内肿物也逐渐缩小。2023 年内发生 2 次室性心动过速，行埋藏式心脏复律除颤器植入术，现患者情况基本稳定。

相关检查前后变化，如病例 7 表 1，以及病例 7 图 2 至病例 7 图 6 所示。

病例 7 表 1　肺功能相关指标变化

日期	FVC (L)	FVC/pred (%)	FEV₁ (L)	FEV₁/pred (%)	DLCO [mL/(min•mmHg)]	DLCO/pred (%)
2015 年 5 月 15 日	2.65	69.19	2.16	70.82	31.73	120.56
2016 年 1 月 12 日	2.54	66.32	1.88	61.64	32.00	121.58
2017 年 8 月 21 日	2.69	71.16	2.05	68.56	NA	NA
2020 年 5 月 25 日	4.22	108.21	3.63	111.35	NA	NA
2023 年 11 月 6 日	2.79	77.07	1.89	67.02	15.42	62.33

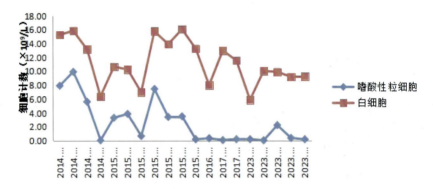

病例 7 图 2　外周血白细胞和嗜酸性粒细胞计数变化

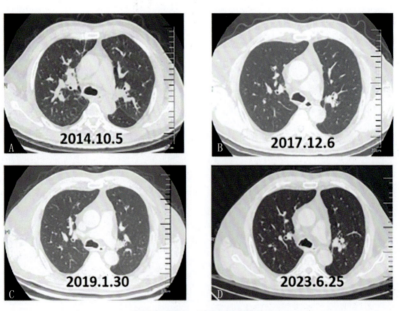

病例 7 图 3　肺部 CT 图片

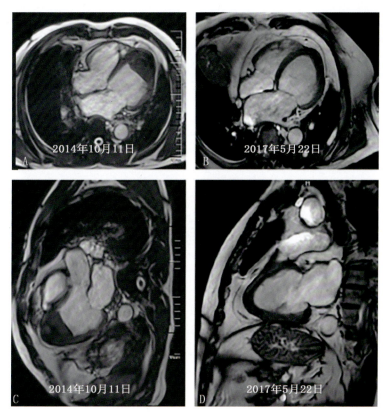

病例 7 图 4 心脏磁共振图片

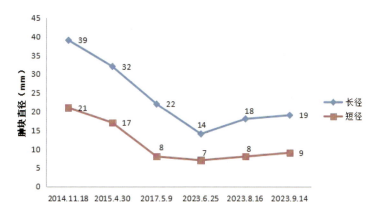

病例 7 图 5 心脏超声显示左心室心尖部肿块变化

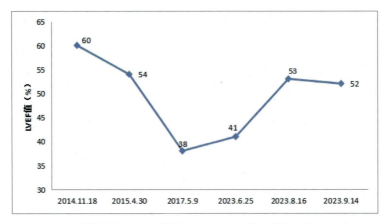

病例7图6　心脏超声显示左心室射血分数变化

三、病例讨论

嗜酸性肉芽肿性多血管炎（eosinophilic granulomatosis with polyangiitis, EGPA），原名Churg-Strauss综合征（CCS），是一种抗中性粒细胞胞质抗体相关的小血管血管炎，以坏死性系统性血管炎为特征，伴有血管周围嗜酸性粒细胞性肉芽肿和嗜酸性粒细胞增多表现。据报道，国外每百万人中有10.7～17.8人患病，发病年龄通常为40～60岁。

EGPA的临床特征通常分为3个阶段：①前驱期，主要表现为过敏性鼻炎或过敏性哮喘，可持续数年不等；②嗜酸性粒细胞浸润期，器官或系统的组织中嗜酸性粒细胞浸润及肉芽肿形成，可以有肺部、心脏和胃肠道等受累；③血管炎期，表现为发热、体重下降等全身症状，以中小血管系统性血管炎为特征，如神经、肾脏和皮肤受累等。此三阶段并不是明确分界，可重叠存在也不一定按顺序连贯发生。

尽管EGPA属于ANCA相关血管炎，但超过50%的EGPA患者为ANCA阴性。超过90%的EGPA患者有支气管哮喘病史。作为一种罕见的多系统疾病，它可能影响皮肤、眼睛、耳鼻喉、肾脏、肠道、肺部、神经和心脏。肺浸润发生在76.7%的EGPA病例中。而心脏受累发生在高达62%的EGPA病例中，是发病率和死亡率增加的主要原因，也是预后不良的重要标志。通常EGPA表现为心肌和冠状血管的血管炎性病变，导致心肌炎（31%）、心力衰竭（21%）、心包炎（21%）、房室传导阻滞（8%）和心肌梗死（5%）。至于瓣膜受累，二尖瓣关闭不全是最常见的描述。

EGPA临床表现可能与其他疾病相似，并且在出现时可能伴有不同程度的器官受累，加上该疾病发病率较低，初期患者往往很难及时确诊，尤其是在ANCA阴性患者中。该患者早期诊断为支气管哮喘等前驱症状，8 年后出现全身多系统受累，特别是患者心脏和皮肤受累的症状表现，属非典型表现，患者接受了对症治疗，好转出院，当时未予确诊。有研究发现，EGPA 心脏受累在 ANCA 阴性且血液嗜酸性粒细胞计数较高的患者中更为常见。在患者第二次发病时，患者 ANCA 显示为阴性，结合患者既往病史，对照皮肤和心脏系统受累表现，最终确诊 EGPA。该患者的症状表现与 2021 年报道的 48 岁女子以急性心衰和皮肤病变为主的疾病表现类似。

与此同时，患者超声心动图发现心脏左心室心尖部肿物，曾一度令医务人员困惑，不能确定是肿瘤还是血栓。患者为此也多方就医。当时初步认定为血栓，采用抗免疫（甲强龙治疗）与抗血栓的治疗方案，边治疗边观察。随访期间患者采用超声心动图跟踪，发现肿物逐渐变小，由 2014 年 39 mm×21 mm 缩小为 2023 年 7 mm×14 mm。目前，医生认为该患者左心室内肿物为嗜酸性粒细胞肉芽肿。

研究认为，心脏受 EGPA 影响而形成的腔内肿物对免疫抑制和抗血栓治疗反应良好。文献中报道了 4 例 EGPA 患者关于心室肿物治疗的情况，对于是血栓形成还是嗜酸性肉芽肿，以及如何治疗，仍存在争论。Szczerba E 等报道了一例 44 岁确诊为 EGPA 的女性患者，因左心室肿物（35 mm×25 mm×27 mm）浸润二尖瓣致二尖瓣狭窄，在接受 6 个周期的环磷酰胺治疗后狭窄消退，并避免了手术。该病例强调了对涉及心脏受累的 EGPA 患者应采取综合、多学科小组（心脏科医生、心外科医生、肺科医生）方法，并认为免疫抑制和抗血栓治疗对心室内肿物的消退有效。

也有学者表达了一些不同的意见，由系统性自身免疫性疾病引发心内肿物时，考虑优先使用免疫抑制而不是抗凝治疗，肿物可以迅速解决。Sumaiah 等报道了一名 35 岁确诊为 EGPA 的沙特黑人男子，根据美国国立卫生研究院的"环磷酰胺"治疗方案，在使用类固醇脉冲治疗 5 天后，左心室肿物（45 mm×27 mm）消失。另外，Sakuta K 等报道了一名 53 岁确诊为 EGPA 的男性患者，源自左室间隔的多个活动簇状结构在类固醇治疗 10 天后完全消失。

然而，Sotiria Liori 等报道了一例 47 岁确诊为 CSS 的女性病例，对于附着左室壁的巨大漂水肿物（15 mm×36 mm）在密切监测外周栓子的前提下，优先使用低分子肝素方案，7 天内肿物几乎完全溶解，随后根据风湿病学家的建议，患者开始使用皮质类固醇和环磷酰胺治疗，预后良好。综上所述，根据特定病因的药物治疗（免疫抑制或抗凝）和心力衰竭治疗均能够促进患者的临床改善，但 EGPA 病例中心脏肿物的病因、发病机制和治疗方案仍有待进一步探索。

四、病例点评

EGPA 的诊断仍然具有挑战性，预测性生物标志物的开发将大大提高确定疾病临床病程的能力。正如欧洲心脏病学会心力衰竭指南建议所强调的那样，调查心力衰竭的具体原因很重要，因为基础疾病的病因治疗与指南指导的患者临床状况和预后的医疗治疗至关重要。针对本病例，提出如下几个问题。

1. 该病例甲强龙维持剂量治疗时间需要多久？在随访过程中，患者长期使用甲强龙维持量进行治疗，未出现呼吸道症状，血常规结果显示嗜酸性粒细胞控制在正常范围。期间曾多次尝试停用激素，均出现症状反弹。长期服用甲泼尼龙片 5 mg/d 维持治疗。在出现上呼吸道感染或肺炎时，易出现呼吸困难加重及下肢水肿，需要临时给予甲泼尼龙针 40 mg/d 治疗 3 ～ 5 天。2023 年感染新型冠状病毒性肺炎后，出现心衰症状，嗜酸性粒细胞再次升高，应用甲强龙治疗后逐步缓解。因此，对于 EGPA 患者，病情稳定后，免疫治疗仍应长期维持，缓慢减量。

2. 心脏受累的 EGPA 患者，需早诊早治方能改善预后。该患者病程中出现心力衰竭，心脏超声和 MRI 检查发现心尖部肿块。曾怀疑心脏血栓、心脏肿瘤、心肌肉芽肿等疾病，但因未行病理活检无法确定肿块性质。在针对 EGPA 治疗后，经过长达近 10 年的随访发现肿块逐渐缩小，考虑为心肌嗜酸性肉芽肿。虽然经过积极治疗，呼吸道症状控制良好，肺功能未见明显损害，但心室射血分数低于正常，多次于感染后出现心衰发作，考虑心肌嗜酸性肉芽肿遗留纤维化对心功能产生了永久性损害。建议针对心脏损害为主要表现的 EGPA 患者，早期要积极控制病情，可能有助于避免或减轻心脏后遗症。

（病例提供者：乔建歌　复旦大学附属上海市第五人民医院）
（点评专家：施劲东　复旦大学附属上海市第五人民医院）

参考文献

[1]Groh M, Pagnoux C, Baldini C, et al.Eosinophilic granulomatosis with polyangiitis（Churg-Strauss）（EGPA）consensus Task force recommendations for evaluation and management[J].Eur J Intern Med, 2015, 26：545-553. doi：10.1016/j.ejim.2015.04.022.

[2]Furuta S, Iwamoto T, Nakajima H.Update on eosinophilic granulomatosis with polyangiitis[J].Allergol Int, 2019, 68（4）：430-436. doi：10.1016/j.alit.2019.06.004.

[3]Nguyen Y,Guillevin L.Eosinophilic granulomatosis with polyangiitis(Churg-Strauss)

[J]. Semin Respir Crit Care Med, 2018, 39: 471-481. doi: 10.1055/s-0038-1669454.

[4] 苏凡, 邱茜, 蔡冬梅, 等. 嗜酸性肉芽肿性血管炎患者的临床特征分析 [J]. 中华医学杂志, 2016, 96 (27): 2142-2145.

[5] Saku A, Furuta S, Hiraguri M, et al. Longterm outcomes of 188 Japanese patients with eosinophilic granulomatosis with polyangiitis[J]. J Rheumatol, 2018, 45 (8): 1159-1166. doi: 10.3899/jrheum.171352.

[6] Durel CA, Berthiller J, Caboni S, et al. Long term followup of a multicentre cohort of 101 patients with eosinophilic granulomatosis with polyangiitis (EGPA) [J]. Arthritis Care Res (Hoboken), 2016, 68 (3): 374-387. doi: 10.1002/acr.22686.

[7] Lozita J, Vicentín JM, Melgarejo Otarola MF, et al. Dilated cardiomyopathy in a patient with eosinophilic granulo-matosis with polyangiitis (Churg-Strauss) [J]. Rev Fac Cien Med Univ Nac Cordoba, 2022, 79: 193-196. doi: 10.31053/1853.0605.v79.n2.32922.

[8] 陈婧, 李菁, 杨云娇, 等. 嗜酸性肉芽肿性多血管炎 146 例患者临床特征分析 [J]. 中华内科杂志, 2020, 59 (5): 360-365.

[9] Cottin V, Bel E, Bottero P, et al. Revisiting the systemic vasculitis in eosinophilic granulomatosis with polyangiitis (Churg-Strauss): a study of 157 patients by the Groupe d'Etudes et de Recherche surles Maladies Orphelines Pulmonaires and the European Respiratory Society Taskforce on eosinophilic granulomatosis with polyangiitis (Churg-Strauss) [J]. Autoimmun Rev, 2017, 16: 1-9. doi: 10.1016/j.autrev.2016.09.018.

[10] Jin X, Ma C, Liu S, et al. Cardiac involvements in hypereosinophilia-associated syndrome: case reports and a little review of the literature[J]. Echocardiography, 2017, 34: 1242-1246. doi: 10.1111/echo.13573.

[11] Andrade J, Freitas A, Costa S, et al. Acute heart failure: on the track of a rare disease[J]. BMJ Case Rep, 2021, 14: e239550. doi: 10.1136/bcr-2020-239550.

[12] Szczerba E, Kowalik R, Gorska K, et al. Severe mitral stenosis secondary to eosinophilic granulomatosis resolving after pharmacological treatment[J]. Echocardiography, 2018, 35 (12): 2099-2103. doi: 10.1111/echo.14171.

[13] Alarfaj SJ, Al-Mehisen R, Elhag I, et al. Churg-Strauss vasculitis presenting with steroid-responsive left ventricular cardiac mass[J]. BMJ Case Reports, 2018, Oct 17: 2018: bcr2018226052. doi: 10.1136/bcr-2018-226052.

[14] Sakuta K, Miyagawa S, Suzuki K, et al. Rapid Disappearance of Intraventricular Mobile Structures with Steroids in Eosinophilic Granulomatosis with Polyangiitis[J]. J Stroke Cerebrovasc Dis, 2019, 28 (11): 104326. doi: 10.1016/

j. jstrokecerebrovasdis.

[15]Liori S, Samiotis E, Birba D, et al.Churg-Strauss syndrome-associated heart failure and left ventricular thrombosis[J]. ESC Heart Failure, 2023, 10 (3): 2107-2112. doi: 10. 1002/ehf2. 14244.

[16]Masaki N, Issiki A, Kirimura M, et al.Echocardiographic changes in eosinophilic endocarditis induced by Churg- Strauss syndrome[J].Intern Med, 2016, 55 (19): 2819-2823. doi: 10. 2169/internalmedicine. 55. 7150.

[17]Ikonomidis I, Ntai K, Parissis J, et al.Rapid normalization of vasculitis-induced left ventricular dysfunction related with multiple cardiac thrombi[J].J Thromb Thrombolysis, 2015, 40 (3): 395-399. doi: 10. 1007/s11239-014-1163-5.

[18]McDonagh TA, Metra M, Adamo M, et al.2021 ESC Guidelines for the diagnosis and treatment of acute and chronic heart failure[J].Eur Heart J, 2021, 42 (36): 3599-3726. doi: 10. 1093/eurheartj/ehab368.

病例 8 危重型新型冠状病毒性肺炎的救治

一、病历摘要

（一）基本资料

患者男性，49 岁，汉族，于 2020 年 3 月 11 日入院。

主 诉：发热、咳嗽、气促 1 个月余，加重伴胸痛 8 天。

现病史：患者 1 个月余前无明显诱因出现发热，体温最高 38℃，伴阵发性干咳、气促、畏寒乏力、全身肌肉酸痛，无咯血，无胸痛，无腹痛、腹泻，无恶心、呕吐。自行口服感冒药治疗（具体不详）无明显缓解，遂于 2020 年 2 月 2 日至武汉市某医院行胸部 CT，提示双肺纹理增粗，予以对症处理后症状稍有好转，但新型冠状病毒抗体及核酸持续阳性，转至武汉雷神山医院继续治疗。2 月 18 日患者突发呼吸窘迫，伴痰中带血。查体：呼吸 30 次 / 分、体温 36℃、心率 144 次 / 分、SpO_2 52%，D- 二聚体 28.16 mg/L，考虑"急性肺栓塞"可能。面罩吸氧低氧血症无改善，给予经口鼻面罩呼吸机辅助通气，甲泼尼龙针 60 mg×3 d，40 mg×2 d，20 mg×2 d；伊诺肝素针 40 mg q12 h 等治疗。2 天后患者呼吸困难逐渐缓解，逐渐脱机改为鼻导管吸氧。2 月 21 日无明显诱因下出现左侧肢体偏瘫，口角歪斜，左上下肢肌力均为 0 级，急查头颅 CT 未见脑出血征象，考虑脑栓塞可能。继续给予抗凝治疗，增加"氯吡格雷片 75 mg qd、磷酸氯喹片 0.5 g bid、静脉用丙种球蛋白针 20 g qd ×3 d"治疗，患者肢体肌力逐渐恢复至 4 级。期间曾多次出现心前区压榨样疼痛，心电图未见明显异常，服用"硝酸甘油片、曲马多片或舒芬片"治疗可缓解。2 月 29 日病情稳定转出 ICU，行下肢血管超声检查：右下肢腘静脉、双下肢胫后静脉、腓静脉内异常回声。心脏超声：三尖瓣少量反流，心包腔少量积液，射血分数 62%。肺动脉 CTA：右下肺动脉主干及分支内充盈缺损；头颅 CT 提示：右侧顶叶及左侧颞叶片状稍低密度影，脑梗死？脑炎？因肺平扫 CT 提示两肺弥漫性大片磨玻璃影，符合新型冠状病毒性肺炎表现，3 月 8 日给予妥珠单抗针 40 mg 治疗。3 月 11 日为继续巩固治疗转入普通病房。

既往史：否认手术、外伤史；否认传染病史；否认药物过敏史；否认高血压、糖尿病等慢性疾病史。外痔病史多年。

个人及婚育史：长期在武汉工作，身体健康。少量饮酒，已戒烟 10 年；否认职业粉尘接触史；否认冶游史。已婚，育有一女。

家族史：否认家族遗传病史。

（二）体格检查

体温 36.7℃，脉搏 116 次 / 分，呼吸 20 次 / 分，血压 140/94 mmHg，SpO_2 99%。神志清，精神软，半卧位，平车送入病房，呼吸稍急促，查体合作，对答切题。鼻导管吸氧下口唇无发绀，全身浅表淋巴结未及肿大。气管居中，两肺呼吸音粗，右下肺呼吸音稍低，未及明显干、湿性啰音。心率 116 次 / 分，律齐，无奔马律，各瓣膜听诊区未闻及杂音。腹平软，无压痛、反跳痛，肝、脾未触及，肝、肾区无叩痛。双下肢无水肿。神经系统查体：左侧中枢性面瘫；左上肢近端 5- 级、远端 3- 级；左下肢近端 4+ 级、远端 3+ 级；右侧肢体肌力 5 级；双侧感觉正常对称。

（三）辅助检查

1. 实验室检查　凝血功能（2020 年 2 月 18 日）：凝血酶原时间 12.10 秒（参考值 9～13 秒），PT（百分活动度）105.7 秒（参考值 7～135 秒），纤维蛋白原 3.06 g/L（参考值 2～4 g/L），D- 二聚体 28.16 mg/L（参考值 0～0.55 mg/L）。（2020 年 3 月 9 日）D- 二聚体 4.03 mg/L（参考值 0～0.55 mg/L）。凝血功能（2020 年 3 月 12 日）：凝血酶原时间 11.90 秒（参考值 9～13 秒），PT 109.6 秒（参考值 7～135 秒），纤维蛋白原 3.37 g/L（参考值 2～4 g/L），D- 二聚体 7.37 mg/L（参考值 0～0.55 mg/L）。血常规（2020 年 3 月 12 日）：白细胞 3.89×10⁹/L，中性粒细胞百分比 61%，淋巴细胞百分比 11.8%，淋巴细胞 0.76×10⁹/L，红细胞 3.86×10¹²/L，血红蛋白 120 g/L，血小板 378×10⁹/L，C- 反应蛋白 0.89 mg/L。生化检查（2020 年 3 月 12 日）：谷丙转氨酶 111 U/L（参考值 9～50 U/L），谷草转氨酶 48 U/L（参考值 15～40 U/L），总胆红素 5.1 μmol/L（参考值 2～26 μmol/L），直接胆红素 2.9 μmol/L（参考值 0～7 μmol/L），白蛋白 44.7 g/L（参考值 40～505 g/L），尿素氮 4.9 μmol/L（参考值 2.8～7.6 μmol/L），肌酐 67.2 μmol/L（参考值 2.8～7.6 μmol/L），肌酸激酶 23 U/L（参考值 0～171 U/L），乳酸脱氢酶 276 U/L（参考值 125～243 U/L），淀粉酶 137.5 U/L（参考值 0～90 U/L）。（2023 年 3 月 12 日）血沉 36 mm/h（参考值 0～20 mm/h）。（2023 年 3 月 16 日）血沉 13 mm/h（参考值 0～20 mm/h）。（2023 年 3 月 12 日）B 型尿钠肽 ＜ 10 pg/mL（参考值 0～100 pg/mL）。（2020 年 3 月 12 日）新型冠状病毒核酸检测：咽拭子阴性，肛拭子阴性，鼻拭子阴性。（2020 年 3 月 15 日）新型冠状病毒核酸检测：咽拭子阴性，肛拭子阴性，鼻拭子阴性。（2020 年 3 月 16 日）新型冠状病毒抗体：IgM 阴性，IgG 阳性。（2023 年 3 月 12 日）感染性疾病：乙肝两对半、丙肝抗体、人类免疫缺陷病毒（HIV）抗体、梅毒螺旋体抗体均为阴性。（2020 年 3 月 12 日）血白介素 1β ＜ 5.00 pg/mL（参考值＜5 pg/mL）；白介素 -2 受体 533 U/mL（参考值 223～710 U/mL）；白介素 -8 37 pg/mL（参考值＜

62 pg/mL）；α-肿瘤坏死因子 8 pg/mL（参考值＜8.1 pg/mL）；白介素-10 7.4 pg/mL（参考值＜9.1 pg/mL）。（2023 年 3 月 12 日）血白介素-6 147.1 pg/mL（参考值 0～7 pg/mL）。（2020 年 3 月 14 日）血白介素-6 215.50 pg/mL（参考值 0～7 pg/mL）。（2020 年 3 月 16 日）血白介素-6 153.6 pg/mL（参考值 0～7 pg/mL）。（2020 年 3 月 24 日）血白介素-6 81.43 pg/mL（参考值 0～7 pg/mL）。（2020 年 3 月 27 日）血白介素-6 67.91 pg/mL（参考值 0～7 pg/mL）。（2020 年 3 月 16 日）血糖类抗原 125 91.76 U/mL（参考值 0～24），糖类抗原 CA199 20.66 U/mL（参考值 0～30 U/mL），甲胎蛋白 3.52 ng/mL（参考值 0～7 ng/mL），癌胚抗原 3.52 U/mL（参考值 0～5 U/mL），铁蛋白 1 403 U/mL（参考值 30～400 U/mL），总前列腺特异性抗原 0.33 ng/mL（参考值 0～4 ng/mL），游离前列腺特异性抗原 0.08 ng/mL（参考值 0～0.95 ng/mL），前列腺特异性抗原和总前列腺特异性抗原的比值（FPSA/TPSA）0.22（参考值＞0.25）。（2020 年 3 月 16 日）免疫球蛋白：免疫球蛋白 A 2.3 g/L（参考值 0.7～4 g/L）；免疫球蛋白 G 12.1 g/L（参考值 7～16 g/L）；免疫球蛋白 M 0.75 g/L（参考值 0.4～2.3 g/L）；转铁蛋白 1.81 g/L（参考值 2.0～3.6 g/L）；补体 C3 0.99 g/L（参考值 0.9～1.8 g/L）；补体 C4 0.19 g/L（参考值 0.1～0.4 g/L）。（2020 年 3 月 16 日）抗核抗体、抗双链 DNA 抗体、抗可溶性抗原全套：均为阴性。（2020 年 3 月 24 日）血曲霉菌半乳甘露聚糖＜0.25 μg/L（参考值＜0.65 μg/L 为阴性）。（2020 年 3 月 27 日）血曲霉菌半乳甘露聚糖＜0.43 μg/L（参考值＜0.65 μg/L 为阴性）。（2020 年 3 月 27 日）T-SPOT：阴性。

2. 影像检查　肺动脉 CTA（2020 年 3 月 3 日）：双肺感染，考虑病毒性肺炎，右侧胸腔积液，右下肺动脉主干及分支内充盈缺损，考虑肺栓塞。CT 平扫多部位（颅脑＋胸部＋全腹部）（2020 年 3 月 12 日）：脑白质损害，左侧颞枕叶交界区低密度灶（脑梗死可能），右侧顶叶局部异常密度灶伴脑萎缩，建议 MRI＋弥散加权成像（diffusion weighted imaging，DWI）检查并短期复查；鼻窦炎；病毒性肺炎治疗后，右下肺空洞形成，合并其他感染待排除；右肾结石。CT 平扫（颅脑＋胸部＋全腹部）（2020 年 3 月 17 日）：左侧顶枕叶及右侧额叶脑梗死伴出血转化，脑白质损害；鼻窦炎；病毒性肺炎治疗后，右下肺空洞形成，合并其他感染待排除，建议治疗后复查；右肾结石。CT 平扫多部位（颅脑＋胸部）（2020 年 3 月 19 日）：左侧顶枕叶及右侧额叶脑梗死伴出血转化，建议 MRI＋DWI＋磁敏感加权成像技术（susceptibility weighting imaging，SWI）检查并短期复查；脑白质损害；鼻窦炎；病毒性肺炎治疗后，右下肺空洞形成，合并其他感染待排除。建议治疗后复查。CT 平扫（颅脑＋胸部）（2020 年 3 月 24 日）：对比 3 月 19 日片，双肺部分磨玻璃病变稍显吸收，病毒性肺炎治疗后，右下肺空洞形成，合并其他感染待排除，建议治疗后复查。CT平扫（颅脑＋胸部）（2020年3月27日）：病毒性肺炎治疗后略吸收变淡；右下肺空洞形成，合并其他感染待排除，较前无变化；脑出血部分吸收部分稍增多。双下肢静脉超声（2020年3月28日）：双侧胫后静脉管腔内异常回声（血栓）。CT肺动脉血管成像（平扫＋增强）（2020年3月29日）：右肺下叶后基底段肺动脉远端分支闭塞可能；病毒性肺炎治疗后；右肺下叶实变伴空洞形成，合并其他感染待排除，较前未见明显变化。

（四）初步诊断

1. 新型冠状病毒性肺炎（危重型）。

2. 急性肺栓塞。

3. 下肢静脉血栓形成。

4. 脑梗死。

5. 肝功能异常。

6. 低蛋白血症。

二、诊治过程

患者入院后完善相关检查，考虑诊断为"新型冠状病毒性肺炎（危重型）、急性肺栓塞、下肢静脉血栓形成、脑梗死、肝功能异常、低蛋白血症"。给予心电监护；鼻导管吸氧；伊诺肝素针2000 U bid抗凝，氯吡格雷片75 mg qd抗血小板聚集。CT检查发现患者右肺下叶空洞形成，给予美罗培南针1.0 g bid联合利奈唑胺片600 mg bid抗感染；奥美拉唑保护胃黏膜等对症支持治疗。2020年3月17日头颅CT检查发现脑梗死后出血转化，经多学科会诊讨论，综合利弊分析后停用伊诺肝素针和氯吡格雷片。3月19日复查头颅CT提示左侧顶枕叶及右侧额叶脑出血有所吸收。3月20日开始继续给予伊诺肝素针2000 U qd治疗，密切随访神经系统症状、体征无加重。头颅CT提示颅内出血灶逐渐吸收。抗感染治疗1周后，降阶梯为头孢曲松针治疗。2020年3月21日复查肺动脉CTA较前好转，脑出血较前吸收。呼吸道症状消失，生命体征平稳，伸舌居中，左侧肢体肌力基本恢复正常。符合当时新型冠状病毒性肺炎出院标准，转当地医院进行康复治疗。

相关检查，如病例 8 图 1 至病例 8 图 4 所示。

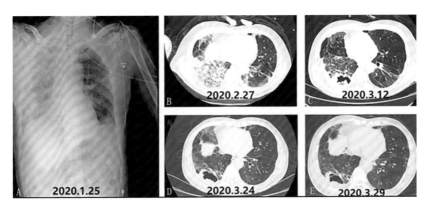

病例 8 图 1　胸部影像学检查

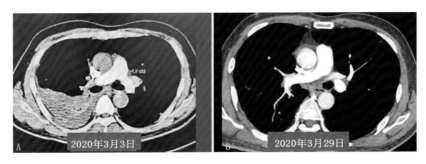

病例 8 图 2　肺动脉 CTA 检查

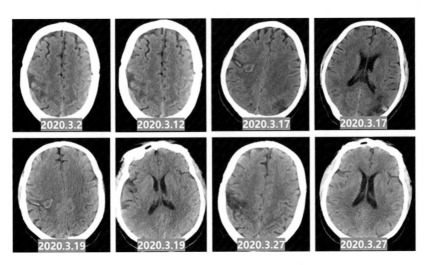

病例 8 图 3　头颅 CT 平扫

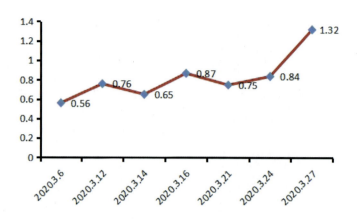

病例 8 图 4　外周血淋巴细胞计数变化（单位 ×10⁹/L）

三、病例讨论

1. 关于患者曲折的诊疗过程　患者整体病程较为波折，共分为 5 个阶段。

第一阶段为新型冠状病毒性肺炎，患者因"发热、干咳、气促 1 个月余，胸痛 8 天"入院，起初肺部无明显渗出灶，随后逐渐出现两肺弥漫性磨玻璃影，新型冠状病毒核酸检测阳性，诊断为新型冠状病毒性肺炎。

第二阶段为肺栓塞，患者在治疗新型冠状病毒性肺炎过程中，突然出现呼吸窘迫，常规氧疗无法纠正的低氧血症，血 D- 二聚体明显升高，经过机械通气等积极抢救后病情逐渐。后续超声检查发现下肢静脉血栓形，肺 CTA 提示右下肺动脉主干及分支内充盈缺损，证实了肺动脉栓塞的诊断。

第三阶段发生缺血性中风，在给予肺栓塞抗凝治疗的过程中，患者反复出现心绞痛发作，并突发左侧偏瘫，头颅 CT 未见脑出血，考虑急性脑梗死，在抗凝治疗的基础上增加抗血小板聚集治疗，随访 CT 发现右侧顶叶及左侧颞叶片状稍低密度影。

第四阶段为肺部空洞形成，在治疗过程中 CT 检查发现患者右下肺空洞形成，既往未见新型冠状病毒性肺炎发生明显结构性破坏的病例报道，考虑金黄色葡萄球菌、厌氧菌、曲霉等特殊病原体感染可能，但 T-SPOT、GM 试验、痰培养均为阴性，给予美罗培南联合利奈唑胺治疗后空洞逐渐出现净化表现。后续经过与 CTA 图像比对，发现空洞形成位置处于肺动脉栓塞亚段。考虑肺梗死及新型冠状病毒性肺炎双重因素影响下，出现的坏死空洞。

第五阶段为脑出血，在治疗肺栓塞和脑梗死过程中，常规随访头颅 CT 发现左侧顶枕叶和右侧颞叶梗死灶出现出血转化，给治疗的选择和调整带来极大困扰。

多学科讨论考虑，鉴于患者呼吸功能稳定，肢体肌力恢复良好，未再出现心绞痛样发作，暂停抗凝及抗血小板治疗 3 天，复查头颅 CT 发现颅内出血灶有所吸收，予以将低分子肝素减少剂量，继续抗凝治疗，最终患者预后良好，顺利出院。

2. 新型冠状病毒性肺炎和血栓事件的关系　新型冠状病毒通过复杂的病理生理过程引起血液高凝状态，并且在凝血全过程中病毒具有促凝作用。研究其发生机制，新型冠状病毒与急性呼吸综合征冠状病毒（SARS-CoV）、中东呼吸综合征冠状病毒（MERS-CoV）同为冠状病毒，且其基因组序列与 ARS-CoV 相似度极高。研究表明，SARS-CoV 和 MERS-CoV 患者会出现 IL-1β、白介素 -6、白介素 -8 和 TNF-α 等多种炎症因子水平升高。新型冠状病毒感染可能出现多种炎症因子水平的明显升高，甚至暴发炎症因子风暴，而炎症因子通过促进凝血系统中组织因子的合成，激活凝血系统，打破机体的纤溶－凝血平衡，出现凝血功能亢进，使机体处于高凝状态，进而可能引发一系列血栓事件。

新型冠状病毒性肺炎会引发集体高凝状态，致患者出现脑梗死，左侧肢体偏瘫，处于卧床状态，导致患者出现下肢静脉血栓形成，继发肺栓塞。由于患者处于隔离状态且患者病情危重，暂时没有条件做 CTA 检查，团队基于病情推断患者发生急性肺栓塞，及时进行诊断和抗凝治疗。但患者后期复测头颅 CT 提示脑梗死伴出血转化，继续抗凝治疗有风险，但综合利弊分析，仍然建议继续抗凝，随访头颅 CT，若出血加重，及时停止抗凝治疗。为预防此种情况的发生，抑制炎症因子风暴和预防性抗凝同样重要。根据当时指南（试行第 6 版），可使用糖皮质激素抑制炎症因子风暴。但需要注意的是，糖皮质激素会抑制免疫功能，使机体预后不佳，而且使用糖皮质激素本身可能诱发高凝状态。因此，本病例中，糖皮质激素的使用根据炎症指标及临床症状的改变逐渐调整，待炎症指标稳定后，给予逐步停药的处理是合理的。新型冠状病毒感染者在 2020 年作为新型的患者群体，可能会出现凝血系统病症，发生严重的血栓事件。既往缺少大量的文献资料对该类患者群体的凝血功能变化给予临床治疗指导，这就需要研究者根据已经收治的病例中所体现的临床症状、累及的脏器损伤及实验室指标变化等方面，积累经验，比如在入院初期关注凝血常规、评估静脉血栓栓塞的风险、弥散性血管内凝血的可能，及时给予对症治疗；用药方面，需要考虑新型冠状病毒感染者可能诱发的肝功能异常、治疗药物间可能的相互作用等情况，给予恰当的抗凝用药方案。新型冠状病毒性肺炎患者均需要评估静脉血栓栓塞的发生风险，鼓励下床活动或卧床期间多活动下肢，避免下肢深静脉血栓形成。一旦发生栓塞，第一时间常规抗凝，并关注好指标权衡好出凝血的矛盾。2020 年 8 月 18 日发布的指南（试行第八版），在临床症状中详细描述患者可见肺血管炎、血栓形成（混合血栓、透明血栓）

和血栓栓塞，以提高临床医生对血栓事件的早期关注。

四、病例点评

1. 疫情早期缺乏有效治疗手段，病程诊疗存在瓶颈及不确定性。在新发传染病疫情早期阶段，由于没有相应的抗病毒药物及方法，给诊疗带来极大困难，对于合并症、并发症的管理和治疗至关重要。本病例中医务人员依据 2020 年 2 月 5 日发布的新型冠状病毒性肺炎诊疗方案（试行第 5 版）开展针对新型冠状病毒感染的诊疗，方案对出凝血事件防治也未给出明确指导，这在很大程度上需要借助既往主治医师的临床经验制订治疗方案。但在病程中先后出现了急性肺栓塞、缺血性脑卒中、脑出血、心绞痛、下肢静脉血栓形成、肺部空洞等一系列凶险并发症，需要临床密切监测病情变化，迅速果断做出针对性地抢救治疗。总之，新发疾病在缺乏特异性治疗方法的早期阶段，尤其要关注患者的基础疾病、合并用药，甚至生活饮食习惯等情况，针对每一位患者的特点制订个体化诊疗和管理方案，密切关注随访疗效和并发症，才能真正改善预后。

2. 关于托珠单抗治疗后血白介素 -6 变化规律（病例 8 图 5）。失控的炎症反应可能是引起新型病毒野生毒株感染的主要病理生理过程，炎症因子风暴可使患者症状加重甚至死亡的重要因素。感染新型冠状病毒性肺炎后，炎症性 T 细胞和炎症性单核巨噬细胞被迅速激活，通过激活粒细胞 - 巨噬细胞集落刺激因子（GM-CSF）和白介素 -6 通路，促进免疫细胞分泌的大量促炎因子导致正反馈循环，过度放大突破阈值后失控，最终导致炎症因子风暴。炎症因子风暴损伤肺泡上皮细胞，引起肺部大量炎性细胞和组织渗出液，导致气体交换受阻，进而引起急性呼吸窘迫综合征，患者最终出现呼吸衰竭或多器官衰竭，危及生命。托珠单抗是体内白介素 -6 受体拮抗剂，可以与细胞表面的白介素 -6 体结合，从而阻止炎症风暴的发生和进一步加重，有效阻止病情进展。托珠单抗是一种生物制剂抗风湿药物，是专门针对白介素 -6 受体的人源化单克隆抗体，可以阻断白介素 -6 因子激活通路，帮助减轻身体炎症反应、减少症状及降低关节损伤。当时国内关于托珠单抗治疗新型冠状病毒性肺炎报道较少，本病例应用托珠单抗治疗后取得了良好效果，我们对其外周血白介素 -6 等细胞因子情况进行了动态观察。结果发现托珠单抗治疗后，血白介素 -6 浓度不仅没有下降，反而快速升高。白介素 -6 浓度于治疗 1 周后升至顶峰，再逐渐下降。因此，托珠单抗治疗后的患者，无法通过外周血白介素 -6 水平来评价疗效。

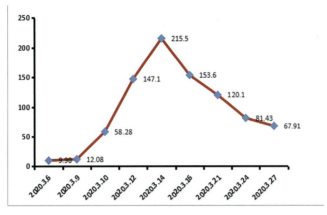

病例 8 图 5　血白介素 -6 变化（单位 pg/mL）

注：2020 年 3 月 8 日给予妥珠单抗针治疗。

3. 关于本病例肺部空洞形成的分析。众所周知，新型冠状病毒性肺炎一般不会出现胸腔积液及肺部明显结构性破坏，但本病例在诊疗过程中出现了右肺下叶空洞形成。临床实际诊疗过程中，通过 GM 试验、T-SPOT 检查基本排除肺曲霉菌病、空洞型肺结核，通过应用"美罗培南"联合"利奈唑胺"进行抗厌氧菌和金黄色葡萄球菌治疗排除肺脓肿。在病情获得稳定，完成肺动脉 CTA 检查，经过比对空洞所在部位与肺动脉栓塞分支情况，才明确空洞形成的原因为肺梗死及新型冠状病毒性肺炎叠加所致肺组织坏死。

（病例提供者：乔建歌　复旦大学附属上海市第五人民医院）

（点评专家：施劲东　复旦大学附属上海市第五人民医院）

参考文献

[1] 邹海，李慧洋，张有志，等 . 新型冠状病毒感染与凝血功能关系的研究进展 [J]. 医药导报，2020，39（4）：448-451.

[2] Benvenuto D，Giovanetti M，Ciccozzi A，et al. The 2019-new coronavirus epidemic：evidence for virus evolution[J].J Med Virol，2020，92（4）：455-459.

[3] Mahallawi WH，Khabour OF，Zhang Q，et al. MERS-CoV infection in humans is associated with a pro-inflammatory Th1 and Th17 cytokine profile[J].Cytokine，2018，104：8-13.

[4] 国家卫生健康委办公厅，国家中医药管理局办公室 . 关于印发新型冠状病毒肺炎诊疗方案（试

行第六版）的通知 [EB/OL]. [2020-02-18]. http://www.nhc.gov.cn/xcs/zhengcwj/202002/8 334a8326dd94d329df351d7da8aefc2.shtml.

[5] 邵丹，毕铁琳. 一例新型冠状病毒性肺炎患者抗凝药物治疗策略 [J]. 实用药物与临床，2020，23（10）：933-936.

[6] 国家卫生健康委办公厅，国家中医药管理局办公室. 关于印发新型冠状病毒肺炎诊疗方案（试行第八版）的通知 [EB/OL]. [2020-08-18]. http://www.nhc.gov.cn/xcs/zhengcwj/202008/0 a7bdf12bd4b46e5bd28ca7f9a7f5e5a.shtml.

[7] 国家卫生健康委办公厅. 新型冠状病毒感染的肺炎纳入法定传染病管理 [EB/OL]. （2020-01-20）[2020-01-20]. http://www.nhc.gov.cn/j kj/s7915/202001/ e4e2 d5e6 f01147eoa8 df3 f6701 d49 f33.shtmL.

[8] 国家卫生健康委办公厅. 医疗机构内新型冠状病毒感染预防与控制技术指南 [J]. 中国感染控制杂志，2020，19（2）：189-191.

[9] Stebbing J, Phelan A, Griffin I, et al.COVID-19：combining antiviral and anti-inflammatory treatments[J].Lancet, 2020, 395（10223）：e30-e31.

[10] Zhou Y, Fu B, Zheng X, et al.Aberrant pathogenic GM-CSF + T cells and inflammatory CD14 + CD16 + monocytes in severe pulmonary syndrome patients of a new coronavirus[J].BioRxiv, 2020.

[11] 骆嵩，杨丽娟，王春，等. 血浆置换和托珠单抗治疗六例 2019 冠状病毒病（COVID-19）重型患者临床分析 [J]. 浙江大学学报（医学版），2020，49（2）：227-231.

[12] Xu X, Han M, Li T, et al.Effective treatment of severe COVID-19 patients with tocilizumab[J].Proc Natl Acad Sci USA, 2020, 117（20）：10970-10975.

[13] 国家卫生健康委办公厅，国家中医药管理局办公室. 关于印发新型冠状病毒肺炎诊疗方案（试行第七版）的通知 [EB/OL]. [2020-03-03]. http://www.nhc.gov.cn/ylyjs/s7653p/202003/46c929 4a7dfe4cef80dc7f5912eb1989.shtml.

病例 9　弥漫性肺泡出血综合征

一、病历摘要

（一）基本资料

患者男性，55 岁，汉族，已婚。

主　诉：咳嗽、咳痰 6 天，伴咯血。

现病史：患者因"咳嗽、咳痰 6 天，伴咯血"于 2016 年 2 月 12 日首次入住我院呼吸科。患者在无明显诱因下出现咯血，多于晨起咳鲜红色血伴泡沫样痰，咯血量 10 mL/d 左右，有少量咳嗽。当时无明显胸闷、胸痛，无发热、气促，无心悸。胸部 CT：两肺上叶后段及下叶背段散发渗出性片影，予常规口服抗感染、止血药物治疗后咯血无明显好转。

既往史：否认高血压、糖尿病、哮喘等慢性病史；否认食物、药物过敏史。

个人及婚育史：已婚已育，儿子及配偶体健。久居当地，无疫源接触史，无粉尘及毒化学物品接触史。否认滥用药物及冶游史；否认手术、外伤史；否认吸烟及饮酒史。

家族史：否认家族遗传病史。

（二）体格检查

体温 36.5℃，脉搏 88 次 / 分，呼吸 20 次 / 分，血压 120/70 mmHg。发育正常，营养中等，表情正常，自动体位，神志清楚，精神一般，查体合作。无明显贫血貌。皮肤未见瘀点、瘀斑，气平，口唇无发绀，呼吸运动对称，肋间隙正常，双肺触觉语颤正常，叩诊呈清音，双肺未闻及明显干、湿性啰音。心脏和腹部体检未见异常，双下肢无水肿，无杵状指（趾）。未见其他阳性体征。

（三）辅助检查

1. 实验室检查　2016 年 2 月 12 日，血常规：白细胞 $5.4×10^9$/L，中性粒细胞百分比 82.2%，淋巴细胞百分比 7.2%，红细胞 $4.46×10^{12}$/L，血红蛋白 143 g/L，血小板 $222×10^9$/L；C- 反应蛋白 38.62 mg/L；D- 二聚体 0.12 mg/L。凝血四项：凝血酶原时间 13.5 秒，活动度 93%，部分凝血活酶时间 48 秒，PT-INR 1.05，纤维蛋白原 5.41 g，凝血酶时间 14.9 秒，红细胞沉降率 18 mm/h。心肌酶谱、血气分析、肝功能、肾功能等常规血液生化基本正常。

2. 影像检查　2016 年 2 月 12 日胸部平扫 CT（病例 9 图 1）示两肺上叶后段及下叶背段散发渗出性片影。

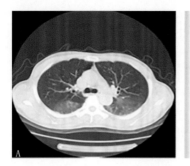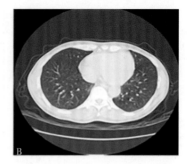

病例9图1　2016年2月12日患者胸部平扫CT肺窗检查

注：A. 两肺上叶渗出影；B. 下叶背段散发渗出。

（四）初步诊断

咯血待查。

二、诊治过程

1. 诊断过程　患者入院后，于2016年2月16日开始予美洛西林＋阿奇霉素针抗感染，予氨甲环酸氯化钠液、蛇毒血凝酶液、云南白药胶囊止血治疗。2月17日行支气管镜检查：支气管黏膜炎性改变，未见明显活动性出血病灶，毛刷培养及找抗酸杆菌阴性。入院治疗后患者咯血量为10～15 mL/d。

2016年2月16日患者自诉受凉后出现发热，体温38～39℃，每天晨起发热，当时查血常规：白细胞$7.5×10^9$/L，中性粒细胞百分比90.8%，淋巴细胞百分比2.8%，红细胞$3.86×10^{12}$/L，血红蛋白122 g/L，血小板$217×10^9$/L，C-反应蛋白94.2 mg/L。血培养（需氧＋厌氧）阴性，改予莫西沙星抗感染，加用酚麻美敏（泰诺）治感冒、痰热清退热，加磷酸奥司他韦（达菲片）抗病毒。2月24日患者胸闷、气促加重，咯血量增至每日40～50 mL。查体两肺湿性啰音明显。2月24日血气分析：pH 7.43，PCO_2 4.9 kPa，PO_2 6.5 kPa，Ca^{2+} 1.08 mmol/L，葡萄糖8.4 mmol/L，血清乳酸1.5 mmol/L，红细胞比容36%，HCO_3^- 24.6 mmol/L，二氧化碳总量25.7 mmol/L，碱剩余0.4 mmol/L，SpO_2 85%。血常规：白细胞$7.7×10^9$/L，中性粒细胞百分比90.6%，红细胞$3.77×10^9$/L，血红蛋白118 g/L，血小板$277×10^9$/L，C-反应蛋白102.79 mg/L。凝血四项：凝血酶原时间14.3秒，活动度65.8%，部分凝血活酶时间45.2秒，PT-INR 1.21，纤维蛋白原6.97 g/L。凝血酶时间14.7秒，D-二聚体1.62 mg/L。2月24日胸部CT（病例9图2）：两肺浸润影，较前片明显进展，诊断考虑为弥漫性肺泡出血综合征合并肺部感染。

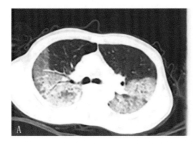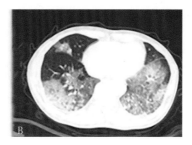

病例9图2　2016年2月24日患者胸部CT

注：两肺浸润影，较前片比较发生进展。

2. 治疗经过　当时给予患者心电监护、吸氧治疗，抗感染治疗改用亚胺培南，予甲泼尼龙琥珀酸钠80 mg静脉推注q12 h，患者咯血量无明显减少，仍有高热。期间查自身免疫功能、血肌酸激酶、血乳酸脱氢酶、肾功能、尿常规正常。2016年2月25日开始予甲泼尼龙琥珀酸钠160 mg静脉推注q12 h。

3. 治疗效果　2016年2月26日患者体温下降至38℃左右，自诉咯血量稍有减少。3月4日患者体温降至37.5℃左右，咯血量10 mL/d，咯血色暗红，气促明显好转。3月4日血常规：白细胞9.6×10⁹/L，淋巴细胞百分比8.4%，中性粒细胞百分比89.3%，红细胞3.87×10⁹/L。4月5日血红蛋白136 g/L，血小板314×10⁹/L，C-反应蛋白1 mg/L。凝血四项：凝血酶原时间12.6秒，活动度90.8%，部分凝血活酶时间31.1秒，PT-INR 1.06，纤维蛋白原0.76 g/L，凝血酶时间22.9秒。血气分析基本正常。3月4日胸片：两肺感染，较前炎症略消散。3月4日甲泼尼龙琥珀酸钠减至80 mg静脉推注q12 h。3月7日胸部CT（病例9图3A、B）：两肺感染较前影像片好转。3月9日患者体温正常，无咯血，无胸闷、气促，予甲泼尼龙琥珀酸钠80 mg qd，40 mg qn静脉推注。

4. 病情转归　2016年3月14日，患者无咯血、痰血，无发热、气促，可自行起床活动，予甲泼尼龙琥珀酸钠40 mgqd。

5. 复查及随访　患者于2016年3月19日出院后指导患者服用泼尼松片30 mg qd。患者病情稳定，2016年3月31日复查胸部CT（病例9图3C、D）病灶吸收。

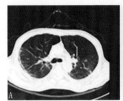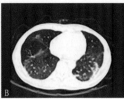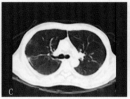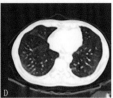

病例9图3 2016年3月7日及3月31日患者胸部平扫CT

注：3月7日两肺感染较前片好转（病例9图3A、B）。3月31日复查胸部CT显示两肺感染病灶吸收较前影像片好转（病例9图3C、D）。

三、病例讨论

1. 对于类似该患者的两肺浸润影病变，如何进行诊断和鉴别诊断？

（1）概述：弥漫性肺泡出血综合征（diffuse alveolar hemorrhage syndomes，DAHS）是一种罕见而严重的病症。当合并或继发感染，特别容易误诊。Chapel Hill 会议对 DAHS 有如下描述：咯血、呼吸困难、低氧血症等症状，血红蛋白下降与咯血量不匹配，影像学上可出现大片浸润影。

（2）病因和病理机制：目前世界上对弥漫性肺泡出血综合征起因的说法不一，Lara R 认为其可能机制为存在严重基础疾病的患者在不同因素刺激下激活蛋白酶、氧自由基、炎性介质、细胞因子（如脂多糖、白细胞介素、肿瘤坏死因子等），并持续刺激肺血管内皮，导致内皮细胞的损伤。Lichten 描述了当产生肺泡毛细血管基底膜损伤时，肺微血管内血液进入肺泡，影响了各种气体的交换，从而导致了急性呼吸衰竭产生。

（3）临床表现及影像学特点：DAHS 的临床表现往往不具备特异性，薛晓艳等人收集了 31 例 DAHS 患者，其中全部患者出现呼吸困难、低氧血症、进行性贫血的表现，大部分（61.3%）出现咯血，部分（38.7%）表现为痰中带血，且肾损害的发生明显晚于呼吸困难、低氧血症、发热、咯血等。DAHS 的胸部 X 线表现常为肺门周围及肺底实变影，也可表现为弥漫性斑片状浸润影，浸润影可为移动性，并有支气管充气征，当然也有部分急性期患者 X 线表现未见异常。高分辨 CT 影像学表现为两肺实变影及毛玻璃样改变，随着血液吸收，肺泡实变变化为间质网状影，当患者反复出血可导致肺间质的纤维化。柯正华研究的 12 例患者中胸部影像学均表现为广泛渗出性病变或高密度斑片状阴影，有 6 例进展为肺叶实变，6 例出现胸腔积液。

（4）鉴别诊断：肺泡出血等症状也可出现于 IgA 肾病中，Rajagopala 研究的 23 份 IgA 肾病相关性肺疾病的报道中，出现了呼吸困难（84%）、咯血（74%）、咳嗽（53%）

和发热（47%）等症状，需要注意的是 IgA 肾病多存在机化性肺炎，并存在氮质血症。临床上认为急性呼吸窘迫综合征发生时，特别是造血干细胞移植术后，肺泡出血常成为典型的一种并发症。肉芽肿血管炎患者中也常出现肺泡出血，如发现血清抗中性粒细胞胞质抗体及抗肾小球基底膜抗体阳性，则对病情诊断及鉴别有很大作用。除上述以外，也有罕见恶性肿瘤血管肉瘤被报道以弥漫性肺出血为临床症状。DAHS 在临床上应与其他咯血性疾病鉴别，如肺结核、重症病毒性肺炎。

2. 弥漫性肺泡出血综合征治疗方案有哪些？对于 DAHS 的治疗，以糖皮质激素治疗效果最明显，然而对于激素用量及用药时间并无完全定论及金标准。经验性使用甲泼尼龙 30 mg/（kg·d），连用 3 天，控制急性出血为佳，当肺泡出血缓解后再逐渐减量。然而，Haselton 认为高剂量甲泼尼龙（500 ～ 2000 mg/d）能改善 DAHS 患者的预后。Uchiyama 和 Ikeda 认为 1 mg/（kg·d）也能有效治疗 DAHS，并减少激素相关性不良反应。大剂量激素单独及联合免疫抑制剂、血浆置换术、丙种球蛋白静脉注射等，也被视为有效的治疗方法。

四、病例点评

DAHS 病因较多且复杂，原发病临床表现各异，起病急缓不一，发病机制不尽相同，但自身免疫性疾病居多。临床表现极易出现胸闷、气憋、低氧血症以致呼吸衰竭。部分患者有不同程度的咯血或无咯血，但有明显的贫血或血红蛋白迅速下降。胸片或 CT 可见肺弥散肺泡充盈浸润影或间质病变。患者基础病可致发热、全身衰竭、肾功能减退，皮肤、神经、肌肉、肝脏等多系统受损，以致呼吸系统、肾、多脏器衰竭。

结合此病例，患者临床诊断 DAHS 条件有咯血，且患者咯血为已除外已知病因的咯血，如感染、结核、新生物、支气管扩张等。患者咯血后血常规提示出现贫血，与咯血量不平行的贫血，血红蛋白 24 小时下降 2 g/dL。另一重要表现为胸部 CT 提示间质性病变或广泛弥散性肺泡浸润影，表现为左右不对称局限性浸润，无胸腔积液及肺不张等表现。患者自诉以咳嗽症状为主，有胸闷、气憋，活动后稍有呼吸困难，临床监测中动脉血气分析提示有血氧分压下降，属于呼吸衰竭表现。如果此时进行肺通气及弥散功能检查，想必可见肺弥散功能增高，阻塞性通气障碍。

此病例中缺少一些精准的诊断依据，例如电子支气管镜下可行肺泡灌洗 BALF 检查，典型表现为多段（至少 3 个不同支气管亚段）有血性回收液。既往文献中出血 48 小时以上，20% 以上 BALF 的细胞为吞噬含铁血黄素的肺巨噬细胞。

DAHS 一般继发于其他基础病（尤多见于肺血管炎、结缔组织病）或有药物、毒物、放射性接触史等，因此有关基础病应仔细分析，一定要排除其他咯血、贫血、气短、肺部阴影疾病，如常见的咯血病因，如结核、肺炎、支气管扩张、肿瘤等。区别在于常见咯血疾病多有明确病因病灶、特异病史及体征，而肺内没有弥散阴影。如是临床的感染性大叶性肺炎，虽然可能有咳铁锈色痰的表现，但是同时有明显感染证据，显然此患者存在无法用大叶性肺炎解释的快速进展的贫血及气短症状。对于病例中 55 岁的中老年男性，应警惕心源性或非心源性肺水肿发生，两类疾病相似点在于肺水肿导致的肺部阴影酷似，区别在于心衰患者均有明确病因及相应体征，而无急性贫血及易患 DAHS 的基础病。近年来 B 型利钠肽对心源性肺水肿非常有诊断价值。另一类咯血的疾病有肺栓塞，此病同时可合并气短，少许咯血，肺部阴影。此中老年男性肺部病变有弥散性、进行性贫血，但却没有下肢静脉血栓、长期卧床、术后等病史。有条件进行通气 / 灌注扫描、胸部增强 CT、肺动脉增强 CT 及肺动脉造影等检查可以排除。

DAHS 大部分病因与免疫相关，因此治疗以免疫抑制剂及糖皮质激素为主。对于严重病例，多应行"冲击治疗"，如甲强龙 1 g/d×3 d，静脉滴注治疗结束后，如病情有所缓解，可改为泼尼松或泼尼松（60～120 mg/d）短期口服。随病情好转，逐步减为 1～2 mg/（kg·d）。单用糖皮质激素冲击治疗效果不佳者，可并用环磷酰胺冲击治疗 750～1000 mg/m^2，静脉滴注 3～4 周 1 次，病情有所缓解时可改为维持量 1～2 mg/（kg·d），可与泼尼松维持量合用。维持治疗时间主要依 DAHS 缓解情况及基础病的情况而定，一般 2 个月左右。

DAHS 治疗中免疫抑制剂，如硫唑嘌呤、环孢素 A、吗替麦考酚酯、氨甲蝶呤等也可考虑。展望血浆置换、免疫吸附疗法、静脉注射免疫球蛋白或丙球、人类淋巴细胞单克隆抗体治疗、活性因子Ⅶ等针对不同病因展开治疗。当 DAHS 发病急、起病重，迅速进入呼吸衰竭的时候，应尽早使用呼吸辅助纠正呼吸衰竭，如无创人工通气、机械通气，建议多用呼气末正压（positive end-expiratory pressure, PEEP）通气模式，保证通气、换气功能，纠正缺氧。同时，伴有肾衰竭者，必要时行透析治疗。预防继发感染的发生，保证静脉营养，维持水电解质平衡。

弥漫性肺泡出血综合征作为一种罕见而严重的病症，是发生于呼吸内科、风湿免疫科、血液科、外科移植、重症监护科等的交叉病症。该病发病急骤，病因复杂，认识不足，往往失去抢救时机。DAHS 需要临床医师及早发现、及早诊断、及早治疗，才可挽救患者生命。

（病例提供者：史兆雯　上海市普陀区中心医院）

（点评专家：曹莉旻　连云港市第二人民医院）

参考文献

[1]Jennett JC，Falk GJ，Bacon PA，et al.2012 revised Internationnal Chapel Hill Consensus Conference Nomenclature of Vasculitides[J].Arthritis Rheum,2013,65（1）：1-11.

[2]Lara R，Schwarz I.Diffuse alveolar hemorrhage[J].Chest，2010，137（5）：1164-1171.

[3]Lichten berger JP，Digumarthy SR，Abbott GF.et al.Diffuse pulmonary hemorrhage：clues to the diagnosis[J].Curr Probl Diagn Radiol，2014，43（3）：128-139.

[4]薛晓艳，徐钰，陈永立，朱继红.弥漫性肺泡出血31例临床分析[J].中国急救医学，2013，33（03）：232-233.

[5]柯正华，刘翠莲，洪小平，等.弥漫性结缔组织并发弥漫性肺泡出血12例临床分析[J].山西医药杂志，2014，43（07）：747-750.

[6]Rajagopala S，Parameswaran S，Ajmera JS，et al.Diffuse alveolar hemorrhage in IgA nephropathy：case series and systematic review of the literature[J/OL].Int J Rheum Dis，2017，20（1）：109-121.doi：10.1111/1756-185X.12818.

[7]Yadav H，Nolan ME，Bohman JK，et al.Epidemiology of Acute Respiratory Distress Syndrome Following Hematopoietic Stem Cell Transplantation[J].Crit Care Med，2016，44（6）：1082-1090.

[8]Fang F，Li YM，Hu ST，et al.Clinicopathological diagnosis of diffuse alveolar hemorrhage[J/OL].Zhonghua YiXue ZaZhi，2016，96（2）：108-112. doi：10.3760/cma.j.issn.0376-2491.2016.02.007.

[9]Pan Z，An Z，Li Y，et al.Diffuse alveolar hemorrhage due to metastatic angiosarcoma of the lung：A case report[J].Oncol Lett，2015，10（6）：3853-3855.

[10]Saeed Mm，Woo Ms，Maclaughlin EF，et al.Prognosis in pediatric idiopathic pulmonary hemosiderosis[J].CHEST Journal，1999，116（3）：721-725.

[11]Haselton DJ，Klekamp JG，Christman BW，et al.Use of high-dose corticosteroids and high-frequency oscillatory Ventilation for treatment of a child with diffuse alveolar hemorrhage after bone marrow transplantation：case report and review of the literature[J].Crit Care Med，2000，28（1）：245-248.

[12]Uchiyama M，Ikeda T.Diffuse alveolar hemorrhage after unrelated cord blood transplantation[J].Bone Marrow Transplantation，2010，45（4）：789-790.

病例 10　表现为肺弥漫性囊泡的转移性肿瘤

一、病历摘要

（一）基本资料

患者女性，31 岁，于 2021 年 3 月 1 日入院。

主　诉：间发性咳嗽、咳痰 9 个月余。

现病史：患者于 2020 年 6 月，开始出现感冒后咳嗽，伴咳少许白色黏痰，偶带血丝，晨起及睡前咳嗽明显，无胸闷、头晕等不适，至当地诊所就诊，予口服药物治疗（具体不详），咳嗽、咳痰症状好转后停药，停药后上述症状再次出现。2021 年 1 月 9 日，至当地医院行胸部 CT 示：双肺多发囊状低密度影，肺淋巴管平滑肌瘤病（lymphangioleio myomatosis，LAM）？（病例 10 图 1）。完善气管镜检查，管腔少许黏液，余未见明显异常，因考虑多发囊泡活检具有气胸风险，未行活检。

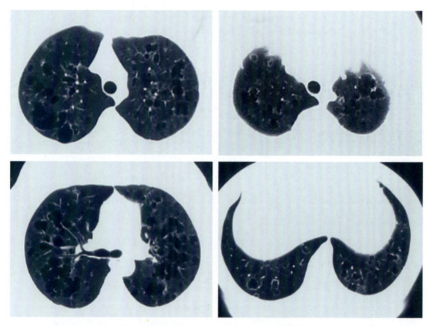

病例 10 图 1　2021 年 1 月 9 日外院胸部 CT

进一步就诊于当地省级知名三甲医院，查血常规、肝功能、肾功能、T-SPOT、抗核抗体等均阴性，CA199 50.2 U/mL，CA724 7.24 U/mL，余肿瘤标志物均正常；肺功能：用力肺活量（forced vital capacity，FVC）3.44 L，1 秒用力呼气容积（forced expiratory volume in one second，FEV_1）2.15 L，1 秒用力呼气的容积

占预计值的百分比（FEV$_1$%/pred）71%，1秒用力呼气容积与用力肺活量的比值（FEV$_1$/FVC）63%。胸腹部CT：两肺内多发囊状透亮影，盆腔少量积液，肠系膜根部、腹膜后及双侧腹股沟区稍大淋巴结。2021年1月14日再次完善气管镜检查见左右侧各支气管内较多黏稠分泌物，清理后见各管腔通畅，未见新生物，予超声小探头于左下叶后段探及低回声区，于该处活检、刷检及灌洗（病例10图2）。活检病理示：肺组织轻度慢性炎，部分肺泡腔内可见吞噬细胞。刷检细胞学：镜下见少数柱状上皮细胞、炎细胞及组织细胞。灌洗液培养、GM试验、脱落细胞学等检查均未见异常。

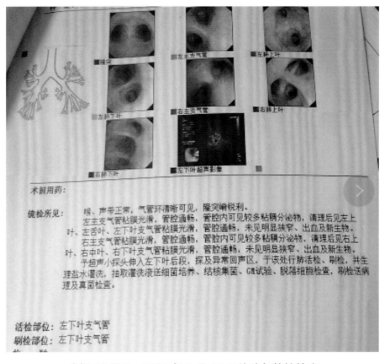

病例10图2　2021年1月14日外院气管镜检查

　　请胸外科会诊，考虑胸腔镜下肺活检容易引起胸膜粘连，所以肺移植前未予胸腔镜下肺活检。1个月后（2021年2月22日）查胸部CT：两肺支气管扩张-肺气肿，两肺多发囊泡，较前略有进展。当地考虑肺淋巴管平滑肌瘤病不能排除，收入我院。自发病以来，患者神志清，精神尚可，二便无特殊，体重无明显变化。

　　追问病史：2018年1月24日，当地医院行"盆腔巨大肿物切除术+肠粘连松解术+左侧卵巢活检术+部分大网膜活检术+腹壁病灶活检术"。病理：（右侧附件）交界性浆黏性囊腺瘤，（左侧卵巢部分组织）滤泡囊肿，（盆底肿物）镜下见大量退变细胞、炎细胞及少量间质细胞，退变细胞来源及性质不明，（大网膜组织）纤维脂肪组织慢性炎性伴间皮细胞增生。术后行 4 次热灌注治疗。患者自诉多次复查均正常。

既往史：否认气胸病史；否认疫水、疫区接触史；否认吸烟史；否认二手烟长期接触史；否认冶游史。

个人及婚育史：育有 1 女，父母、兄弟姐妹及女儿均健康。

家族史：否认三代以内家族性遗传病史。

（二）体格检查

体温 36.3℃，心率 100 次／分，呼吸 20 次／分，血压 140/93 mmHg，SpO_2 96%。神志清晰，精神尚可，呼吸平稳，营养中等，表情自如，发育正常，自主体位，应答流畅，查体合作。全身皮肤无黄染，无肝掌、蜘蛛痣，无特殊肿块。全身浅表淋巴结无肿大。头颅无畸形。巩膜无黄染，眼球无突出，瞳孔等大等圆，对光反射灵敏。听力正常，外耳道无分泌物，耳廓、乳突无压痛。口鼻体格检查无特殊。颈软，甲状腺未及肿大。胸廓无畸形，双肺听诊音清，可闻及少许湿性啰音。心前区无隆起，心界不大，心率 100 次／分，律齐。腹部平软，肝、脾肋下未及，肝、肾区无叩击痛，肠鸣音 4 次／分。肛门生殖器未检。四肢、脊柱无畸形。

（三）辅助检查

血管紧张素转化酶 29.5 U/L，细胞免疫正常，特异性 IgE 基本正常，总 IgE 62.30 KU/L。结核感染 T 细胞 A 抗原（ESAT-6）7，结核感染 T 细胞 B 抗原（CFP-10）16。甲胎蛋白 2.2 ng/mL，癌胚抗原 1.3 ng/mL，糖类抗原 CA199 59.5 U/mL，糖类抗原 CA125 14.4 U/mL，糖类抗原 CA153 8.0 U/mL。神经元特异烯醇化酶 13.1 ng/mL，细胞角蛋白 19 片段 3.5 ng/mL，胃泌素释放肽前体 39.3 pg/mL，鳞状上皮细胞癌抗原 1.1 ng/mL，免疫球蛋白 G4 0.49 g/L，抗核抗体及 ANCA 均阴性。血清血管内皮细胞增长因子 -D（VEGF-D）199.79 pg/mL。

肺功能：轻度混合性通气功能障碍，支气管舒张试验阴性，FeNO 15 ppb。2021 年 3 月 30 日我院胸部 CT：两肺弥漫性囊性病变（病例 10 图 3）。

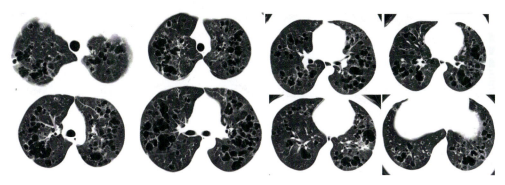

病例 10 图 3　2021 年 3 月 30 日我院胸部 CT

（四）初步诊断

肺弥漫性囊性病变（肺淋巴管平滑肌瘤病待排除）。

二、诊治过程

入院后完善相关检查，结合患者病史、体格检查、影像学表现、VEGF-D 数值，总体考虑 PLAM，诊断依据不足。完善 PET-CT：两肺多发结节（右肺为著），伴标准提取值（SUV）值升高，最大 SUV 约为 4.2，两肺散在囊性灶，建议穿刺活检，右侧胸腔少量积液。子宫颈未见明显糖代谢异常增高灶（病例 10 图 4）。

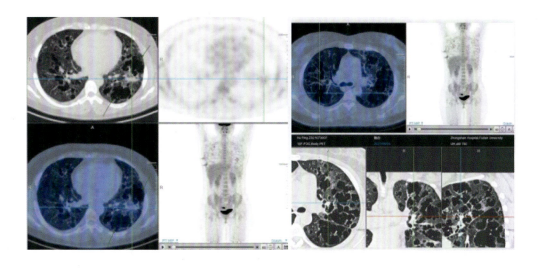

病例 10 图 4　2021 年月 1 日我院 PET-CT

考虑患者既往完善气管镜穿刺活检未能明确诊断，为取得足够组织标本，经患者及家属充分知情同意，于 2021 年 4 月 3 日行胸腔镜下肺活检，术中见右侧胸腔少量粘连，少量淡黄色胸腔积液，右侧上肺、中肺、下肺可见弥漫性囊性病变（病例 10 图 5），大小为 0.3 ～ 1.6 cm，予以直线切割闭合器楔形切除右中肺部分肺组织。术中冰冻：病变区镜下见黏液细胞，核分裂象可见，考虑黏液腺癌。术后病理：黏液上皮性肿瘤，可见核分裂象，考虑黏液腺癌，结合病史（患者 2018 年患卵巢交界性黏液性肿瘤），转移源性肿瘤不能完全除外，请结合临床（病例 10 图 6）。免疫组化（2021-N9811）：21S22189-002：ALK（克隆号 5A4）（-），CK7（+），EGFR-E746（-），EGFR-L858（-），Ki67（密集区 30% 阳性），NapsinA（-），PAX-8（+），p40（-），p63（-），ROS1（-），甲状腺素转录因子 -1（TTF-1）（-），ER（-），PR（-）。特殊染色：21S22189-002：弹力（外弹力板完整）。其他：21S22189-002：（原位杂交）EBER（-）。

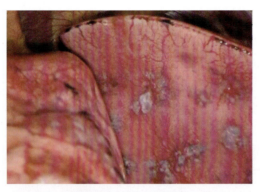

病例 10 图 5　胸腔镜活检时肺内照片

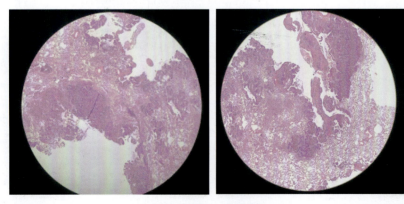

病例 10 图 6　病理图片

　　结合患者既往病史，并借外院卵巢术后病理玻片在我院会诊，最终考虑诊断为卵巢黏液腺癌肺转移，转到当地肿瘤医院进一步治疗，治疗效果不佳，于 2022 年

2月于当地医院因肿瘤进展、呼吸衰竭去世。

三、病例讨论

1. 肺多发囊性病变的诊断思路。肺囊腔是指肺内圆形、壁厚多小于 2 mm 的低密度区，与正常肺组织边界清楚，无肺气肿背景。而弥漫性囊性肺疾病（diffuse cystic lung diseases，DCLDs）是一组起源混杂的疾病，其特征是肺内存在多个规则或不规则的囊泡，囊泡壁薄，与正常肺组织分界明确。DCLDs 包括众多病种，根据疾病特征可分为下表的 8 类（病例 10 表 1）。常见的主要有 4 种疾病，包括淋巴管平滑肌瘤病（lymphangioleio myomatosis，LAM）、肺朗格汉斯细胞组织增多症（pulmonary langerhans cell histiocytosis，PLCH）、BHD 综合征（Birt-Hogg-Dube-Syndrom）淋巴细胞间质性肺炎（lymphocytic interstitial pneumonia，LIP）。

病例 10 表 1　DCLDs 常见疾病及分类

特征	疾病谱
1. 肿瘤性	LAM、PLCH、非朗格汉斯细胞组织增生症、Erdheim Chester 病，其他原发性及转移性肿瘤，包括肉瘤、腺癌、胸膜肺母细胞瘤等
2. 基因相关	BHD、Proteus 综合征、神经纤维瘤病、先天性肺气道畸形、支气管肺发育不良等
3. 淋巴增生性疾病	LIP、滤泡性细支气管炎、Sjogren 综合征、淀粉样变、轻链沉积病
4. 感染	PJP、葡萄球菌肺炎、复发性呼吸道乳头瘤病、球孢子菌病、肺吸虫病
5. 间质性肺疾病相关	过敏性肺泡炎、脱屑性间质性肺炎
6. 吸烟相关	PLCH、脱屑性间质性肺炎、呼吸性细支气管炎
7. 其他	创伤后假性囊肿、消防员肺、高 IgE 综合征
8. 类DCLDs 疾病	肺气肿、支气管扩张、α_1-抗胰蛋白酶缺乏症、蜂窝肺等

2. 肺淋巴管平滑肌瘤病的特点及诊断思路。LAM 是一种好发于育龄期女性，以弥漫性肺部囊性病变为特点的罕见肿瘤性病变。典型临床表现为渐近性加重的呼吸困难和反复发作的气胸或乳糜胸。影像学特点：①双肺薄壁囊泡均匀分布在整个肺野，无明显区域优势；②囊泡与周围肺实质分界清楚，周围肺实质正常，可合并磨玻璃影和（或）小叶间隔增厚；③胸腔积液、乳糜胸、反复发作的气胸；④血管平滑肌脂肪瘤（肾多见）。

符合 LAM 的临床表现和特征性的胸部高分辨 CT 改变，同时伴有至少以下一项：①结节性硬化症；②肾血管平滑肌脂肪瘤；③ VEGF-D ≥ 800 pg/mL；④乳糜性胸腔或腹腔积液；⑤淋巴管肌瘤；⑥浆膜腔积液或淋巴结细胞学检查发现 LAM 或 LAM 细胞簇；⑦组织病理学证实为 LAM。以下为徐凯峰等总结的 LAM 诊断流程（病例10 图 7）。

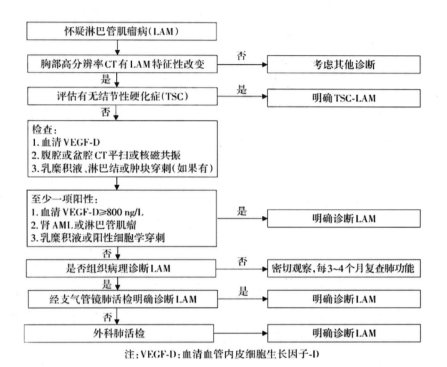

注：VEGF-D：血清血管内皮细胞生长因子-D

病例 10 图 7　LAM 诊断流程

在外院就诊时，多次怀疑该患者为 LAM，首先该患者发病年龄符合，为育龄期女性；其次该患者双肺弥漫分布的多发囊性病变，肺功能下降和弥散下降。但是该患者不符合的地方也非常显著：第一，LAM 的囊泡分布会更加均匀，囊泡与周围分界会更加清楚，而该患者多发囊泡并不十分均匀，有些囊泡壁较厚，而且认真阅片可见混杂结节存在。第二，该患者无明确肺外表现。第三，该患者 VEGF-D 结果明显偏低。第四，该患者外院气管镜结果未提示 LAM 的证据。故综合考虑，该患者 LAM 诊断证据不足。

3. 肺朗格汉斯细胞组织增多症的诊断思路。PLCH 是一种罕见的间质性疾病，以大量朗格汉斯细胞在肺内异常增殖浸润为特征，逐渐形成结节、囊腔样改变、蜂窝肺并最终导致肺纤维化。朗格汉斯细胞组织细胞增生症（LCH）累及多个器官，肺可表现为唯一受累的器官，抑或作为多系统疾病的一部分；超过 90% 的患者有长期吸烟史。影像学遵循"结节—空洞结节—厚壁囊腔—薄壁囊腔—肺大疱—肺气肿—纤维化"的变化过程。PLCH 具有以下诊断要点：①中青年吸烟者，出现干咳、呼吸困难或反复发作的气胸等表现；②HRCT 显示双肺中上肺野弥漫分布的结节、囊腔样改变；③肺外组织活检示 LCH；④肺组织病理学符合 LCH 的诊断和肺泡灌洗液中 CD1a 阳性的朗格汉斯细胞＞5%。

该患者病史中明确无吸烟史，也无长期二手烟吸入史，而且囊泡双肺弥漫性分布，与 PLCH 不符，故不考虑 PLCH。

4. BHD 综合征的诊断思路。BHD 是一种常染色体显性遗传病，特征性表现为皮肤纤维毛囊瘤、肺多发囊性病变、自发性气胸（24%）和肾癌（25%）。HRCT 表现：80% 以上的患者可见肺部多发薄壁囊泡，肺基底部胸膜下沿着纵隔分布，囊泡形状多不规则，囊泡可大可小，肺内囊泡多比邻肺下动脉或静脉近端。一方面该患者无遗传病史；另一方面该患者多发囊泡两肺弥漫性分布，显著多于 BHD，故该患者也不考虑诊断为 BHD。

5. 淋巴细胞间质性肺炎（LIP）的诊断思路。LIP 是一种罕见的疾病，以主要累及间质的弥漫性肺淋巴增生为特征。表现：弥漫性的支气管相关淋巴组织增生及围绕气道出现的多克隆淋巴细胞浸润并扩散到肺间质。LIP 通常伴有自身免疫性疾病或人类免疫缺陷病毒感染。影像学改变：磨玻璃影是最主要的表现，血管周围可见薄壁的囊状改变，也可出现肺结节、网状改变、小叶间隔和支气管血管增厚，以及广泛的实变。该患者免疫功能正常，没有典型的磨玻璃影，故 LIP 也不考虑诊断。

4 种常见肺囊性疾病的典型囊泡分布影像特点，如病例 10 图 8 所示。

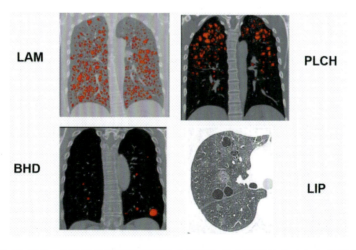

病例 10 图 8　4 种常见肺囊性疾病的典型囊泡分布影像特点（红色为囊泡）

6. 囊泡型肺癌。提到肺的囊性病变，另一个不能忽略的疾病就是囊泡型肺癌。囊泡型肺癌是一种以薄壁囊泡为主要表现或肺癌实性病灶继发囊腔的特殊类型肺癌，发病率低，占原发肺癌的 1%～4%。囊泡型肺癌临床表现缺乏特异性，容易被误诊，吸烟者和不吸烟者均可以发生，部分患者体检时被发现，部分患者有咳嗽、胸痛、咯血等呼吸系统症状。根据形态的不同，囊泡型肺癌的囊泡可分为薄壁或厚壁、内生结节或外生结节，结节分类为实性、非实性或部分实性，囊腔形态分为单叶或多叶。主要的病理类型是腺癌，约占 80%；其次是鳞癌；还有少数病理类型是腺鳞癌、神经内分泌癌和淋巴瘤等。

原发性囊泡型肺癌通常以单发为主，如两肺多发而且有原发肿瘤病史，应该考虑转移性肿瘤的可能。该患者的典型特点：一方面囊性病灶合并结节成分，特别是囊壁具有结节成分，应该考虑肿瘤的可能；另一方面两肺多发，最后确诊为转移性肿瘤，影像学、病理和病史均符合。囊泡型肺癌若出现两肺多发，囊泡形状不规则均表示肿瘤侵袭性高，而该患者于确诊一年内死亡也说明了这点。

四、病例点评

多种疾病均可表现为肺的囊性病变，均以罕见病为主，多发囊性病变的疾病更为罕见。该患者主要需要与 LAM 进行鉴别，育龄期女性多发囊性病变首先要考虑的疾病是 LAM，而几乎所有的 LAM 均发生于女性，男性 LAM 罕有报道。该患者外院多次 CT 检查均提示 LAM 可能，说明国内很多医院对 LAM 的诊断经验仍然不足，该患者单从 CT 影像上看还是有很多不符合 LAM 的表现的。该患者囊泡并不是十分均匀；认真阅片发现有些囊泡的壁相对 LAM 囊泡的壁较厚，而且 LAM 不会混杂结节的存在；同时该患者无典型的气胸、乳糜胸病史，也无明确的肺外表现；最后非常重要的一点，LAM 虽然归类于肿瘤性疾病，但相对较为惰性，短期进展不会太快，该患者肺部囊性病变短期内进展，需要考虑恶性程度更高的疾病可能性。病理诊断是 LAM 的金标准，如果血清 VEGF-D ≥ 800 pg/mL 可作为诊断标准之一，其诊断敏感性和特异性分别约为 70% 和 90%。

排除了 LAM，其余的疾病就相对好排除了。PLCH 多发于吸烟的年轻男性，影像学表现以上肺为主；BHD 有遗传背景，囊泡分布少；LIP 明显的特征是合并磨玻璃影。排除了以上相对常见的疾病，结合患者病史和影像学表现，需要考虑的疾病就是恶性肿瘤的可能了，因此安排了 PET-CT 的检查，可惜的是并无原发肿瘤复发的直接证据，可能的解释是在患者卵巢术前即发生了肺转移，因为较为隐匿所以术前被忽略。

这个疾病的另一个难点是诊断手段的选择，囊性病灶活检是否安全，特别是气管镜和 CT 引导下穿刺是否会增加气胸的风险。我们的经验是肺囊性病灶不同于肺大疱，活检还是相对安全的，当然气管镜要借助超声小探头，CT 引导下穿刺建议穿刺实性成分明显的区域。该患者考虑外院两次气管镜诊断都未最终确诊，故选择胸腔镜下肺活检，从而明确诊断。

（病例提供者：刘子龙　复旦大学附属中山医院）

（点评专家：李善群　复旦大学附属中山医院）

参考文献

[1]Gupta N, Vassallo R, Wikenheiser-Brokamp KA, et al.Diffuse Cystic Lung Disease. Part Ⅰ [J] Am J Respir Crit Care Med, 2015, 191（12）：1354-1366.

[2]Gupta N, Vassallo R, Wikenheiser-Brokamp KA, et al.Diffuse Cystic Lung Disease. Part Ⅱ [J].Am J Respir Crit Care Med, 2015, 192（1）：17-29.

[3]Gupta N, Sunwoo BY, Kotloff RM.Birt-Hogg-Dubé Syndrome[J].Clin Chest Med, 2016, 37（3）：475-486.

[4]Obaidat B, Yazdani D, Wikenheiser-Brokamp KA, et al.Diffuse Cystic Lung Diseases[J].Respir Care, 2020, 65（1）：111-126.

[5]胡晓文，徐凯峰．美国胸科协会和日本呼吸学会淋巴管肌瘤病 2017 年临床指南简介 [J]．中华结核和呼吸杂志，2019，42（02）：98-100.

[6]中华医学会呼吸病学分会间质性肺疾病学组，淋巴管肌瘤病共识专家组，中国医学科学院罕见病研究中心，等．西罗莫司治疗淋巴管肌瘤病专家共识（2018）[J]．中华结核和呼吸杂志，2019，42（02）：92-97.

[7]Fintelmann FJ, Brinkmann JK, Jeck WR, et al.Lung Cancers Associated With Cystic Airspaces：Natural History, Pathologic Correlation, and Mutational Analysis[J].J Thorac Imaging, 2017, 32（3）：176-188.

[8]Shen Y, Xu X, Zhang Y, et al.Lung cancers associated with cystic airspaces：CT features and pathologic correlation[J].Lung Cancer, 2019, 135：110-115.

病例 11 继发于机化性肺炎的肺淋巴瘤样肉芽肿

一、病历摘要

（一）基本资料

患者女性，53 岁，缝纫工，于 2020 年 4 月 15 日入院。

主　诉：反复咳嗽、气促 6 年余，加重 10 个月。

现病史：患者 2014 年 3 月无诱因下出现咳嗽、咳痰（少许白黏痰），活动后略气促，无发热，无痰血。当地医院查胸部 CT：双肺散在磨玻璃影，左下肺实变影。抗感染治疗后咳嗽、气促好转。复查胸部 CT：病灶较前渗出液有明显吸收（病例 11 图 1）。

既往史：无特殊。

个人及婚育史：无特殊。

家族史：无特殊。

2014-3-21

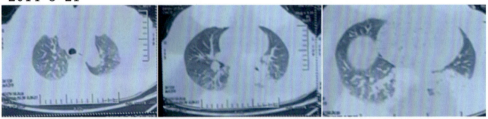

2014-3-31

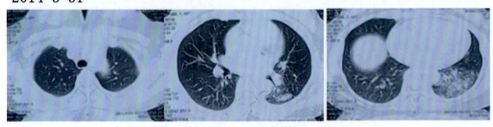

病例 11 图 1　患者最初胸部 CT

注：双肺散在磨玻璃影及左下肺实变影，抗感染后吸收。

患者 2015 年 8 月出现咳嗽、咳痰加重，活动后气促较前加重，无发热，无黄脓痰，无盗汗，无咯血。自从服用抗生素治疗后症状无好转，遂于当地医院就诊。

胸部 CT：左上肺及左下肺实变影及磨玻璃影（病例 11 图 2）。2015 年 9 月 11 日血常规：白细胞 7.99×10^9/L，血红蛋白 124 g/L，中性粒细胞百分比 66.4%，C-反应蛋白 5.21 mg/L，血沉 21 mm/h。肺功能：中度限制性通气功能障碍，弥散功能下降。FeNO 25.2 ppb。

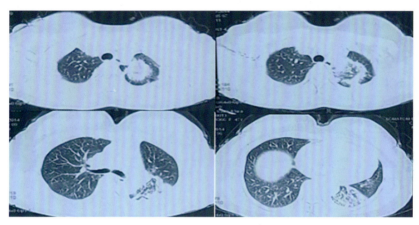

病例 11 图 2　2015 年 9 月 13 日患者胸部 CT 可见反晕征

患者于 2015 年 9 月 14 日，行左下肺经皮肺穿刺，病理提示间质纤维增生伴慢性炎症细胞浸润，倾向炎症性病变，伴机化性肺炎。予以泼尼松 15 mg bid 治疗后，患者咳嗽、气促症状好转。2015 年 10 月 27 日，复查胸部 CT 提示病灶较前明显吸收（病例 11 图 3）。

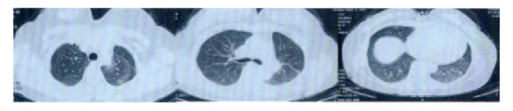

病例 11 图 3　2015 年 10 月 27 日复查胸部 CT 提示病灶较前明显吸收

患者 2015 年 10 月自行停激素。咳嗽、气促加重时泼尼松 15 mg bid 治疗 2 周，症状好转后停药。2016 年 3 月因咳嗽、气促加重，于江苏省级三甲医院查 PET-CT：右上叶后段球形影，实变区域 SUV 5.4；左侧胸廓缩小，左肺广泛分布斑片、结节、条索影，胸膜下为主；SUV 最大为 4.1～8.7（病例 11 图 4）。借 2014 年 9 月肺穿刺标本复核病理：慢性炎症伴肺泡机化。嘱泼尼松 15 mg bid 治疗。患者服用泼尼松 15 mg bid 治疗 1 个月后症状好转，再次自行停药，且至 2017 年均未到医院复诊。

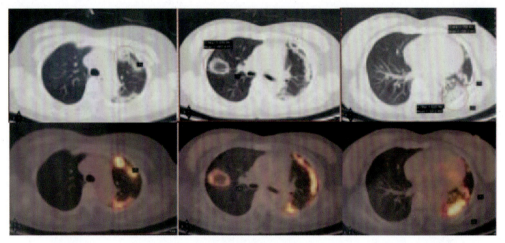

病例 11 图 4　2016 年 3 月 10 日 PET-CT 可见胸膜下为主的斑片、结节影，可见反晕征

患者 2018 年 5 月咳嗽、气促加重，无发热，无黄脓痰。查胸部 CT：右肺及左下肺实变影，双肺多发小结节。再次应用泼尼松 15 mg bid 治疗 1 个月。2018 年 6 月复查胸部 CT：病灶明显吸收。患者 2018 年 11 月咳嗽、气促加重，无发热，无黄脓痰。查胸部 CT：右肺实变影，左下肺磨玻璃影。再次应用泼尼松 15 mg bid 治疗。2018 年 12 月胸部 CT：病灶明显吸收（病例 11 图 5），遂再次自行停用泼尼松。

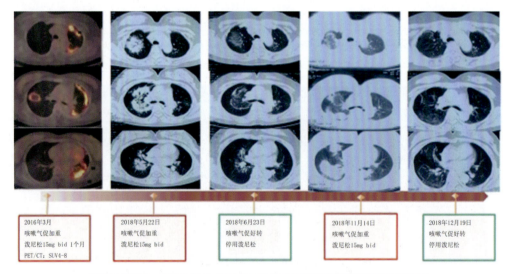

病例 11 图 5　2016 年 3 月至 2018 年 12 月影像学变化及治疗总结

2019 年 7 月患者咳嗽、咳痰、气促再次加重，活动气促明显，伴发热（体温最高 38.5℃），少许黄黏痰，夜间盗汗，无咯血。当地医院查胸部 CT：双肺多发

斑片影，以下肺为主（病例 11 图 6）。予抗感染治疗（具体方案不详），并持续泼尼松 15 mg bid 治疗。经上述治疗后，患者体温正常，咳嗽、气促好转不明显，患者持续口服泼尼松 15 mg bid 治疗 5 个月。

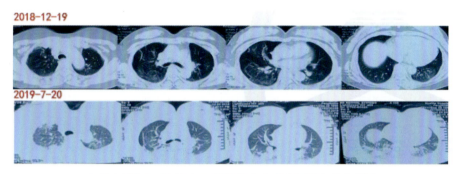

病例 11 图 6　2019 年 7 月影像学表现为双肺多发斑片影

患者 2019 年 12 月于上海某三甲医院就诊。PET-CT：双肺多发团片状实变影伴糖代谢增高，SUV 最大为 22.54，纵隔及肺门未见糖代谢增高或肿大淋巴结（病例 11 图 7）。血常规：白细胞 16.94×10^9/L，血红蛋白 127 g/L，中性粒细胞百分比 91.1%。血气分析：pH 7.42，PCO_2 36.1 mmHg，PO_2 62.8 mmHg，碱剩余 -1.2 mmol/L，SpO_2 91.1%。完善支气管镜：刷检、咳出物、灌洗液细菌、结核菌均呈阴性。右下肺经纤维支气管镜肺活检病理：纤维组织增生伴少量黑色粉尘沉积。右下肺经皮肺穿刺：病理见少量淋巴细胞及组织细胞。当时综合诊断为 OP，予"哌拉西林他唑巴坦＋左氧氟沙星"抗感染，泼尼松 30 mg qd 治疗，并联合硫唑嘌呤治疗。

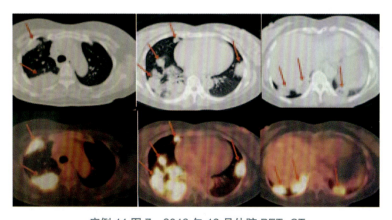

病例 11 图 7　2019 年 12 月外院 PET-CT

注：表现为双肺多发的肿块影，可见支气管充气征，反晕征少见。

患者持续使用泼尼松 30 mg qd 后，咳嗽、气促无好转，无发热，无黄脓痰，无痰血，有夜间盗汗，10 个月内体重减轻 7 kg。2020 年 4 月 15 日入我科住院治疗。自发病以来，患者神志清，精神尚可，胃纳一般，二便无特殊，10 个月内体重减轻 7 kg。

既往史：否认高血压、糖尿病慢性病史；否认结核等传染病史；否认吸烟史。

个人及婚育史：育有 1 子，健康。

家族史：否认三代以内家族性遗传病史。

（二）体格检查

体温 36.0℃，心率 98 次 / 分，呼吸 20 次 / 分，血压 126/78 mmHg，SpO$_2$ 93%（不吸氧）。

神志清晰，精神尚可，呼吸平稳，营养中等，表情自如，发育正常，自主体位，应答流畅，查体合作。全身皮肤无黄染，无肝掌、蜘蛛痣，无特殊肿块。全身浅表淋巴结无肿大；头颅无畸形；巩膜无黄染，眼球无突出，瞳孔等大等圆，对光反射灵敏；听力正常、外耳道无分泌物、耳廓及乳突无压痛；口鼻体格检查无特殊；颈软，甲状腺未及肿大；胸廓无畸形，右下肺叩诊浊音，右下肺呼吸音低，未闻及明显干、湿性啰音；心前区无隆起，心界不大，心率 98 次 / 分，律齐；腹部平软，肝、脾肋下未及，肝、肾区无叩击痛，肠鸣音 4 次 / 分；肛门生殖器未检；四肢、脊柱无畸形。

（三）辅助检查

1. 实验室检查　血常规：白细胞 10.14×10^9/L，血红蛋白 136 g/L，中性粒细胞 82.2%，C- 反应蛋白 16.7 mg/L。肝、肾功能及凝血功能：正常；隐球菌荚膜抗原、G 试验、T-SOPT：阴性。自身抗体均阴性。CMV IgG 294 U/L，IgM（-）。EB 病毒抗体：IgA（+）、IgM（-）。免疫球蛋白：正常范围。肿瘤标志物：CA125 137 U/L、CA724 96.8 U/L，神经元特异性烯醇化酶 23.6 ng/mL。余正常范围。血气分析：pH 7.40，PCO$_2$ 38.1 mmHg，PO$_2$ 63 mmHg，SpO$_2$ 91%（不吸氧）。

2. 影像检查　胸部 CT：双肺多发肿块及实变影，以右下肺为著（病例 11 图 8）。

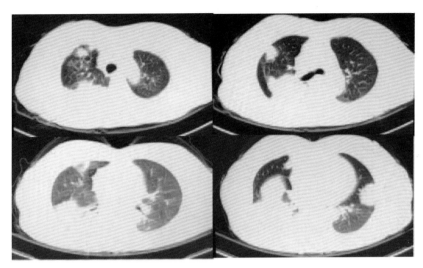

病例 11 图 8　2020 年 4 月 15 胸部 CT

注：提示双肺多发肿块影，较外院 PET-CT 肿块增大。

（四）初步诊断

隐源性机化性肺炎。

二、诊治过程

入院后完善相关检查，结合患者病史、体格检查、影像学表现迁延过程及近期激素治疗不佳病史，考虑机化性肺炎，但不能解释所有的病情。特别是外院 PET-CT 提示肺部病灶 SUV 较前升高，虽患者经过多次穿刺活检，目前的诊断仍需要依赖病理活检，因此，入院后再次取 PET-CT　SUV 最高的右下肺病灶进行 CT 引导下穿刺活检。

病理结果（病例 11 图 9）：送检组织肺泡间隔弥漫浸润中等大淋巴样细胞，考虑恶性淋巴瘤，B 细胞性，结合酶标 CD30 阳性，淋巴瘤样肉芽肿首先考虑。TTF-1（肺泡上皮 +），CK7（肺泡上皮 +），CD30（+），CD20（+），CD3（部分淋巴细胞 +），CD5（部分淋巴细胞 +），CD10（个别 +），CD21（少量 +），CD15（-），CD23（-），Ki67（30%+），CD68（kp1）（组织细胞 +），CD35（-）。

原位杂交：EBER（+），EBER/CD20（EBER+，部分 CD20+）。

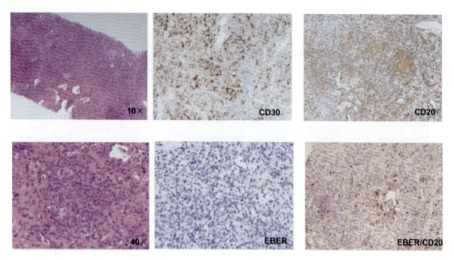

病例 11 图 9　我院病理

结合患者病理结果，考虑诊断为淋巴瘤样肉芽肿，至北京某医院进一步化疗，最初症状好转，影像学显示病灶明显吸收（家属无保存），于 2021 年 2 月因疾病进展死亡。

三、病例讨论

回顾一下患者的诊断过程，患者为中年女性，既往体健。慢性病程，反复咳嗽、气促 6 年余，无低热、盗汗。5 年前肺穿刺病理提示机化性肺炎，泼尼松治疗有效，但有多次复发。10 个月前气促程度加重，持续泼尼松治疗无效，并联合免疫抑制剂硫唑嘌呤治疗效果不佳，出现体重减轻及盗汗。入院查体：右下肺叩诊浊音，右下肺呼吸音低，未闻及明显干、湿性啰音。辅助检查提示：白细胞轻度升高，C- 反应蛋白与血沉轻度升高；血气分析提示低氧血症。胸部 CT 见肺病灶多发、多形、多变、多复发。近 10 个月肺部实影增大、增多。PET-CT 检查：双肺实变影糖代谢增高，SUV 升高趋势。曾行多次穿刺活检，确诊前最后一次穿刺为 4 个月前经纤维支气管镜肺活检及肺穿刺，病理提示纤维组织增生、少量淋巴细胞及组织细胞。最后，经 CT 引导下穿刺 SUV 最高的右下肺病灶明确诊断为淋巴瘤样肉芽肿。

该患者病史很长，需要讨论的点也很多。首先，机化性肺炎的诊断是否成立；其次，为何病情反复复发，患者也多次就诊于多家医院，为何会坚定机化性肺炎的诊断；再次，作为一种罕见病，何为淋巴瘤样肉芽肿，淋巴瘤样肉芽肿是之前就有还是后来继发。

1. 该患者最初的 OP 诊断是否成立？ OP 是指肺泡腔和肺泡管中存在肉芽组织栓的一组疾病，由成纤维细胞、肌成纤维细胞、疏松结缔基质、胶原组成的肉芽组织栓，可以延伸到细支气管。按照发病原因 OP 可分为隐源性 OP（cryptogenic OP，COP）和继发性 OP（secondary OP，SOP）。2002 年 ATS/ERS 建议将隐源性机化性肺炎命名为 COP，将与其他疾病相关的机化性肺炎则称为继发性机化性肺炎 SOP。OP 总发病率为 1.96/10 万；其中 COP 发病率为 1.10/10 万，SOP 发病率为 0.86/10 万。COP 50～60 岁多见，症状缺乏特征性；可有干咳、发热、呼吸困难、乏力、消瘦等症状。

COP 诊断的一部分重要依据是影像，但 COP 的影像是多种多样的。典型的 COP 影像学特点有多发性、多形性、多变性、多复发性及蜂窝肺（少见）。常见的影像学表现为周围多灶性实变，可伴或不伴有支气管充气征，可仅表现为单侧肺，也可出现在双肺，病变以胸膜下及下肺分布较多。其他影像学表现有磨玻璃影、多发性结节影、小叶周围型阴影、支气管中央型实变、进行性肺纤维化并网格实变及反晕征等。反晕征（或称环礁征）影像学表现为边缘实变中心为磨玻璃影，对机化性肺炎的诊断具有相对特异性，但仅有少数病例可见到。纵隔淋巴结肿大较为罕见，少许病例可有胸腔积液。

COP 的实验室检查没有特异性，肺功能检查可出现限制性通气功能障碍和一氧化碳弥散量降低。虽然 COP 可在无病理学的情况下治疗，但病理仍然是 COP 诊断的金标准。OP 的镜下表现为肺泡腔内富含纤维渗出物，累及肺泡和呼吸性细支气管；可形成特征性息肉样病变，伴巨噬细胞、浆细胞、淋巴细胞和嗜酸性粒细胞组成的炎症细胞浸润。

COP 的诊断需要结合临床－影像－病理结果分析，并排除其他可能引起 OP 的原因后方可诊断。需要排除的继发性疾病包括感染、恶性肿瘤、自身免疫性疾病、药物、有毒物质暴露、结缔组织疾病、骨髓或器官移植和放疗等。

回归这个患者，年龄处于 COP 的高发年龄，症状以咳嗽、气促为主，炎症标志物略微升高，肺功能表现为限制性通气功能障碍及弥散障碍，最初胸部 CT 表现为实变影及磨玻璃影，病理提示间质纤维增生伴慢性炎症细胞浸润，倾向炎症性病变，伴机化性肺炎。最初起病时虽然抗感染后好转，但总体迁延时间长，并无明确继发性病因，结合患者的症状、影像学表现及病理结果，该患者最初诊断为 COP 成立。

2. 机化性肺炎反复复发的原因是什么？如何治疗？全身糖皮质激素给药是 OP 的首选治疗方法，常规起始剂量为每日 0.5～1.0 mg/kg，最大剂量为每日 60 mg，服用 2～4 周。后续根据临床疗效将剂量逐渐降至 0.25 mg/kg，直至完成 4～6 个月治疗。在随后 6～12 个月，如果患者病情稳定或改善，则将口服糖皮质激素逐渐减量至停药。对于重症患者，特别是合并呼吸衰竭的患者，一般多见于 SOP，常需用静脉注射大剂量甲泼尼松（每日 500 ～ 1000 mg，用药 3 ～ 5 日），病情改善后可改为口服治疗，常需要联合其他免疫抑制剂药物，如环磷酰胺、硫唑嘌呤、环孢素 A、吗替麦考酚酯、利妥昔单抗。

该患者诊断为 COP 后，起始治疗为泼尼松 15 mg bid，按照该患者体重约为 0.6 mg/（kg·d），患者症状快速改善，随后影像学改善，更加坚定了经治医师 COP 的诊断。但该患者并未规律口服泼尼松治疗，1 个月后改善以后自行停药，随后症状再次加重，患者再次口服泼尼松，好转后再次停药。这就引出了 OP 的另外一个特点，易复发性，COP 的复发通常表现为症状的恶化及胸部 CT 出现新的影像学改变，可见于 25% 的病例，通常发生于最初就诊后的一年内。特别是药物减量过早或者停药过早时，可出现复发。该患者属于停药过早后症状加重，影像学出现多形性变化。OP 的复发仍以糖皮质激素治疗为主，泼尼松 20 mg/d，持续 12 周，后逐渐减量。该患者多次复发后，激素均选择 15 mg bid 后症状改善，影像学吸收，似乎更加验证了 COP 的诊断。

患者病情反复复发，反复启动激素治疗后有效直至 2019 年，这个时候距离患者病程已过去 5 年。2019 年 7 月患者再次出现上述症状及影像学表现的时候，患者再次经泼尼松 15 mg bid 治疗后症状改善并不明显，影像学未见明显吸收。为进一步诊治，患者更改医院，就诊于上海知名三甲医院，进一步复查胸部 CT 提示较外院快速进展，PET-CT 并出现 SUV 的升高。对于该类患者，应该鼓励其再次活检。不过很可惜，不管是气管镜及 CT 引导下穿刺均未能给出明确的诊断，结合患者的病史，抗感染的同时再次修正 OP 的治疗，予以泼尼松 30 mg qd 治疗。这种剂量对于患者的体重及复发案例来说是足够的，后续曾短暂联合硫唑嘌呤治疗，亦未得到控制。回顾患者的影像学变化，反晕征少见，双肺多发肿块影及实变影。另外，一个显著的变化是 SUV 较前明显升高，患者体重出现下降，需要怀疑合并恶性肿瘤的可能，特别是淋巴瘤。

3. 何为淋巴瘤样肉芽肿？该患者淋巴瘤样肉芽肿是一开始就合并还是后来继发？肺淋巴瘤样肉芽肿（pulmonary lymphomatoid granulomatosis，PLG）非常罕见，是一种由血管中心性淋巴组织增生和血管炎性浸润引起的淋巴组织增生性疾病，通常与原发性或继发性免疫缺陷状态有关。PLG 由 EB 病毒所诱导，组织病理由感染 EB 病毒的非典型 B 细胞组成，背景是混合的反应性 T 细胞、浆细胞、组织细胞和坏死组织，粒细胞少见或缺如，无典型的肉芽肿及多核巨细胞。淋巴瘤样肉芽肿（lymphomatoid granulomatosis，LYG）主要累及双肺，也可累及皮肤、中枢神经系统、肝、脾等。因主要累及肺部，故常见的症状为咳嗽、咯血、胸痛及呼吸困难，全身症状有发热、乏力及体重减轻。PLG 通常表现为双肺大小不等的结节或者肿块，特别是沿支气管血管束分布的多发结节或肿块，伴周围晕征及边缘强化常见表现。PLG 主要依赖病理诊断，其组织病理学诊断要求三联征：多形性淋巴样浸润、动脉和静脉淋巴细胞透壁性浸润（血管炎）、淋巴样浸润灶内局部坏死区域（不存在典型的肉芽肿）。

LYG 因为其罕见性，目前无标准的治疗方案，主要治疗药物为糖皮质激素、环磷酰胺、利妥昔单抗、干扰素及联合化疗等。低级别的 LYG 通常为免疫依赖性，以多克隆为主，可使用免疫增强剂治疗或者等待观察。对于免疫功能受损的患者，停用医源性免疫抑制剂可能有效。低级别 LYG 呈惰性病程，可自行缓解，但大多数患者预后不良，大约 15% 的病例发展为恶性淋巴瘤，死亡率 > 50%，中位生存时间约 14 个月。高级别的 LYG 是单克隆的，恶性程度高，通常被视为弥漫大 B 细胞淋巴瘤，治疗上需要联合利妥昔单抗、激素和化疗，对于治疗无反应的患者可行自体干细胞移植，总体上 5 年 PFS 和 OS 可达 28% 和 66%。

对于该患者，首先根据患者在我院就诊时的临床表现、影像学表现及病理学表现，考虑诊断为 PLG，而且为高级别。对于何时出现，笔者团队倾向于后来继发，原因如下：第一，患者最初机化性肺炎经病理诊断，影像学表现也较为典型，激素治疗后症状和影像学吸收较快，虽然激素也为 PLG 的治疗方法之一，目前并无单激素治疗效果如此明确的报道。第二，患者反复复发，曾长期口服激素治疗，满足免疫抑制状态，存在 EB 病毒感染及 PLG 发病的诱因。Nina 等曾报道一例炎症性肠病患者长期口服硫唑嘌呤后继发 PLG 的案例，间接说明我们这个患者也可能是继发。第三，患者影像学前期存在多型性、游走性、晕征等特点，后期则主要表现为双肺肿块，以下肺及胸膜下为著，肿块逐渐增大，SUV 升高，与前期表现存在一定的差别。第四，我院就诊前曾于外院行气管镜及 CT 引导下肺穿刺，未能明确诊断，与我院穿刺结果不同，支持该患者同时合并机化性肺炎和 PLG 的可能。对于是否是继发于 PLG 的 SOP，结合患者病史，我们认为仍然是 OP 诊断在前。第五，患者病史长达 6 年，如果一开始即存在 PLG，患者生存期与疾病恶性程度不符。因此，我们认为该患者为 OP 反复复发后继发 PLG 的可能性大，目前尚无类似病例报道。

四、病例点评

本病例又是一例疑难病例，机化性肺炎临床见得较多，原发于肺的淋巴瘤也经常能碰到，淋巴瘤样肉芽肿临床上实属罕见。该患者病史过程比较长，透过这个患者也反应出 OP 治疗存在一些困难，糖皮质激素治疗 OP 效果显著，但需要长期服用，很少有患者能够坚持。停药或减量过快容易造成患者 OP 的复发，长期服用激素的不良反应容易显现，对于激素剂量较大的患者很多学者主张预防耶氏肺孢子虫感染。另外一些比较有效的治疗方法包括大环内酯类药物的治疗，如克拉霉素口服 500 mg bid，持续 3 个月，可用于治疗无呼吸窘迫的 COP 患者。对于糖皮质激素治疗无效的患者，环磷酰胺、硫唑嘌呤或利妥昔单抗均是可选择的治疗药物。临床上重症病例通常出自 SOP，常需要激素冲击治疗，并联合其他免疫抑制剂。该患者前期激素治疗有效，后期激素治疗无效，影像学特征出现改变，应该考虑合并其他疾病的可能，再次穿刺活检成为临床必然。

这个病例的另外一个难点是 OP 和淋巴瘤样肉芽肿的影像学鉴别，两者都可表现为双肺多发的结节或肿块，机化性肺炎 SUV 升高的病例临床上也多见，影像学鉴别存在一定的困难。"反晕征"是一个鉴别点，PLG 以普通晕征多见，磨玻璃影少见。病理诊断仍为该类患者诊断及鉴别诊断的金标准。但很多时候，一次的病理组织活检并不能给我们明确的答案，就需要我们临床医师结合患者的其他临床证据做出判断，临床上多次病理活检最终明确诊断的案例不在少数。我们依赖组织活检明确诊断的同时，需要时刻谨记组织活检的局限性：第一，组织病理受活检时机的影响，同一疾病不同时期病理特点可能不同，如该例患者，5 年前与 5 年后不同；第二，活检部位也影响病理的诊断，不同病灶可能病变性质不同，就算同一病灶内部可能存在异质性，如该例患者选择 PET-CT 高代谢部位穿刺；第三，活检方法也受到影响，经纤维支气管镜肺活检、经皮肺穿刺活检、胸腔镜肺活检、开胸肺活检等各有优缺点，临床医师需要灵活使用；最后，病理科的诊断能力及水平也发挥了很重要的作用，根据大病理选择酶标试剂盒，并选择不同的检测方法，如联合原位杂交等方法，对于疑难病或者罕见病的病理很多时候需要病理科医生会诊。总之，临床医师应该把握临床诊治方向，并加强与病理医师的交流与沟通。

（病例提供者：刘子龙 复旦大学附属中山医院）

（点评专家：李善群 复旦大学附属中山医院）

参考文献

[1]Gudmundsson G, Sveinsson O, Isaksson HJ, et al.Epidemiology of organising pneumonia in Iceland[J].Thorax, 2006, 61（9）：805-808.

[2]Cottin V, Cordier JF.Cryptogenic organizing pneumonia[J].Semin Respir Crit Care

Med，2012，33（5）：462-475.

[3]Pathak V，Kuhn JM，Durham C，et al.Macrolide use leads to clinical and radiological improvement in patients with cryptogenic organizing pneumonia[J]. Ann Am Thorac Soc，2014，11（1）：87-91.

[4]Cordier JF.Cryptogenic organizing pneumonia[J].Clin Chest Med，2004，25（4）：727-738.

[5]King TE Jr,Lee JS.Cryptogenic Organizing Pneumonia[J].N Engl J Med,2022,386（11）：1058-1069.

[6]Ankita G，Shashi D.Pulmonary Lymphomatoid Granulomatosis-a Case Report with Review of Literature[J].Indian J Surg Oncol，2016，7（4）：484-487.

[7]吕亮，宋玉燕，张英.淋巴瘤样肉芽肿病的研究进展[J].诊断病理学杂志，2022，29（08）：765-768.

[8]陈建，李桂莲，柳平，等.淋巴瘤样肉芽肿病1例及文献复习[J].北京大学学报（医学版），2009，41（04）：484-486.

[9]Cardinaels N，Van Rompaey W，Bos S，et al.An atypical case of a pulmonary mass in an immunocompromised patient[J].Acta Clin Belg，2019，75（5）：1-5.

病例 12 肺上皮样血管内皮瘤

一、病历摘要

（一）基本资料

患者女性，72 岁，于 2020 年 12 月 15 日入院。

主　诉：胸痛 2 个月余。

现病史：患者 2020 年 10 月起无明显诱因下出现胸痛不适，以右侧为主，放射至右肩背部，无胸闷、气短，无发热、盗汗、咯血，无咳嗽、咳痰等。胸痛症状逐渐加重，影响睡眠。2020 年 11 月 24 日外院胸部 CT：右肺中叶软组织影，两肺多发小结节。为求进一步诊治，遂至上海某医院就诊。2020 年 11 月 25 日 PET-CT：①右肺中叶软组织影，局部 FDG 代谢增高，考虑恶性病变可能，建议病理学明确诊断；②右肺门淋巴结肿大，FDG 代谢增高，警惕胸膜转移可能；③右侧胸膜多发结节样增厚，FDG 代谢增高，警惕胸膜转移可能；④两肺多发结节，未见 FDG 代谢增高，建议密切随诊；⑤右侧胸腔积液，右肺斜裂处少许肺不张，右肺下叶膨胀不全，两肺散在纤维灶，两侧胸膜局限性增厚；⑥肝右叶 FDG 代谢不均匀增高，建议密切随诊；后行支气管镜检查，灌洗液未找到癌细胞。考虑血液系统肿瘤可能，建议血液科就诊，患者遂至我院血液科就诊，门诊拟"肺占位、胸腔积液待查"收入我科。

2020 年 11 月 25 日全身 PET-CT：①右肺中叶软组织影，局部 FDG 代谢增高，考虑恶性病变可能，建议病理学明确；②右肺门淋巴结肿大，FDG 代谢增高，警惕转移可能；③右侧胸膜多发结节样增厚，FDG 代谢增高，警惕胸膜转移可能；④两肺多发结节，未见 FDG 代谢增高，建议密切随诊；⑤右侧胸腔积液，右肺斜裂处少许肺不张，右肺下叶膨胀不全，两肺散在纤维灶，两侧胸膜局限性增厚；⑥肝右叶 FDG 代谢不均匀增高，建议密切随诊；⑦左侧肾上腺局部 FDG 代谢增高，考虑生理性摄取可能，建议随诊；⑧两侧股骨上端周围软组织 FDG 代谢增高，考虑炎症性改变可能，建议随诊；⑨肝脏钙化灶；⑩胆囊切除术后；⑪左侧上颌窦及筛窦炎；⑫脊柱退变。

支气管镜检查提示支气管炎症改变，肺泡灌洗液未找到癌细胞。入院后完善相关检查，2020 年 12 月 15 日血液分析、血沉、降钙素原、凝血功能、心肌指标、肝功能、肾功能、电解质、血脂、血糖正常；结核抗体阴性；结核菌素试验阴性；HIV、乙肝、丙肝、梅毒螺旋体抗体检查均阴性；免疫球蛋白各项均阴性；血清肿瘤标志物全套均阴性；自身抗体均阴性；骨髓穿刺活检未见异常；胸水常规：外观棕色，透明度微混，凝固性不自凝，李凡他试验（+）↑，白细胞 $633 \times 10^6/L$，多核细胞 5%，单个核细胞 95%；胸水生化：蛋白定量 38 300 mg/L，糖 4.8 mmol/L，胸、腹水氯 112 mmol/L，胸、腹水 LDH　237 U/L；胸水肿瘤指标：甲胎蛋白 1.47 ng/mL，癌胚抗原 3.5 ng/mL，糖类抗原 CA199　4.14 U/mL，鳞状上皮细胞癌抗原 3.1 ng/mL；胸水腺苷脱氨酶（ADA）11 U/L；胸水脱落细胞学：镜下未检出恶性肿瘤细胞。2020 年 12 月 17 日胸部增强 CT：右肺中下叶支气管周围软组织占位，伴右肺部分不张，两侧胸腔积液，恶性肿瘤不能除外，建议进一步检查。左肺微小结节，两肺少许条索灶。肺动脉 CTA 未见异常。为进一步明确诊断，于 2020 年 12 月 25 日行胸腔镜检查：术中见少量淡红色胸水，共吸引出 150 mL，见胸腔少许粘连，壁层胸膜、膈胸膜充血、肥厚，局部呈"花斑样改变"，质地较硬，予壁层胸膜多处取活检。2021 年 1 月 4 日内镜病理：（右侧壁层胸膜活检）送检增生纤维及脂肪组织内可见核深染异型细胞，参考免疫组化结果 CD34（+），CD31（+），ERG（+），Ki67 增殖指数较高（约 30%+），符合上皮样血管内皮瘤（病例 12 图 3），请结合临床。酶标（2020-3122）：P63（-），P40（-），TTF-1（-），NapsinA（-），CK7（-），CK20（-），CEA（-），CK5/6（-），CR（少数 +），PCK（+），Ki67（30%+），CD31（+），CD34（+），Desmin（-），EMA（-），S-100（-），SMA（-），ERG（+）。诊断为肺上皮样血管内皮瘤。后予以 TP 方案化疗联合贝伐珠单抗治疗 3 周期，后患者一般情况差，PS 评分 3 分，第 4 周期暂停化疗，予以贝伐珠单抗 400 mg 治疗。

患者发病以来，精神略差，胃纳略差，大便如常，小便如常，体力下降，体重下降约 7 斤。

既往史：有高血压多年，目前苯磺酸氨氯地平片 5 mg qd 控制血压，血压控制尚可。否认心脏病、糖尿病等慢性病史。

个人及婚育史：无特殊。

家族史：否认家族遗传性疾病史。

（二）体格检查

体温 36.8℃，心率 100 次 / 分，呼吸 19 次 / 分，血压 157/79 mmHg。神志清晰，精神尚可，呼吸平稳，全身皮肤无黄染，未见瘀点、瘀斑，全身浅表淋巴结无肿大，口唇无发绀，伸舌居中。颈软，气管居中，听诊右下肺呼吸音减低，余肺呼吸音粗，两肺未闻及干、湿性啰音。心界不大，心率 100 次 / 分，律齐，无杂音。腹部平软，无压痛，肝、脾肋下未及，双下肢无水肿。

（三）辅助检查

1. 实验室检查　2020 年 12 月 15 日血液分析：白细胞 4.02×10^9/L，中性粒细胞百分比 73.1%，淋巴细胞百分比 19.7%↓，单核细胞百分比 6.5%，

红细胞 3.86×10^{12}/L，血红蛋白 117 g/L，血小板 161×10^{9}/L。2020 年 12 月 15 日血沉、降钙素原、尿液分析、肌红蛋白、肌钙蛋白、B 型利钠肽均正常；超敏 C- 反应蛋白 3.46 mg/L ↑。2020 年 12 月 15 日凝血功能：D- 二聚体 0.63 mg/L ↑。2020 年 12 月 15 日肝功能、肾功能、电解质、血脂、血糖：总蛋白 61 g/L ↓，白蛋白 37 g/L ↓，球蛋白 24 g/L，谷氨酰转肽酶 57 U/L ↑。2020 年 12 月 15 日结核抗体阴性。2020 年 12 月 15 日 HIV、乙肝、丙肝、梅毒螺旋体抗体检查均阴性。2020 年 12 月 15 日免疫球蛋白各项均阴性。2020 年 12 月 15 日血清肿瘤标志物全套均为阴性。2020 年 12 月 15 日甲状腺功能：FT_3、FT_4、TSH 均正常，全段甲状旁腺素 71.88 ng/L ↑。2020 年 12 月 16 日自身抗体均为阴性。2020 年 12 月 17 日胸水常规：外观棕色，透明度：微浑浊，凝固性：不自凝，李凡他试验：阳性（+）↑，白细胞 633×10^{6}/L，多核细胞 5%，单个核细胞 95%。胸水生化：蛋白定量 38 300 mg/L，胸、腹水糖 4.8 mmol/L，胸、腹水氯 112 mmol/L，胸、腹水乳酸脱氢酶 237 U/L。胸水肿瘤指标：甲胎蛋白 1.47 ng/mL，癌胚抗原 3.5 ng/mL，糖类抗原 199 4.14 U/mL，鳞状上皮细胞癌抗原 3.1 ng/mL。胸水腺苷脱氨酶（ADA）11 U/L。胸水脱落细胞学：镜下未检出恶性肿瘤细胞。2020 年 12 月 18 日外送报告未见明显单克隆条带。免疫球蛋白 G 阴性，免疫球蛋白 M 阴性，免疫球蛋白 A 阴性，轻链 Kappa 型阴性，轻链 Lambda 型阴性。2020 年 12 月 18 日抗心磷脂抗体 8.69 RU/mL，促红细胞生成素 23.3 mIU/mL。

2. 影像检查　2020 年 12 月 17 日胸部增强 CT（病例 12 图 1）：右肺中下叶支气管周围软组织占位，伴右肺部分不张，两侧胸腔积液，恶性肿瘤不能除外，建议进一步检查。左肺微小结节，两肺少许条索灶。

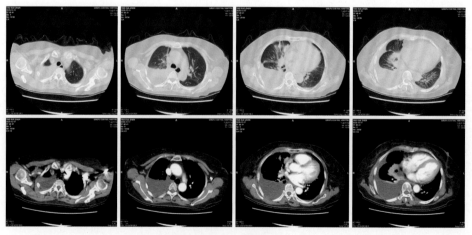

病例 12 图 1　胸部增强 CT

2020 年 12 月 15 日心电图：窦性心律，T 波改变：T 波 $V_4 \sim V_6$ 低平或浅倒置。
2020 年 12 月 17 日心脏超声：左室舒张功能欠佳。2020 年 12 月 17 日胸水超声：
右侧胸腔积液 60 mm。2020 年 12 月 17 日浅表淋巴结：双侧颈部见数个低回声，右
侧较大者 17 mm×7 mm，左侧较大者 16 mm×5 mm，边界清，形态规则；双侧腹股沟
区见淋巴结，右侧较大者 16 mm×5 mm，左侧较大者 15 mm×4 mm，边界清，形态规
则。2020 年 12 月 17 日后腹膜超声未见明显占位。2020 年 12 月 17 日肝胆脾胰肾
超声：双肾肾盂均分离 9 mm。2020 年 12 月 22 日超声报告：双侧胸腔积液（左侧
少量）。2020 年 12 月 24 日肺动脉 CTA：未见明显异常。两肺改变请结合胸部 CT。
2020 年 12 月 24 日骨髓穿刺常规病理：（骨髓）镜下造血组织约占骨髓面积 40%，
造血三系细胞均可见到。巨核系细胞约占骨髓有核细胞数量的 2%，细胞形态、数
目及分布未见异常；有核红细胞数目增多，约占骨髓有核细胞数量的 30%，细胞分
布紊乱，形态未见异常；粒系细胞约占骨髓有核细胞数量的 40%、细胞形态，数目及
分布未见异常。免疫组化结果示：T、B 淋巴细胞数目均稍增多，细胞散在分布，
考虑淋巴细胞反应性增生；浆细胞数目不增多；有核红细胞轻度增生，请结合临床。
特染（T2020-1076）：网染（-）。免疫组化（2020-3054）：CD3（少数 +），CD10（少
数 +），CD20（少数 +），CD79a（少数 +），CD34（个别 +），CD56（±），CD61（巨
核细胞 +），CD68（组织细胞 +），CD117（个别 +），CD138（少数 +），CD235a（+），
MPO（+），Lyso（+），TdT（个别 +），Cyclin-D1（-），Ki67（40%+）。2020 年 12 月
25 日胸腔镜检查（病例 12 图 2）：术中见少量淡红色胸水，共吸引出 150 mL，见
胸腔少许粘连，壁层胸膜、膈胸膜充血、肥厚，局部呈"花斑样改变"，质地较硬，
予壁层胸膜多处取活检。

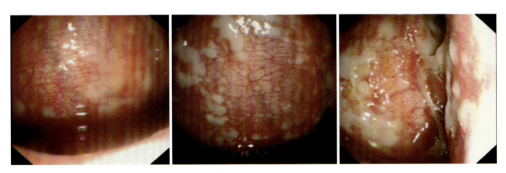

病例 12 图 2 胸腔镜检查

2020 年 12 月 29 日病理科口头报告（病例 12 图 3）：镜下以纤维组织增生为
主，内见核大深染细胞，以条索、列兵样排列，考虑上皮、间皮来源的肿瘤，但

进一步行上皮及间皮的免疫标记均阴性，病理结果不支持典型恶性肿瘤性病变，Ki67增高，间质黏液样变，部分细胞有泡状核，进一步行血管标记，提示CD31+、CD34+。

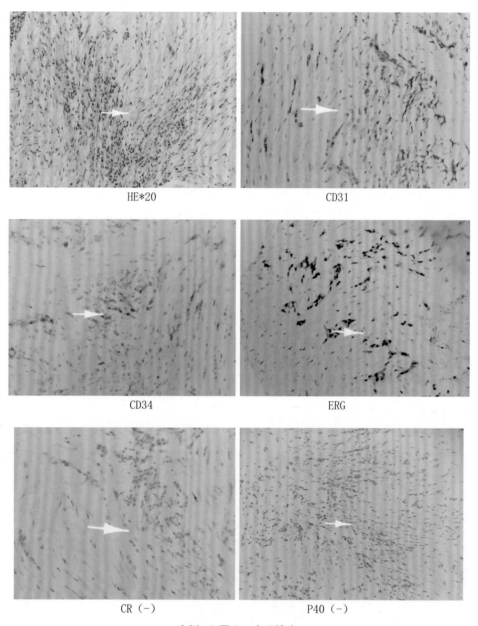

病例12图3　病理检查

（四）初步诊断

1. 肺占位性病变待查，胸腔积液。

2. 高血压。

二、诊治过程

患者入院后在血液科予以头孢唑肟联合左氧氟沙星抗感染治疗、氨基酸加强营养支持治疗、盐酸羟考酮止痛等对症处理。完善相关检查，行骨髓流式细胞学、胸水流式细胞学检查未见明显异常，暂不考虑血液科肿瘤可能，请呼吸科会诊后，转入呼吸科进一步治疗。呼吸科进一步完善胸腔镜检查，病理科口头报告：镜下以纤维组织增生为主，内见核大深染细胞，以条索、列兵样排列，考虑上皮、间皮来源的肿瘤，但进一步行上皮及间皮的免疫标记均为阴性，病理结果不支持典型恶性肿瘤性病变，Ki67 增高，间质黏液样变，部分细胞有泡状核，进一步行血管标记，提示 CD31+、CD34+。进一步请病理科医生会诊，加做 ERG（+）。结合 PET-CT 特点：胸骨旁可见局部核素浓聚。2020 年 12 月 31 日经床旁超声引导下行胸壁局部病灶针吸细胞学检查，穿刺病理回报示镜下见少许梭形样细胞。最终诊断为肺上皮样血管内皮瘤。给予白蛋白紫杉醇、卡铂联合贝伐珠单抗治疗。患者化疗 2 周期后因一般情况差，PS 评分 3 分暂停化疗，改为贝伐珠单抗抗血管生成治疗，2 周期后患者未再返院治疗。

三、病例讨论

1. 肺上皮样血管内皮瘤的发病特点是什么？上皮样血管内皮瘤（epithelioid hemangioendothelioma，EHE）是一种属于间叶细胞来源的罕见血管源性肿瘤，起源于血管内皮或前内皮细胞，具有上皮样组织细胞外观。该病发病机制尚不明确。该病最常发生于肝脏，占 21%，肝和肺同时受累占 18%，骨与肺单独受累分别占 14% 与 12%，也可发生于身体其他组织。而原发于肺的上皮样血管内皮瘤（pulmonary-EHE，P-EHE）是罕见的中低度恶性肿瘤，约占所有血管源性肿瘤的 1%，具有潜在转移性，易误诊为癌。Dail 和 Liebow 在 1975 年首次对 1 例 P-EHE 进行描述。2015 年世界卫生组织肺部肿瘤分类将本病归类为具有潜在转移能力的低至中等级别恶性血管肿瘤。因 P-EHE 发病率低，临床及影像学表现缺乏特异性，容易误诊、漏诊。

P-EHE 好发于女性，男女比例约 1 : 3。P-EHE 通常发生在中年患者，平均发病年龄 40 岁左右。近一半的 P-EHE 患者无症状，通常在体检时因胸部影像学检查而发现；且 P-EHE 无特异的临床表现，患者常表现为呼吸困难、咳嗽、胸痛、咯血、消瘦及发热等，当胸膜受累时常伴胸腔积液。P-EHE 存在潜在转移能力，约 50.5% 的 P-EHE 会发生转移，局部转移胸膜为 20.4%、淋巴结为 10.8%，远处转移有肝脏、皮肤、骨骼、脾脏、肾脏、中枢神经系统等。值得注意的是，多数肺内多发性病灶是多中心起源，而不是转移灶。尽管 P-EHE 能产生局部和远处转移，但其发生率远低于传统的血管肉瘤。

2. 该疾病的影像特征如何？ P-EHE 患者胸部 CT 常表现为双侧或单侧肺内多发结节，沿肺小血管或小支气管周围生长，结节直径多 < 2 cm，部分结节或结节中央凝固性坏死，引起钙盐沉积形成钙化，随着病程的延长或治疗后钙化结节逐渐增多，也有表现为单个空洞结节或单个类似肺癌的实性肿块。当病灶累及胸膜时出现胸膜增厚或胸腔积液，侵及肋骨时可出现局部骨质破坏，严重时可有病理性骨折。P-EHE 在影像诊断时需与肺癌、肺转移性癌、肺结核、结节病、肺淋巴管肌瘤病、各种肉芽肿性疾病等相鉴别。特别是当患者既往存在肿瘤病史而出现肺部结节时，易误认为是肺部转移癌，必要时需行活检排除合并其他肿瘤或 P-EHE 的可能。

3. 该疾病的病理特征有哪些？ P-EHE 的临床表现及影像学表现均无特异性，一般实验室检查也无特征性指标，确诊依赖于病理学及免疫组化检查。P-EHE 组织病理表现为内皮细胞排列成巢状和索状，偶可出现梭形肿瘤细胞，嗜酸性结节内可见纤维化、凝固性坏死或类淀粉样变性，边界尚清，结节中央区瘤细胞稀少，陷在变性间质中不易察觉。周边瘤细胞相对丰富，衬附于结节表面，肿瘤凸向肺泡腔内、细支气管内或脉管内"铸型"填充生长，这是 P-EHE 特有表型，类似于转移癌沿肺泡间孔扩散，而肺泡弹性框架基本上不变。同时肿瘤组织可侵入肺小动脉、静脉和淋巴管。高倍镜下瘤细胞可呈明显的上皮样、印戒细胞样或组织细胞样特征，边界不清，胞质丰富，其内可见微空泡和单个红细胞，形成特征性原始管腔，而血管腔则是由多个细胞融合并围绕一个较大空泡形成。胞核轻 - 中度异性，核内包涵体易见，核分裂象少见。免疫组化表达多种血管内皮细胞抗原有助于识别 EHE，常见的有 CD31、CD34、第八因子相关抗原、佛氏白血病病毒整合蛋白 1（friendleukemia integration 1 transcription factor，FLi-1）、红细胞转化特异相关基因（erythroblast transformation-specific related gene，ERG）等。FLi-1 蛋白是一种在内皮细胞中表达的核转录因子，有助于鉴别 EHE 的血管性质，且显示出比内皮标志物 CD31 和 CD34 更好的敏感性和特异性。CD34 在 90% 以上的血管肿瘤中表达，其在诊断 EHE 中的敏感性高但特异性差。相反，CD31 被认为是一种相对特异的血管肿瘤标志物。因此，联合检测 FLi-1 和 CD31 是鉴别诊断 EHE 的可靠指标。而内皮标志物 ERG 是红细胞转化特异性（erythroblast transformation specific，ETS）家族转录因子，在血管内皮细胞中表达，Anderson 等的研究中发现 52 例胸部上皮样血管肿瘤中 CD31 和 ERG 的阳性表达率分别为 96% 和 100%，因此 ERG 可作为一种特异性较高的良恶性血管肿瘤新标志物。目前比较推荐联合使用 CD31、FLi-1、ERG 作为诊断 EHE 的一线抗体。

P-EHE 病理诊断中需与其他血管源性的肿瘤相鉴别，如肺肉芽肿性病变或炎性假瘤、硬化性肺泡细胞瘤、腺癌或黏液腺癌、间皮瘤、上皮样血管肉瘤、上皮样肉瘤、上皮样血管瘤、肺淋巴管平滑肌瘤病等。诊断困难的病例，分子遗传学检测可作为有用的诊断工具。因在其他的上皮样血管肿瘤，如上皮样血管肉瘤或假肌源性血管内皮瘤中均未检测到 EHE 中存在的特有的 CAMTA1-WWTR1 基因融合或 YAP1-TFE3 基因融合。

4. 该疾病的治疗方法有哪些？ 由于 P-EHE 是一种罕见疾病，大多报道以个案为主，缺乏大规模的临床研究证实确切有效的治疗方案，目前尚无公认的标准治疗方案，若病灶为单发或病灶较少的病例可首选手术切除，但完全的手术切除通常是不可行的，多数主张以手术为主，术后辅助化疗、靶向治疗等综合治疗方式。对于能行手术切除的患者，扩大切除术与楔形切除术比较，并不能提高患者长期存活率，楔形切除和扩大切除具有相同生存期。能进行手术治疗的患者生存时间普遍较长。

P-EHE 目前无标准的化疗方案，且疗效不一。目前用于治疗 P-EHE 的药物有阿霉素、环磷酰胺、紫杉醇、卡铂、异环磷酰胺、吉西他滨、长春新碱、泼尼松、放线菌素 D 等。化疗疗效不确切，其原因可能有：① P-EHE 是一种低度恶性肿瘤，对化疗不敏感；②可能与存在无针对性使用化疗药有关。

因 P-EHE 起源于血管内皮，抑制血管生成也许是转移性 P-EHE 取得良好效果的可选方法。血管内皮生长因子和血管内皮生长因子受体（vascularendothelial growth factor receptor，VEGFR）在 P-EHE 肿瘤细胞中均有表达，与肿瘤的增殖、转移密切相关。部分研究初步显示了贝伐单抗联合卡铂、紫杉醇治疗 P-EHE 是有效的。但也有研究报道其对 P-EHE 患者无效。

因 P-EHE 生长缓慢及特殊的放射生物学特性，放射治疗被认为对 P-EHE 无效。但 P-EHE 出现其他器官转移引起相应症状时放疗可作为缓解症状的可选方法，如骨转移引起疼痛时放疗具有较好的局部控制疼痛的作用，且患者耐受性好。

目前有较多应用激素、白介素 -2 及 α - 干扰素治疗 P-EHE 的免疫治疗方法，疗效不一；新一代的肿瘤免疫治疗已成为继手术、化疗、放疗及靶向治疗后肿瘤治疗领域的又一重要方法。代表性药物为程序性死亡受体-1（programmed death 1，PD-1）及程序性死亡受体-配体-1（programmed cell death-ligand 1，PD-L1）抑制剂。若在 P-EHE 中能检测到 PD-L1 表达，在 P-EHE 中考虑抗 PD-L1 免疫治疗也许是合理的。而在一些无症状的 P-EHE 患者中，采取无任何治疗的随访观察，患者可带瘤长期生存至 10 余年，甚至 P-EHE 患者初次就诊存在呼吸困难、胸痛及咳嗽而未经治疗，随访 4 年，症状消失，肿瘤自发消退。由此可见等待观察也是一种治疗策略。

5. 患者的预后如何？P-EHE 是一种中到低度的恶性肿瘤，其临床结果是多样的，从未接受处理的自然消退到给予侵入性处理后疾病的快速进展甚至死亡。P-EHE 患者中位生存时间 4.6 年，范围为 1 个月至 24 年；5 年生存率为 60% 左右，无症状 P-EHE 中位生存期为 180 个月，部分可自然消退。

四、病例点评

该患者为老年女性，以胸痛为主诉入院，胸部 CT 示肺占位性病变伴胸腔积液，PET-CT 检查提示恶性肿瘤伴胸膜转移可能性大。胸水化验及气管镜检查未找到肿瘤相关证据。进一步行胸腔镜活检病理典型恶性肿瘤性病变，进一步行血管标记示 CD31+、CD34+，胸壁局部病灶针吸细胞学检查，穿刺病理回报示镜下见少许梭形样细胞，最终诊断为肺上皮样血管内皮瘤。诊治过程曲折，我们在临床中碰到相似病例一定要多方面考虑，尽可能采用多种手段取得病理，避免误诊、漏诊。由于本病比较罕见，目前尚缺乏统一的治疗方案。对于单发或病灶较少的病例，应首选外科手术完整切除肿瘤，并保证切缘阴性，必要时辅以放疗和化疗，但放、化疗效果均不明显，包括帕唑帕尼等在内的靶向治疗有待于临床试验。该患者因存在胸膜广泛受累，无手术指征，给予白蛋白紫杉醇、卡铂联合贝伐珠单抗治疗，但治疗效果不佳。

（病例提供者：孙颖新 复旦大学附属中山医院青浦分院）
（点评专家：杜春玲 复旦大学附属中山医院青浦分院）

参考文献

[1]Bahrami A，Allen TC，Cagle PT.Pulmonary epithelioid hemangioendothelioma mimicking mesothelioma[J].Pathol Intern, 2008, 58（11）: 730-734.

[2]Dail D,Liebow A.Intravascularbr on chioloalveolar tumor[J].Am J Pathol,1975,78(1): 6a-7a.

[3]Weiss SW, Enzinger FM.Epithelioid hemangioendothelioma：a vascular tumor often mistaken for a carcinoma[J].Cancer, 1982, 50（5）: 970-981.

[4]Travis WD, Brambilla E, Nicholson AG, et al.The 2015 Word Health Organization Classification of Lung Tumors：impact of genetic, clinical and radiologic advances since the 2004 classification[J].Thorac Oncol, 2015, 10（9）: 1243-1260.

[5]Gordillo GM, Onat D, Stockinger M, et al. A key angiogenic role of monocyte chemoattractant protein-1 in hemangioendothelioma proliferation[J].Am J Physiol Cell Physiol, 2004, 287（4）: C866-C873.

[6]Mascarelli PE, Iredell JR, Maggi RG, et al.Bartonel laspecies bacteremia in two patients with epithelioid hemangioendothelioma[J].J Clin Microbiol,2011,49（11）: 4006-4012.

[7]Bagan P, Hassan M, Le Pimpee Barthes F, et al. Prognostic factors and surgical indications of pulmonary epithelioid hemangioendothelioma：a review of the literature[J]. Ann Thorac Surg, 2006, 82（6）: 2010-2013.

[8]Engelke C, Schaefer-Prokop C, Schirg E, et al. High-resolution CT and CT angiography of peripheral pulmonary vascular disorders[J]. Radiographics, 2002, 22（4）: 739-764.

[9]Sardaro A, Bardoscia L, Petruzzelli MF, et al. Epithelioid hemangioendothelioma：an overview and update on a rare vascular tumor[J].Oncol Rev, 2014, 8（2）: 259.

[10]Anderson T, Zhang L, Hameed M, et al. Thoracic epithelioid malignant vascular tumors：A clinicopathologic study of 52 cases with emphasis on pathologic grading and molecular studies of WWT R 1-CAMTA1 fusions[J]. Am J Surg Pathol, 2015, 39（1）: 132-139.

病例 13 免疫结合点阻断剂相关性肺炎

一、病历摘要

（一）基本资料

患者男性，65 岁，上海人，于 2022 年 7 月 6 日入院。

主　诉：肺恶性肿瘤术后 1 年余，呼吸困难加重 2 周。

现病史：患者 1 年前因咳嗽数月就诊于我科门诊，行胸部平扫 CT：左肺下叶背段占位（大小约 4.5 cm×4.1 cm×4 cm），伴阻塞性肺炎，后患者于外院胸外科行"开放左肺下叶切除术＋支气管成形术＋淋巴结清扫术"。术后病理：筛孔样腺泡型浸润型腺癌 50%，伴有微乳头型成分 30%、实体型成分 20%。大小为 4 cm×3.5 cm×3 cm，见气道播散，见坏死，肿瘤侵犯脏层胸膜弹力层，淋巴结 6 组未见肿瘤转移。同年 8 月 11 日至 10 月 13 日期间行"培美曲塞 800 mg（500 mg/m²）d1 ＋顺铂 60 mg（75 mg/m²）d1 ～ 2"方案化疗 4 个周期。2024 年 1 月起患者出现头晕，2 月 7 日头颅增强 MRI：左侧颞叶皮层下结节伴大片水肿，考虑为左侧颞叶转移。3 月 1 日起行颅脑放疗 4 次。3 月 18 日患者突发意识不清，于我院急诊科行头颅 MRI 提示左侧颞叶皮层下结节灶，伴周围大片水肿，致大脑镰疝形成，后转入我科治疗。3 月 29 日行"紫杉醇白蛋白结合型 100 mg，信迪利单抗 200 mg"治疗。今年 6 月 25 日起患者出现呼吸困难，7 月 4 日我院急诊胸部 CT：两肺弥漫多发炎症，部分间质性改变。为进一步治疗，收住我科治疗。患者发病以来，精神、食欲、睡眠欠佳，大、小便正常，体重较前下降 5 kg。

既往史：有高血压 5 年，平素口服硝苯地平控释片 30 mg 1 次 / 天控制血压，现已停药。否认糖尿病、冠心病、慢性支气管炎等病史；否认肝炎、结核、血吸虫等传染病史。患者 2011—2021 年每年行肠息肉切除手术，2020 年 7 月 3 日行"开放左肺下叶切除术＋支气管成形术＋淋巴结清扫术"。否认输血史；否认药物、食物过敏史。

个人史：长期居住上海。否认有疫区疫水接触史；无工业毒物、粉尘、放射性毒物接触史；吸烟 40 余年，约 20 支 / 天，戒烟 1 年余；否认饮酒嗜好。无冶游史。

婚育史：已婚，子女体健。

家族史：其父患有肺癌。

（二）体格检查

体温 37.1℃，脉搏 112 次 / 分，呼吸 25 次 / 分，血压 150/80 mmHg。神志清，

精神差，呼吸急促，轮椅推入病房，自主体位，查体合作，对答切题。全身皮肤无黄染，无瘀点、瘀斑，巩膜无黄染，无皮下出血，无肝掌、蜘蛛痣。全身浅表淋巴结未及肿大。头颅无畸形。球结膜无水肿，巩膜无黄染，瞳孔等大等圆，对光反射存在，耳鼻无异常分泌物。口唇无发绀，颈软，气管居中，颈动脉搏动正常，两侧颈静脉无怒张，双侧甲状腺不大。胸廓无畸形，呼吸运动两侧对称，肋间隙不宽，两侧语颤减弱，无胸膜摩擦感，双肺叩诊呈清音，两肺呼吸音粗，两肺闻及湿性啰音。心率 112 次／分，律齐，各瓣膜区未闻及病理性杂音。双下肢无水肿。

（三）辅助检查

胸部平扫CT（2020 年 6 月 9 日）：左肺下叶背段占位（大小约 4.5cm×4.1cm×4cm），伴阻塞性肺炎（病例 13 图 1）。

2020 年 7 月 3 日行"开放左肺下叶切除术＋支气管成形术＋淋巴结清扫术"，术后病理为筛孔样腺泡型浸润型腺癌 50%，伴有微乳头型成分 30%、实体型成分 20%，大小 4cm×3.5cm×3cm，见气道播散，坏死灶，肿瘤侵犯脏层胸膜弹力层，淋巴结 6 组未见肿瘤转移。

胸部平扫CT（2020 年 10 月 10 日）：左肺下叶术后改变，胸膜增厚，包裹性胸腔积液。两肺肺气肿，多发肺大疱形成（病例 13 图 2）。

胸部平扫CT（2022 年 7 月 4 日）：慢性支气管病变，两肺弥漫多发炎症，部分间质性改变；左肺下叶术后改变，左侧胸膜增厚；两肺肺气肿，伴多发肺大疱形成（病例 13 图 3）。

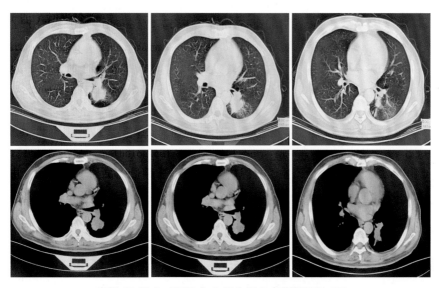

病例 13 图 1　2020 年 6 月 9 日患者胸部平扫 CT

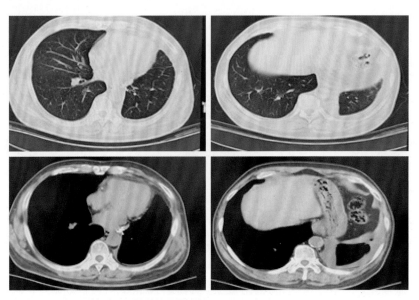

病例 13 图 2　2020 年 10 月 10 日胸部平扫 CT

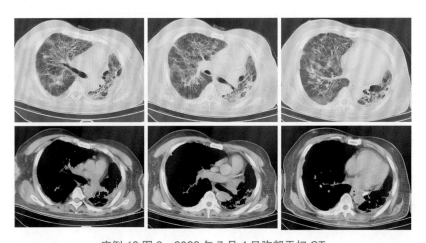

病例 13 图 3　2022 年 7 月 4 日胸部平扫 CT

（四）初步诊断

1. 肺部感染。

2. 右肺腺癌（术后，化疗后，免疫治疗后）。

3. 颅脑继发性恶性肿瘤（左颞叶，放疗后）。

4. 慢性支气管炎伴肺气肿。

5. 高血压。

6. 肠息肉。

二、诊治过程

患者住院后进一步完善相关检查。2022 年 7 月 6 日血气分析：pH 7.435，氧分压 148.0 mmHg，二氧化碳分压 44.1 mmHg，碳酸氢根 29.1 mmol/L，氧饱和度 99.5%；2022 年 7 月 6 日肝功能、肾功能、电解质、心肌酶谱、凝血功能均正常；2022 年 7 月 6 日血常规：白细胞 13.84×10^9/L，中性粒细胞 11.82×10^9/L，淋巴细胞 1.15×10^9/L，嗜酸性粒细胞 0.03×10^9/L，嗜碱性粒细胞 0.01×10^9/L，C- 反应蛋白 5.88 mg/L。2022 年 7 月 7 日免疫检查：乙肝表面抗原 0.001 ng/mL，乙肝表面抗体 1.544 U/L，乙肝 e 抗原 0.008 ng/mL，乙肝 e 抗体 22.014 U/L，乙肝核心抗体 0.354 U/L，丙肝抗体 0.011 U/L，HIV 抗体（-），梅毒抗体（-）；2022 年 7 月 7 日肿瘤标志物：鳞癌相关抗原正常（0.43 ng/mL），胃泌素释放肽前体正常（45.55 pg/mL），癌胚抗原正常（4.91 ng/mL），甲胎蛋白定量正常（4.63 ng/mL），糖类抗原 CA153 升高（45.90 U/mL），糖类抗原 CA125 升高（106.00 U/mL），糖类抗原 CA199 正常（15.67 U/mL），糖类抗原 CA724 升高（9.60 U/mL），细胞角蛋白 19 片段升高（12.70 ng/mL），神经元特异性烯醇化酶升高（25.00 ng/mL），前列腺特异抗原正常（1.32 ng/mL），游离前列腺特异抗原 0.42%，铁蛋白升高（549.00 ng/mL）；2022 年 7 月 7 日鼻咽拭子新型冠状病毒核酸阴性。2022 年 7 月 12 日血常规：白细胞 11.23×10^9/L，中性粒细胞 9.80×10^9/L，淋巴细胞 0.90×10^9/L，单核细胞 0.53×10^9/L，嗜酸性粒细胞 0.00×10^9/L，嗜碱性粒细胞 0.00×10^9/L；2022 年 7 月 12 日血 C- 反应蛋白 < 3.34 mg/L。2022 年 7 月 13 日肺炎支原体抗体 IgM（-），立克次体抗体（-），肺炎衣原体抗体 IgM（-），腺病毒抗体 IgM（-），呼吸道合胞病毒抗体 IgM（-），甲型流感病毒试验（-），乙型流感病毒试验（-），副流感病毒抗体（-）。

结合患者肺癌免疫抑制剂用药治疗史，以发热、咳嗽、呼吸困难为主要临床症状，结合患者入院前（2022 年 7 月 4 日）胸部 CT 表现，首先考虑为肺癌免疫结合点阻断剂相关性肺炎，与信地利单抗使用相关。住院后予以：①头孢西丁 2 g 1 次 /12 小时静脉滴注 ×10 天＋莫西沙星 0.4 g 1 次 / 天 ×6 天；②甲强龙 40 mg 1 次 / 天静脉滴注 ×6 天→泼尼松 10 mg 2 次 / 天口服 ×5 天→泼尼松 10 mg 1 次 / 天口服 ×5 天；③其他辅助支持治疗：泮托拉唑护胃、雾化乙酰半胱氨酸溶液化痰、多索茶碱平喘。治疗 6 日后（7 月 12 日）复查血常规：白细胞 11.23×10^9/L，中性粒细胞 9.80×10^9/L，淋巴细胞 0.90×10^9/L，单核细胞 0.53×10^9/L，嗜酸性粒细胞 0.00×10^9/L，嗜碱性粒细胞 0.00×10^9/L，血 C- 反应蛋白 < 3.34 mg/L。改为头孢西丁 2 g 1 次 /12 h 静脉滴注治疗。建议患者完善气

管镜检查，行肺泡灌洗液 NGS。建议患者停用信地利单抗，继续行"紫杉醇白蛋白结合型"治疗，家属均拒绝后出院。出院后定期回访，患者咳嗽、咳痰症状减轻，呼吸困难缓解。复查胸部平扫 CT，病灶逐渐吸收（病例 13 图 4）。

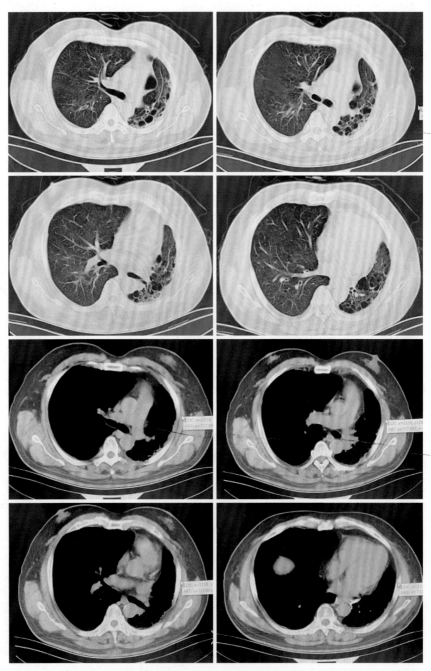

病例 13 图 4 2023 年 3 月 15 日患者胸部平扫 CT 表现

三、病例讨论

1. 对于类似病变，如何进行诊断和鉴别诊断？接受免疫结合点阻断剂治疗的患者，在治疗过程中出现新发的影像学表现，结合其临床表现，需要考虑免疫结合点阻断剂相关肺炎。最终的诊断需要排除其他疾病，包括但不限于下列疾病。①肺部感染（包括细菌、病毒、结核、真菌、PCP等）：患者合并发热、咳痰、血象升高等均可提示感染。阻塞性肺炎也是肺癌患者肺部感染的一种常见形式，其病原学以细菌为主。卡氏肺包囊虫感染可引起双肺磨玻璃影及低氧血症，病毒感染也可引起弥漫肺部病变。另外，接受免疫结合点阻断剂治疗患者出现真菌感染、真菌性气道炎、活动性肺结核等均有相关的个案报道。肺部感染和免疫结合点阻断剂相关肺炎有时在影像学上不能简单鉴别，必须结合痰病原学、血清病原学，对有条件的患者行支气管镜深部留取标本进行鉴别。偶有免疫结合点阻断剂相关肺炎和肺炎不能完全鉴别，同时存在或罹患免疫结合点阻断剂相关肺炎后继发感染者，均应在适当鉴别后给予经验性抗生素治疗，同时积极寻找病原学证据。另外，在免疫结合点阻断剂相关肺炎的治疗过程中，也要始终警惕因免疫抑制引起的继发机会性感染。②肿瘤进展及假进展：肿瘤进展引起的新发病灶，尤其是表现为癌性淋巴管炎者，临床表现为呼吸困难、咳嗽，影像学以多发小叶间隔增厚、多发微小结节为主要表现，以及某些肿瘤的假进展导致新发病灶者，都需要和免疫结合点阻断剂相关肺炎进行鉴别。③慢性阻塞性肺疾病（chronic obstructive pulmonary disease，COPD）（简称慢阻肺）急性加重：部分轻中度COPD未用药的患者在治疗期间可出现COPD的急性加重，影像学可表现为小叶中心性的小结节或细支气管炎，与免疫结合点阻断剂相关肺炎鉴别困难。因此用药前应对COPD患者进行肺功能评估，并予以分级治疗控制COPD。④放射性肺损伤：放射性肺炎最常发生在肺部放疗后2～6个月，病变大部分局限于放射野内，可伴或不伴呼吸道症状，症状可包括咳嗽、呼吸困难、低热等。偶见放射野外病变者，病理多为放疗后机化性肺炎，需要更长时间的激素治疗。⑤其他可引起呼吸困难、肺部影像学改变的病因：患者心功能不全导致肺水肿可引起呼吸困难，各种原因引起的肺泡出血，以及肿瘤高凝导致肺栓塞等均可引起呼吸道症状，需和免疫结合点阻断剂相关肺炎鉴别。

2. 如何诊断该疾病？根据2019年中华医学会呼吸病学分会肺癌学组发布的《免疫检查点抑制剂相关肺炎诊治专家共识》，免疫检查点抑制剂相关肺炎诊断标准为：①免疫结合点阻断剂用药史；②新出现的肺部阴影（如磨玻璃影、斑片实变影、小叶间隔增厚、网格影、牵拉性支气管扩张及纤维条索影等）；③除外肺部感染、肺部肿瘤进展、其他原因引起的肺间质性疾病、肺血管炎、肺栓塞及肺水肿等。同时符合以上3条即可诊断为免疫检查点抑制剂相关肺炎。如果符合以下条件可进一步支持免疫结合点阻断剂相关肺炎的诊断：新发或加重的呼吸困难、咳嗽、胸痛、发热及乏力等；动脉血气分析提示低氧血症；肺功能检查提示一氧化碳弥散量降低，限制性通气功能障碍；诊断不明时可进行活检，活检方式包括支气管镜下活检、CT引导下肺穿刺活检或胸腔镜下肺活检，活检方式的选择取决于病灶的位置、分布及患者的一般状况，进行活检前需要进行风险获益评估。

3. 该疾病的分级和治疗方法有哪些？

（1）免疫结合点阻断剂相关肺炎的分级：目前多按照影像学特点及临床症状两者之一或两者结合进行分类。但是在具体分级的时候缺乏一些特异性的指标。美国国家综合癌症网（National Comprehensive Cancer Network，NCCN）指南以临床结合影像学进行分级，具体标准如下。1级：无症状。病变局限于一叶肺或病变范围 < 25% 的肺实质；2级：出现新的呼吸道症状或原有症状加重，包括气短、咳嗽、胸痛、发热，以及所需吸氧条件升高；3级：症状严重。病变累及所有肺叶或 > 50% 肺实质，日常活动受限；4级：危及生命的呼吸损害。然而该分级标准没有结合病情进展速度、病理损伤类型等，导致分级不一定能准确提示预后。临床上除了关注分级高的免疫结合点阻断剂相关肺炎以外，对于病情进展迅速、影像学提示可能为弥漫性肺泡损伤的这一类疾病，即使刚诊断时为 2～3 级，也需要密切关注、及时处理，并按更高等级的免疫结合点阻断剂相关肺炎进行治疗以改善预后。

（2）免疫结合点阻断剂相关肺炎的分级治疗

轻度免疫结合点阻断剂相关肺炎（1级）：①应酌情推迟免疫结合点阻断剂治疗。②对症支持治疗。③密切随诊，观察患者病情变化，监测症状、体征及血氧饱和度；检测血常规、血生化、感染指标、动脉血气及肺功能等指标；如果症状加重及时行胸部CT检查。如病情进展可按更高级别处理。④如果不能排除合并感染，建议加用抗感染治疗。⑤患者症状缓解且肺部影像学检查证实病情痊愈，可考虑重新使用免疫结合点阻断剂治疗。

中度免疫结合点阻断剂相关肺炎（2级）：①暂停免疫结合点阻断剂治疗。②住院治疗。③积极氧疗，必要时使用高流量或无创通气。④止咳平喘等对症支持治疗。⑤糖皮质激素（激素）治疗：先静脉给药，改善后口服，如甲泼尼龙 1～2 mg/（kg·d）或等效药物；激素治疗至症状及影像学改善后逐渐减量，治疗疗程 > 6 周。⑥密切观察病情变化，每天观察患者的症状、体征，监测血氧饱和度；检测血常规、血生化、感染指标、凝血指标及动脉血气，监测肺功能；如果症状加重应及时行胸部 CT 检查。激素治疗 48 ～ 72 小时后症状无改善或加重，按照更高级别处理。⑦如不能排除合并感染，建议加用抗感染治疗。⑧症状缓解且胸部影像学检查证实病情痊愈，个体化权衡利弊，评估能否再次使用免疫结合点阻断剂治疗。

重度免疫结合点阻断剂相关肺炎（≥ 3 级）。①可考虑永久性停用免疫结合点阻断剂。②住院治疗，如病情需要可入住 ICU。③积极进行氧疗，保证氧合状态。必要时使用呼吸机辅助通气或体外膜肺氧合治疗。④对症支持及生命支持治疗。⑤激素治疗，静脉给予中至大剂量激素，如甲泼尼龙 2 ～ 4 mg/（kg•d）或等效药物；激素治疗至症状及影像学改善后逐渐减量，疗程＞8 周。⑥大剂量激素治疗期间可预防性使用质子泵抑制剂及补充钙剂。⑦密切观察病情变化，每天观察症状和体征，监测血氧饱和度、血压及血糖水平、血常规、血生化、感染指标、凝血指标及动脉血气；48 ～ 72 小时后行床旁 X 线胸片，如果病情允许可行胸部 CT 检查。⑧如果病情进展可考虑加用免疫球蛋白和（或）免疫抑制剂治疗。⑨如果不能排除合并感染，建议加用抗感染药物治疗。

目前关于免疫结合点阻断剂相关肺炎治疗中激素及免疫抑制剂的剂量与疗程尚缺乏大规模研究结果证实，应根据患者的基础疾病、合并症、不良反应严重程度及激素耐受情况进行个体化治疗，以降低产生潜在并发症的风险。

4. 患者的预后如何？如何进行随访和评估？大多数轻度及中度免疫结合点阻断剂相关肺炎患者的预后良好，超过 2/3 的免疫结合点阻断剂相关肺炎患者可通过停用免疫结合点阻断剂或使用激素治疗得到缓解或治愈，对激素反应不佳的患者预后较差。多项研究结果显示免疫结合点阻断剂相关肺炎治愈后再次使用免疫结合点阻断剂治疗的复发率为 25% ～ 30%。曾发生过重度免疫结合点阻断剂相关肺炎的患者可考虑永久停用免疫结合点阻断剂，发生过中度免疫结合点阻断剂相关肺炎且得到缓解或治愈的患者应充分权衡利弊，再决定是否继续进行免疫治疗。再次使用免疫结合点阻断剂时需密切监测不良反应，如果再次发生免疫结合点阻断剂相关肺炎，建议永久停用免疫结合点阻断剂。

四、病例点评

近年来，以免疫检查点抑制剂（immune checkpoint inhibitors，ICIs）为代表的免疫治疗，给肺癌患者带来了新的希望。随着 ICIs 的广泛应用，免疫检查点抑制剂肺炎（checkpoint inhibitor pneumonitis，CIP）的报道逐渐增多。CIP 是一种由 ICIs 引起的临床、影像和病理表现各异的肺损伤，是引起 ICIs 相关死亡的重要原因之一。CIP 常见于 PD-1 或 PD-L1 抑制剂。Meta 分析结果显示，肺癌患者 CIP 的总发生率及重度 CIP 的发生率均高于其他肿瘤患者。致死性 CIP 的发生率为 0.2% ~ 0.5%，CIP 是免疫治疗相关死亡的独立危险因素。CIP 缺乏典型的临床症状及影像学表现，且尚无统一的诊断标准及流程，如果处理不当可能危及患者的生命，需引起临床医生的关注与重视。

以本病例患者为例，此患者有明确的 ICIs 用药史，结合有磨玻璃影、斑片实变影、小叶间隔增厚、网格影、牵拉性支气管扩张及纤维条索影等肺部 CT 表现，同时除外肺部感染、肺部肿瘤进展、其他原因引起的肺间质性疾病、肺血管炎、肺栓塞及肺水肿等疾病。得益于诊疗组早期的识别诊断，及时使用全身激素，该患者预后较好。如果诊断较晚，可能会使用有创呼吸机或者体外膜肺氧合（extracorporeal membrane oxygenation，ECMO）进行呼吸支持治疗，甚至有死亡风险。

CIP 是肺癌免疫治疗中相对严重的不良反应，其发生率随瘤种、药物及治疗方案的不同略有差异。目前，CIP 的危险因素尚未完全明确，因此治疗前要对患者进行详细评估，并告知治疗相关风险。由于 CIP 的临床表现及影像学特征缺乏特异性，CIP 的诊断作为排除性诊断，需要临床医生结合患者的病史、临床表现、影像学及实验室检查等综合判断，支气管镜检查及肺组织活检在鉴别诊断方面具有一定意义。CIP 的严重程度评估及分级治疗至关重要，大部分 CIP 可通过停用 ICIs 或使用糖皮质激素治疗得到缓解或治愈。此外，由于免疫反应的滞后性和持续性，CIP 可能出现较晚甚至在停药后出现，对不良反应的识别、监测和随访应贯穿全程。

（病例提供者：曹大龙　安徽省蚌埠市第一人民医院）

（点评专家：孙　凯　上海市第十人民医院崇明分院）

参考文献

[1]Uchida N, Fujita K, Nakatani K, et al. Acute progression of aspergillosis in a patient with lung cancer receiving nivolumab[J]. Respirol Case Rep, 2018, 6（2）: e00289.

[2]Kyi C, Hellmann MD, Wolchok JD. Opportunistic infections in patients treated with immunotherapy for cancer[J]. J Immunother Cancer, 2014, 2: 19.

[3]Fujita K, Terashima T, Mio T. Anti-PD1 antibody treatment and the development of acute pulmonary tuberculosis[J]. Journal of Thoracic Oncology, 2016, 11（12）: 2238-2240.

[4] 许亚萍，刘辉，赵兰，等．放射相关性肺炎中国专家诊治共识 [J]．中华肿瘤防治杂志，2022，29（14）：1015-1022．

[5] 中华医学会肿瘤学分会，中华医学会杂志社．中华医学会肺癌临床诊疗指南（2023 版）[J]．中华肿瘤杂志，2023，45（07）：539-574．

[6] 中华医学会呼吸病学分会肺癌学组．免疫检查点抑制剂相关肺炎诊治专家共识 [J]．中华结核和呼吸杂志，2019，42（11）：820-825．

[7] Delaunay M，Cadranel J，Lusque A，et al．Immune-checkpoint inhibitors associated with interstitial lung disease in cancer patients[J]．Eur Respir J，2017，50（2）：1700050．

[8] Naidoo J，Wang X，Woo KM，et al．Pneumonitis in patients treated with anti-programmed death-1/programmed death ligand 1 therapy[J]．J Clin Oncol，2017，35（7）：709-717．

[9] Pollack MH，Betof A，Dearden H，et al．Safety of resuming anti-PD-1 in patients with immune-related adverse events（irAEs）during combined anti-CTLA-4 and anti-PD1 in metastatic melanoma[J]．Ann Oncol，2018，29（1）：250-255．

病例 14 大叶性肺炎表现的肺黏膜相关淋巴组织淋巴瘤

一、病历摘要

（一）基本资料

患者男性，53 岁，于 2023 年 10 月 7 日入院。

主 诉：肺部阴影 3 个月余。

现病史：患者 3 个月前无明显诱因出现发热，自测体温 38.5℃，咳嗽剧烈，咳白色黏痰，痰量中等，无痰中带血，伴咽痛、乏力。患者咽喉炎经治疗无效，症状逐渐加重，咳嗽剧烈，咳嗽时伴右下胸壁疼痛。2023 年 6 月 21 日于我院就诊，行冠脉 CTA 检查提示：①左前降支中段心肌桥（表浅型）；②左回旋支细小；③右肺中叶散在间质性炎症及实变，内侧段支气管闭塞。血常规：白细胞 $4.85×10^9$/L；中性粒细胞 $11.59×10^9$/L；C- 反应蛋白 105.79 mg/L。2023 年 6 月 22 日收入呼吸内科住院治疗，诊断为"肺炎"，予以头孢唑肟、莫西沙星抗感染治疗，同时予以祛痰、止咳对症治疗。2023 年 6 月 25 日行胸部 CT：①慢性支气管病变伴两肺散在炎症，两肺肺气肿，多发肺大疱形成，右肺中叶实变；②左上肺陈旧性肺结核，两侧胸膜稍增厚。2023 年 6 月 26 日气管镜检查：①右肺支气管炎性改变；②右肺中叶内段行活检、刷检及灌洗；③右肺中叶行超声检查发现低回声灶，于此处行超声支气管镜引导支气管透壁肺活检术（EBUS-TBLB）。肺泡灌洗液培养无真菌生长；抗酸杆菌未找到。肺泡灌洗液 NGS 提示：肺炎链球菌、烟曲霉、人疱疹病毒。穿刺病理：炎性肉芽组织及淋巴组织增生，小灶见类上皮细胞聚集，未见干酪样坏死，倾向霉菌类感染。免疫组化：肺泡上皮 CK-p（+），CK7（+），can5.2（+），TTF-1（+），p40（-），p63（-）；淋巴细胞 CD3（部分 +），CD20（部分 +），bcl-2（部分 +），CD10（少量 +），bcl-6（少量 +），pax-5（+），CD4（少量 +），CD8（少量 +），CD43（+），kp-1（+）Ki67（+5%）;滤泡树突细胞 CD2（+）、CD23（+）。抗酸染色（-）,六胺银染色（-）。追问病史，患者职业为导游,患病前去过地下酒窖，结合病理及肺泡灌洗液 NGS,考虑肺曲霉菌病,于 2023 年 6 月 28 日停用"头孢唑肟、莫西沙星"，予以伏立康唑抗真菌治疗。患者咳嗽症状减轻，于 2023 年 7 月 2 日出院。出院后继续口服伏立康唑。

患者 2023 年 7 月 29 日复查胸部 CT：慢性支气管病变伴两肺散在炎症，两肺肺气肿，多发肺大疱形成，右肺中叶实变，较 2023 年 6 月 25 日 CT 大致相仿。加用泼尼松（30 mg/d）口服抗炎治疗。2023 年 9 月 19 日复查胸部 CT 仍提示慢性支气管病变伴两肺散在炎症，两肺肺气肿，多发肺大疱形成，右肺中叶实变，较 2023 年 7 月 29 日 CT 大致相仿。现为进一步治疗，拟"肺部感染"收治入院。病程中，患者无胸闷，无发绀，无盗汗，无腹痛、腹泻，无尿急、尿痛，无意识障碍，无口干、眼干，无关节肿痛等。发病以来，患者精神一般，胃纳可，睡眠可，大、小便如常，近期体重无明显变化。

既往史：否认高血压、糖尿病、慢阻肺等慢性病史；否认肝炎、结核等传染病接触史；否认疫水疫区接触史；否认重大手术、外伤史；否认输血史；否认食物、药物过敏史。预防接种史不详。

个人及婚育史：出生并居住于原籍。否认有疫区疫水接触史；否认放射线、粉尘接触史；否认烟、酒等不良嗜好；否认冶游史。已婚已育，配偶及子女体健。

家族史：否认高血压、糖尿病、冠心病及家族性遗传疾病病史。

（二）体格检查

体温 36.5℃，脉搏 67 次 / 分，呼吸 18 次 / 分，血压 106/73 mmHg。神志清，呼吸平，步入病房，自主体位，查体合作，对答切题。全身皮肤巩膜未见明显黄染，全身浅表淋巴结未见明显肿大，无皮下出血，无肝掌、蜘蛛痣，双侧颈静脉未见明显扩张，肝颈静脉回流征阴性，双下肢无水肿。肺部：双侧呼吸运动无异常，肋间隙无增宽或变窄，双侧语颤无增强及减弱，无胸膜摩擦感，双肺叩诊呈清音，两肺呼吸音粗，右下肺闻及干、湿性啰音。心脏：心率 67 次 / 分，律齐，各瓣膜区未闻及病理性杂音。腹部：腹膨隆，软，无压痛、反跳痛，肝、脾肋下未及，肝、肾区无叩击痛。

（三）辅助检查

1. 实验室检查 2023 年 6 月 26 日急诊生化检查：总蛋白 86.6 g/L ↑，胆碱酯酶 2401 U/L ↓，尿素 7.18 mmol/L ↑，肌酐 52.6 μmol/L ↓，总二氧化碳 21.8 mmol/L，磷酸肌酸激酶 34.6 U/L ↓。乙肝表面抗原 0.211 ng/mL ↑，乙肝 e 抗体 99.736 U/L ↑，乙肝核心抗体 222.718 U/L ↑。糖类抗原 CA153 26.50 U/mL ↑，CA125 43.40 U/mL ↑。免疫检查：免疫球蛋白 M 15.300 g/L ↑，轻链 LAMBDA 2.57 g/L ↑，KAPPA/LAMBDA 0.77 ↓，β_2-微球蛋白 13.43 mg/L ↑。粪常规、凝血功能、心肌标志物、肝功能、肾功能、电解质基本正常。2023 年 10 月 7 日血常规：白细胞 13.24×10^9/L ↑，红细胞 4.64×10^{12}/L，血红蛋白 142 g/L，血小板 227×10^9/L，中性粒细胞百分比 87.5% ↑，C- 反应蛋白 105.79 mg/L ↑。血气分析：

酸碱度 7.449，氧分压 80.1 mmHg，二氧化碳分压 34.4 mmHg ↓，肺泡动脉氧分压差 31.8 mmHg ↑。

2. 影像检查　2023 年 6 月 25 日胸部 CT：①慢性支气管病变伴两肺散在炎症，两肺肺气肿，多发肺大疱形成，右肺中叶实变；②左上肺陈旧性肺结核，两侧胸膜稍增厚（病例 14 图 1）。2023 年 7 月 29 日胸部 CT：①慢性支气管病变伴两肺散在炎症，两肺肺气肿，多发肺大疱形成，右肺中叶实变较 2023 年 6 月 25 日 CT 大致相仿，纵隔多发淋巴结，部分稍大；②左上肺陈旧性肺结核，两侧胸膜稍增厚（病例 14 图 2）。2023 年 9 月 19 日胸部 CT：①慢性支气管病变伴两肺散在炎症，两肺肺气肿，多发肺大疱形成，右肺中叶实变，较 2023 年 7 月 29 日 CT 大致相仿；②隔多发淋巴结，部分稍大，较前大致相仿；③左上肺陈旧性，两侧胸膜稍增厚（病例 14 图 3）。

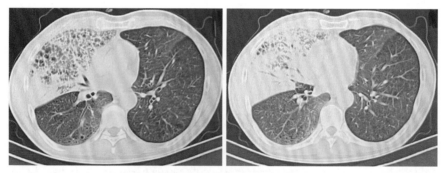

病例 14 图 1　2023 年 6 月 25 日胸部 CT

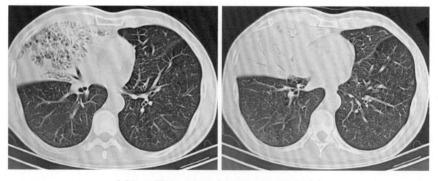

病例 14 图 2　2023 年 7 月 29 日胸部 CT

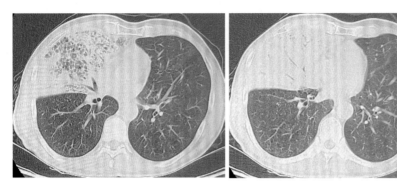

病例 14 图 3   2023 年 9 月 19 日胸部 CT

（四）初步诊断

肺部阴影性质待查。

二、诊治过程

患者 2023 年 10 月 7 日入院后，结合患者前次住院期间病理报告及肺泡灌洗 NGS 结果，考虑肺部阴影性质待查：肺真菌感染，继续予以伏立康唑抗真菌治疗，同时不排除合并细菌感染，予以"头孢他啶、莫西沙星"抗感染治疗，继续泼尼松 30 mg 口服抗炎，并予以祛痰、止咳及对症治疗。

住院期间完善各项检查 2023 年 10 月 8 日降钙素原＜ 0.05 ng/mL，血清淀粉样蛋白 A 188.72 mg/L，结核抗体（-），肿瘤特异生长因子 30.7 U/mL，免疫球蛋白 G 8.12 g/L，IgG（4 亚型）0.464 g/L，免疫球蛋白 A 1.05 g/L，免疫球蛋白 M 10.800 g/L ↑，免疫球蛋白 E 54.3 U/mL，补体 C3 1.050 g/L，补体 C4 0.141 g/L，轻链 KAPPA 1.89 g/L，轻链 LAMBDA 2.13 g/L ↑，KAPPA/LAMBDA 0.89，β_2- 微球蛋白 2.29 mg/L，鳞癌相关抗原 0.33 ng/mL，胃泌素释放肽前体 18.96 pg/mL，癌胚抗原 2.54 ng/mL，甲胎蛋白定量 1.68 ng/mL，糖类抗原 CA153 26.50 U/mL，糖类抗原 CA125 43.40 U/mL，糖类抗原 CA199 9.19 U/mL，糖类抗原 CA724 1.86 U/mL，细胞角蛋白 19 片段 1.41 ng/mL，神经元特异性烯醇化酶 10.40 ng/mL。固定蛋白电泳：IgM 阳性（+），L 阳性（+），免疫固定电泳阳性（+），免疫分型为 IgM-L 型。2023 年 10 月 9 日查结核杆菌 IFN-γ（N）0.7 pg/mL，结核杆菌 IFN-γ（T）31.7 pg/mL，结核杆菌 IFN-γ 检测结果（T-N）31.0 pg/mL ↑，结核杆菌 IFN-γ 检测结果判读弱阳性。抗核抗体谱、抗中性粒细胞胞质抗体、肝功能、肾功能、凝血功能等均正常。

患者两次化验免疫球蛋白均提示免疫球蛋白 M、轻链 LAMBDA 异常，长期抗感染治疗肺部阴影无吸收，需注意非感染性疾病，故再次复查胸部 CT 及支气管镜检查，完善骨髓穿刺。2023 年 10 月 11 日胸部增强 CT：①慢性支气管病变伴两肺散在炎症，两肺肺气肿，多发肺大疱形成，右肺中叶实变，较 2023 年 9 月 19 日 CT 两肺上叶病灶部分吸收，右肺中叶病灶相仿；②右肺门、纵隔多发淋巴结，部分稍大，较前大致相仿；③左肺上叶及下叶背段陈旧性肺结核，两侧胸膜稍增厚（病例 14 图 4）。2023 年 10 月 12 日电子支气管镜检查提示：右肺中叶黏膜炎性改变，于右肺中叶外侧段行 EBUS-TBLB。患者骨髓穿刺活检组织病理：多数区域小梁间为脂肪组织，局部小梁间造血细胞中见小 B 淋巴细胞，不排除小 B 淋巴细胞肿瘤。免疫组化：mpo（粒系 +），e-cadherin（红系 +），CD42b（巨核系 +），kp-1（+），CD34（−），CD3（散在 +），CD20（小灶 +），CD138（散在 +），ckp（−），Ki67（2%+）。特殊染色：网状纤维染色（−）。右肺中叶外段活检标本病理：小 B 淋巴细胞增生，黏膜相关淋巴组织结外边缘区淋巴瘤可能（病例 14 图 5）。

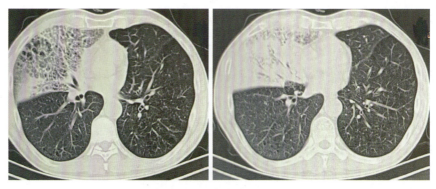

病例 14 图 4　2023 年 10 月 11 日胸部 CT

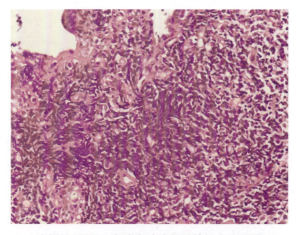

病例 14 图 5　右肺中叶外段活检标本病理图

免疫组化：肿瘤细胞 CD20（+），Pax5（+），CD79a（+），bcl-2（+），Ki67（20%+），

18 g（+），CD3（-），CD5（-），bcl-6（-），CD10（-），泡树突细胞 CD21（+），CD23（-），肺泡上皮 TTF-1（+），CK7（+），eber（-）。综上所示，修正诊断：肺黏膜相关淋巴组织淋巴瘤。患者肺部阴影明确诊断，转血液科进一步治疗。

三、病例讨论

1. 对于影像学以大叶性肺炎为表现的、正规抗感染治疗无效的病例，如何进行诊断和鉴别诊断？该患者为中年男性，以发热、咳嗽、咳痰、胸痛等为主要症状，肺部听诊发现两肺呼吸音粗，右下肺闻及干、湿性啰音，胸部 CT 提示肺部实变，实变周边网格渗出影，故第一次住院时诊断考虑肺部感染，予以经验性抗感染治疗，同时积极完善病原学检测。该患者第一次支气管镜检查肺泡灌洗液 NGS 提示烟曲霉，肺 EBUS-TBLB 病理提示霉菌类感染可能，考虑肺曲霉菌感染，虽予以积极抗真菌治疗，但患者肺部阴影长达 3 个月无吸收。

对于这类患者，首先需要鉴别感染性疾病和非感染性疾病。若为感染性病变，该患者正规抗细菌、抗真菌治疗，临床症状和影像学无改善，则需考虑有无特殊病原菌感染，如肺结核。但该患者无结核中毒症状，且肺部影像学为非典型结核表现（结核好发于上叶尖后段及下叶背段，可有空洞、钙化，周围常有卫星灶），肺泡灌洗液 NGS 及结核涂片均未发现结核杆菌，支气管镜肺活检病理未见干酪样坏死及抗酸染色（-），故肺结核可除外。

此时需考虑非感染性病变，对于中年男性，胸部 CT 发现肺实变，抗感染治疗效果差，需考虑肺癌，但患者无吸烟史，无肺癌家族史，化验血肿瘤标志物均正常，胸部 CT 提示肺实变，可见空气支气管征，支气管走行正常，两次支气管镜肺活检病理均未提示肺癌，故肺癌可除外。

患者正规抗感染治疗无效，肺癌不支持，化验免疫球蛋白 M、轻链 LAMBDA 均升高，免疫固定电泳（+），需考虑是否存在血液系统疾病，如多发性骨髓瘤、淀粉样变、淋巴瘤等。骨髓穿刺活检病理提示不排除小 B 淋巴细胞肿瘤，第二次支气管镜肺活检病理提示小 B 淋巴细胞增生，黏膜相关淋巴组织结外边缘区淋巴瘤可能。最终，该患者诊断肺黏膜相关淋巴组织淋巴瘤。

2. 如何诊断肺 MALT 淋巴瘤？MALT 淋巴瘤是边缘区非霍奇金淋巴瘤的一种亚型，也被称为结外边缘区淋巴瘤（extranodal marginal zone lymphoma，EMZL），可影响任何黏膜。胃肠道是 MALT 最常见的原发部位，其他常见部位包括眼部附属器、腮腺、肺等。MALT 的发病与长期慢性细菌、病毒感染和自身免疫刺激引起的免疫交叉反应有关。有研究发现，肺 MALT 与氧化木糖无色杆菌、淋巴细胞间质性肺炎、基因突变［如 Trisomy：+3，+18；BIRC3/MALT1 t（11；18）（q21；q21）］等有关。

肺 MLAT 淋巴瘤临床表现缺乏特异性，患者可出现咳嗽、咳痰、呼吸困难、发热、胸痛等呼吸系统疾病相关临床表现，部分患者可无症状，常在体检时发现肺占位性病变。肺 MALT 淋巴瘤主要 CT 表现为随机分布（≥ 70%）的多发性（79%）和双侧（66%）肺部病变，其中最常见的形态为实变（62%），其次是结节（43%）和肿块（21%）。常见的相关特征是支气管造影征和支气管扩张，尤其是囊性扩张和血管造影征象。与无症状患者相比，有症状的患者肺实变和支气管扩张较常见。囊性支气管扩张仅在有症状患者的疾病晚期观察到。朱剑楠等报道肺 MALT 淋巴瘤 CT 征象以结节肿块型为主，其次为肺炎肺泡型。原发性肺 MALT 淋巴瘤多为单侧病灶分布，支气管充气征、血管造影征是最常见的 CT 征象，胸腔积液少见。继发性肺 MALT 淋巴瘤病灶侧则无明显倾向性，跨叶分布亦较少。支气管充气征及血管造影征比例较原发性肺 MALT 淋巴瘤低，胸腔积液比例升高。陈利军研究提示，实变是肺 MALT 淋巴瘤常见的 CT 表现，以扩张的空气支气管并多发空泡影为特征，肺结节及肿块、空腔、磨玻璃影均是肺 MALT 淋巴瘤特征之一。肺 MLAT 淋巴瘤明确诊断需结合组织病理学和免疫组织化学，必要时进行分子检测，可通过支气管镜肺活检或 CT 引导性经皮肺穿刺活检获取组织标本。肺 MALT 淋巴瘤组织学特征为在反应性淋巴滤泡边缘区域存在淋巴样浸润，该区域由大量可变的小细胞组成，包括小圆形淋巴细胞、中心细胞样细胞、单核样 B 细胞。肺内常伴有浆细胞分化，肿瘤细胞侵及细支气管或肺泡上皮，导致淋巴上皮瘤变，免疫组织化学染色结果显示肿瘤细胞 CD20、CD79α、Bcl-2 阳性，CD3、CD10 和 Bcl-6 阴性，CD21 示残存滤泡阳性，CKpan 示残存的支气管黏膜上皮阳性，Ki67 增殖指数较低。基因重排结果示 IgH/Igκ 克隆阳性。

3. 肺 MALT 淋巴瘤的治疗方法有哪些？肺 MALT 淋巴瘤治疗方案尚未统一，治疗手段有手术、放疗、化疗、免疫治疗等。对于局限病变，如果患者身体条件允许，可选择手术切除，如切缘阳性，术后应接受局部区域受累部位照射（ISRT）；切缘阴性，可以选择观察。对于不可切除的可以选择放疗、化疗或者观察。肺 MALT 淋巴瘤的化疗方案参照非胃 MALT 淋巴瘤，包括利妥昔单抗单药、利妥昔单抗＋苯达莫司汀、伊布替尼、R-CHOP、R-CVP 等方案，同时考虑年龄、合并症及未来进一步治疗的可能性，个体化制订化疗方案。

4. 肺 MALT 淋巴瘤患者的预后如何？如何进行随访和评估？肺 MALT 淋巴瘤是黏膜相关淋巴组织淋巴瘤中常见的亚型，是一种惰性淋巴瘤，病程进展慢，5 年和 10 年生存率分别为 90% 和 70%，中位生存期＞ 10 年。研究提示年龄＞ 70 岁，Ann Arbor 分期大于 II 期，乳酸脱氢酶升高均为预后不良因素。在治疗结束时，患者需进行全身 CT 扫描，如果有必要，还需进行 PET-CT 检查。此后，每 6 个月进行一次检查，5 年后每年 1 次。

四、病例点评

肺 MALT 淋巴瘤是肺部一种罕见非霍奇金淋巴瘤，其临床表现缺乏特异性，可出现咳嗽、咳痰、发热、胸痛、呼吸困难等呼吸道症状，其症状和体征取决于肺部病变浸润范围和程度。该病胸部影像学表现多种多样，可分为肺炎实变型、单发结节／肿块型、多发结节／肿块型、弥漫间质型。肺 MLAT 淋巴瘤明确诊断需结合组织病理学和免疫组织化学，必要时进行分子检测。本病例患者以发热、咳嗽、咳痰为主要症状。胸部 CT 主要表现为右肺中叶大片实变，可见支气管充气征，边缘网格絮状渗出影，与大叶性肺炎不易鉴别，故容易误诊。大叶性肺炎一般感染中毒症状较肺 MALT 淋巴瘤重，典型者有咳铁锈色痰，经正规抗感染治疗，肺部炎症多在 4～6 周可吸收。本病例患者经正规抗感染治疗 3 个月，肺部实变影仍无吸收，故肺部感染性疾病可能性不大，需注意非感染性疾病，如肺炎性肺癌、机化性肺炎、肺淋巴瘤等。本病例患者多次化验，免疫球蛋白 M、轻链 LAMBDA 均升高，免疫固定电泳（+），需注意是否存在血液系统疾病。患者经过多次活检，最终明确诊断肺 MALT 淋巴瘤。肺 MALT 淋巴瘤缺乏特异性的临床表现和影像学特点，易与肺癌、肺炎等疾病相混淆，因此，对于临床诊断和治疗效果不相符合时，需积极行支气管镜肺活检、经皮肺穿刺活检等手段获取肺组织标本进行病理学检查及免疫组织化学检测等明确诊断。

肺 MALT 淋巴瘤是一种惰性淋巴瘤，病程进展慢，5 年和 10 年生存率分别为 90% 和 70%，中位生存期＞ 10 年。治疗方案包括外科手术、放疗、化疗、免疫治疗等。有研究表明利妥昔单抗治疗有效率达 70%，但有 30% 的复发率。对于复发患者，无治疗指征可以观察，有治疗指征可以使用二线和后线治疗。

（病例提供者：郭志华　上海市第十人民医院崇明分院）

（点评专家：宋小莲　上海市第十人民医院）

参考文献

[1]Alice Di Rocco, Luigi Petrucci, Giovanni Manfredi Assanto, et al.Extranodal Marginal Zone Lymphoma：Pathogenesis, Diagnosis and Treatment[J].Cancers, 2022, 14（7）：1742.

[2]Francesca Sanguedolce, Magda Zanelli.Primary Pulmonary B-Cell Lymphoma：A Review and Update[J].Cancers, 2021, 13（3）：415.

[3]Wen Deng, Ying Wan, Jian-qun Yu.Pulmonary MALT Lymphoma has variable features on CT[J].Scientific Reports, 2019, 9（1）：1-8.

[4]朱剑楠,孔杰俊,孙思庆,等.69 例肺淋巴瘤临床、CT 表现及病理特征分析[J].临床肺科杂志, 2023, 28（04）：511-516.

[5]陈利军, 韩月东, 张明.肺黏膜相关淋巴组织淋巴瘤的 CT 表现[J].肿瘤影像学, 2021, 30 （03）：191-194.

[6]胡慧娣, 董燕, 赵瑞芬, 等.肺黏膜相关淋巴组织结外边缘区淋巴瘤 19 例临床病理分析 [J].南京医科大学学报（自然科学版）, 2023, 43（02）：263-267, 290.

[7]中国医疗保健国际交流促进会肿瘤内科学分会, 中国抗癌协会淋巴瘤专业委员会, 中国医师协会肿瘤医师分会.中国淋巴瘤治疗指南（2023 年版）[J].中国肿瘤临床与康复, 2023, 30（01）：2-29.

病例 15　内科胸腔镜下光动力治疗肺癌伴恶性胸腔积液

一、病历摘要

（一）基本资料

患者女性，63 岁，于 2021 年 7 月 22 日入院。

主　诉：发现肺恶性肿瘤 1 个月余，入院拟行第 2 周期化疗。

现病史：患者 2021 年 6 月 3 日因"咳嗽、胸闷、气喘"于外院就诊，摄胸部平扫 CT 提示：右侧大量胸腔积液，右肺大部分受压，萎陷不张；右肺上叶纵隔旁可疑团灶，右肺上叶前段、左肺下叶背段胸膜下微小结节灶。外院予胸腔积液引流治疗后，患者自觉咳嗽、咳痰等症状较前有所缓解，胸腔积液脱落细胞学查见大量高度异型细胞，考虑肿瘤可能。为进一步诊治入我院，遂在我科行胸腔镜检查，胸膜活检组织病理诊断为腺癌，差分化。免疫组化结果示肿瘤细胞 TTF-1（+），napsina（+），CK7（+），brgl（+），Ki67（60%+）。2023 年 7 月 2 日在我科行"培美曲塞 0.8 g ＋奈达铂 120 mg"方案化疗。近期患者因"感胸闷症状逐渐加重，活动后气促，时有咳嗽，现拟第 2 周期治疗"再次入我科治疗。病程中患者无发热，无头痛、头晕，无咯血，无腹痛、腹胀、腹泻，无尿急、尿痛，无恶心、呕吐，无意识障碍，食欲较差，睡眠可，大、小便如常，体重较前下降 5 kg。

既往史：有糖尿病数年，平时注射胰岛素降糖：早晨 优泌乐 4 U，中午优泌乐 5 U，晚上地特胰岛素 8 U，自诉血糖控制可；有帕金森病史，口服美多芭 1 粒 3 次 / 天；有腔隙性脑梗死病史，目前服用氟伐他汀 1 粒 1 次 / 天。否认高血压、冠心病病史；否认哮喘、鼻窦炎、过敏性鼻炎病史；否认肝炎、结核、伤寒等传染病史；否认外伤史、输血史；否认青霉素、头孢菌素、磺胺类等药物过敏史；否认食物过敏史。

个人及婚育史：已婚已育，家人体健。

家族史：否认家族遗传性疾病病史。

（二）体格检查

体温 36.4℃，脉搏 79 次 / 分，呼吸 20 次 / 分，血压 114/67 mmHg。神志清楚，呼吸平稳，步入病房，自主体位，查体合作，对答切题。全身皮肤无黄染，无瘀点、瘀斑，巩膜无黄染，无皮下出血，无肝掌、蜘蛛痣。全身浅表淋巴结未及肿大。头颅无畸形。球结膜无水肿，巩膜无黄染，瞳孔等大等圆，对光反射存在，口唇无发绀，胸廓无畸形，右侧肋间隙增宽，右侧触觉语颤减弱，右肺叩诊呈浊音，右上肺闻及散在干、湿性啰音。心率79次/分，律齐，各瓣膜区未闻及病理性杂音。腹部平坦，未见胃肠型蠕动波，未及压痛，未及包块，肝、脾肋下未及。输尿管压痛点无压痛，肝浊音界存在，无移动性浊音，无肾区叩击痛，肠鸣音正常。双下肢无水肿，足背动脉搏动存在。生理反射存在，病理反射未引出。

（三）辅助检查

2021年6月3日胸部平扫CT：右侧大量胸腔积液，右肺大部受压，萎陷不张；右肺上叶纵隔旁可疑团灶，右肺上叶前段，左肺下叶背段胸膜下微小结节灶。

2021年6月29日胸腔镜胸膜活检病理检查：腺癌，差分化。免疫组化结果：肿瘤细胞TTF-1（+），napsina（+），CK7（+），brgl（+），Ki67（60%+）（病例15图1）。

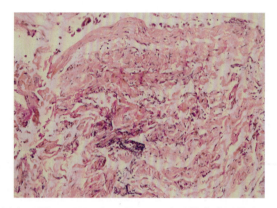

病例15图1　2021年6月29日胸腔镜胸膜活检病理图

（四）初步诊断

1. 肺恶性肿瘤 [$T_{2a}N_2M_{1a}$（胸膜），Ⅳ期，L858R阳性，PS1分]。
2. 2型糖尿病。
3. 脑梗死。
4. 低蛋白血症。
5. 高脂血症。
6. 帕金森病。

二、诊治过程

根据病史、胸部平扫CT（病例15图2）及胸腔镜下表现，结合胸膜活检组织病理结果，该患者诊断为右肺腺癌 $T_{2a}N_2M_{1a}$（胸膜）Ⅳ期，EGFR基因突变检测阳性（L858R突变），PS 1分。患者已完成第1周期"培美曲塞、奈达铂"方案化疗，近期患者胸闷症状逐渐加重，拟行第 2 周期全身化疗再次入院。

入院后完善相关检查。2021 年 7 月 23 日肿瘤标志物：癌胚抗原 5.25 ng/mL，糖类抗原 CA153 12.90 U/mL，糖类抗原 CA125 30.70 U/mL，糖类抗原 CA199 10.55 U/mL，糖类抗原 CA724 4.73 U/mL，细胞角蛋白 19 片段 2.27 ng/mL，神经元特异性烯醇化酶 15.00 ng/mL。2021 年 7 月 24 日胸部平扫 CT 提示右肺中叶占位，致右肺中叶不张。右侧大量胸腔积液，右肺上叶、下叶膨胀不全。右肺门及纵隔淋巴结肿大，转移？左肺上叶下舌段慢性炎症改变。2021 年 7 月 26 日上腹部平扫 CT 提示未见明显异常。复查胸腔积液明显增多，第 1 周期化疗过程中患者出现明显胃肠道不良反应症状，评估治疗效果不佳，经诊疗组及科室讨论，更换为口服盐酸埃克替尼 125 mg 3 次 / 天，同时行胸腔镜下光动力治疗恶性胸腔积液（病例 15 图 3）。

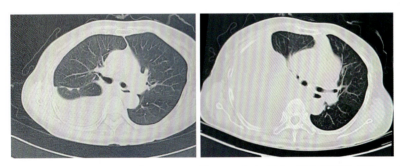

病例 15 图 2　2021 年 6 月 3 日及 2021 年 7 月 24 日胸部平扫 CT

注：EGFR 基因突变检测阳性（L858 R 突变）；ALK 断裂阴性；ROS1 断裂阴性。PD-1、PDL-1 蛋白表达检测阴性。

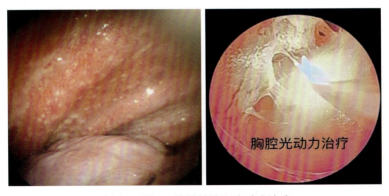

病例 15 图 3　胸腔镜胸下光动力治疗

更换治疗方案后，患者病情明显好转，遂于 2021 年 8 月 10 日出院。门诊定期随访，患者胸闷、气促、咳嗽等症状明显好转，胸部平扫 CT 提示右肺肿块明显缩小，右肺完全复张，右侧胸腔积液完全消失（病例 15 图 4），PS 评分上升为 0 分。

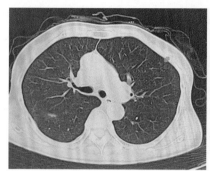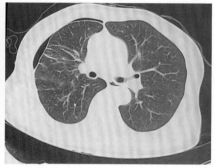

病例 15 图 4　2021 年 9 月 15 日及 2023 年 9 月 5 日胸部平扫 CT

三、病例讨论

1. 光动力治疗的原理是什么？光动力治疗（photodynamic therapy，PDT）是一种药械联合肿瘤微创治疗技术。先将光敏剂注入体内（全身静脉给药或胸腔局部灌注给药），由于光敏剂对瘤组织的选择性结合及药物动力学作用，48 ～ 72 小时后正常组织与瘤组织内富集的光敏剂会出现浓度差。此时，在肿瘤部位给予特定波长的光照，产生一些氧化活性分子，通过自由基（Ⅰ型反应）和单重态氧（Ⅱ型反应）两种类型光反应发挥肿瘤细胞杀伤作用，引起肿瘤细胞凋亡或死亡。

PDT 通过 3 种机制选择性杀伤肿瘤组织，获得肿瘤短期和长期控制：① PDT 利用光化学反应直接损伤肿瘤组织；PDT 产生的活性氧可造成肿瘤细胞的不可逆损伤，导致肿瘤细胞的坏死、凋亡、自噬；② PDT 通过损伤肿瘤血管导致肿瘤血管闭塞、血流瘀滞及组织出血，使肿瘤组织缺氧并堆积代谢产物，最终死亡；③ PDT 促使肿瘤内部发生炎症反应，并激活适应性和先天性抗肿瘤免疫。

2. PDT 在肺癌中的应用有哪些？在 2002 年日本制订的肺癌治疗指南中，PDT 被推荐为早期中央型肺癌的一种治疗方案，其适应证如下：①内镜下评估的早期肺癌；② X 线胸片和 CT 影像学检查正常；③无淋巴结转移及远处转移；④隆突分叉至亚段支气管的肿瘤，内镜下可见病变周围边缘；⑤肿瘤最大直径不大于 1 cm；⑥因潜在心肺功能障碍不符合手术条件或拒绝手术的患者。后扩大 PDT 适应证用于缓解晚期病例的局部症状及术前诱导 PDT 以减少手术切除范围，并将肿瘤减小降级到可以手术的程度。

2013 年 ACCP 指南中推荐 PDT 可用于仅限黏膜层病变的中央型肺癌患者（1C）及早期中央型鳞癌患者的根治性治疗，并定期行支气管镜检查（1C）。

2019 年 NCCN 指南中推荐 PDT 用于治疗 NSCLC 患者有局部症状或局部复发导致的气管阻塞和严重咯血（2A）。

2019 年《呼吸道肿瘤光动力治疗临床应用中国专家共识》中列举的 PDT 适应证如下。

（1）早期气道恶性肿瘤的治疗：①早期中央型肺癌；②原发性气管恶性肿瘤；③气管、支气管重度不典型增生，需满足如下条件：经病理证实为恶性肿瘤或癌前病变，经 CT、超声支气管镜或光学相干断层成像技术、窄波光支气管镜或荧光支气管镜确认，病变累及黏膜、黏膜下层，未累及软骨和外膜层，长度＜1 cm 且在支气管镜可视范围内，浸润深度＜1 cm，无淋巴结及远处转移，患者无法耐受手术或不接受手术治疗。

（2）姑息性治疗：①原发或转移性气管支气管恶性肿瘤；②多原发中央型肺癌；③肺癌手术后残端局部复发；④中央型肺癌放疗后局部复发，需满足如下条件：存在气管、支气管堵塞，且肿瘤呈管内型或管内＋管壁型。

3. 光动力在肺癌中的联合治疗模式有哪些？

（1）PDT 联合支气管镜下介入减瘤术：对于中心气道内较大肿瘤堵塞管腔者，可应用硬镜铲切、电圈套器套扎、电切针切割、APC、激光烧灼、二氧化碳冻切等介入治疗技术，快速将气管支气管腔内病变清除，再应用 PDT 照射病变的残端，可取得很好的治疗效果。

（2）PDT 联合放疗：放疗与卟啉类光敏剂 -PDT 联用后既表现出"加和"作用，又表现出"协同"作用，PDT 联合放疗是安全有效的。一般主张先做 PDT，后放疗，如先做放疗，需待 1 个月后放疗的急性炎性反应期过后，方可行 PDT。

（3）PDT 联合化疗：PDT 联合化疗是有效、安全的。可通过两种方法同步或序贯联合治疗，达到降期，必要时可行外科手术切除。

（4）PDT 联合分子靶向药物：目前研究表明，厄洛替尼联合 PDT 能够增强 PDT 的疗效，同时 PDT 可改善 TKI 类药物的耐药性，或可改善此类患者的预后。

（5）PDT 联合免疫治疗：光动力免疫疗法（photodynamic immunotherapy，PDIT）逐渐引起人们的关注。PDIT 是将光动力治疗和免疫疗法联合应用于疾病的治疗中，使两种疗法协同发挥疗效的治疗方法。但目前这些研究均在实验室阶段，尚无大规模临床应用证据。

4. 光动力治疗术后如何管理和评价疗效？

（1）留置胸腔引流管充分引流坏死物质，若胸膜腔内存在较多粘连时，术后应经胸管注入纤维蛋白溶解药物，如尿激酶 10 万 U ＋生理盐水 20 mL，夹管 4 小时引流，每日 1 次。一般术后 48 ～ 72 小时，引流量＜ 100 mL/d 且无漏气，影像学检查提示肺膨胀良好、胸腔积液明显减少时，即可拔除胸管。

（2）术后第 1 天：避免暴露在阳光下的一切可能性；留在有避光窗帘的房间内，避免阳光直射；只使用一个 ≤ 60 瓦灯泡（11 瓦节能灯泡）；如观看电视，距离＞ 2 m，并佩戴墨镜，不可使用手机、电脑等电子产品。术后第 2 ～ 7 天：渐渐增加室内照明光线，可逐步恢复正常室内照明；白天保持在室内，避免靠近窗户，天黑后可户外活动；避免直接暴露在阳光下，如外出需穿避光服（浅色长衣长裤 / 手套 / 墨镜 / 宽沿帽）；如皮肤不慎暴露在阳光下，发生刺痛、灼烧感或红肿，应立即隔离避光并就诊。术后第 8 ～ 14 天：避免阳光直射和强的室内照明；可短时间户外活动（10 ～ 15 分钟），需穿浅色长衣长裤并在遮荫下活动；如皮肤无光敏反应可逐渐增加户外活动时间；如发生光敏反应，应及时就诊，并停止户外活动，避免皮肤曝光照明。术后第 14 ～ 45 天：慢慢接受阳光直接照射，逐步回到正常状态；至少 3 个月不宜日光浴 / 天光浴床；至少 30 日内避免强光眼部检查；30 日后可试行简易光敏测试。

（3）疗效评价：WHO 制订的胸腔积液疗效标准判定疗效。① CR：胸腔积液完全消失，症状完全缓解，并维持 4 周以上；② PR：胸腔积液减少 50% 以上，症状明显缓解，并持续 4 周以上；③无效（no response，NR）：未能达到上述标准，或者胸腔积液减少后短期内又增加，4 周内需要再次抽液。

四、病例点评

肺癌是引起恶性胸腔积液的常见原因，恶性胸腔积液治疗又是临床中比较棘手的问题，目前临床中主要采取姑息性治疗为主。恶性胸腔积液改善呼吸困难症状的首选方法是胸腔穿刺置管引流，虽操作方便，但复发率高，且反复引流容易导致蛋白质、免疫细胞的消耗，进一步加剧胸腔积液的形成。胸膜固定术是另一种治疗恶性胸腔积液的方法，是通过将化学固定剂注入胸膜腔，引发壁层和脏层胸膜相粘连从而使胸膜腔消失，少数患者可能因胸膜肥厚粘连造成限制性通气功能障碍及呼吸衰竭，严重者可能出现急性呼吸窘迫综合征危及生命。以上两种临床中常用的方案，均对胸膜上的病灶无直接减瘤作用，只是减轻呼吸困难的姑息性治疗。

肿瘤 PDT 是一项肿瘤微创治疗技术，将可选择性聚集于肿瘤组织的光敏剂注入人体后，在特定波长激光照射下，并在氧的参与下，诱发一系列光化学反应。PDT 可杀灭表面细胞，同时保护下层组织，使其适合治疗表面扩散的恶性肿瘤，如弥漫性胸膜转移。PDT 还可诱导抗肿瘤的免疫反应，增强机体内多种免疫细胞的抗肿瘤作用，在全身治疗的基础上，如免疫治疗、化疗、分子靶向治疗，联合PDT可提高抗肿瘤效果。

本病例中，患者前期在使用全身药物化疗后，肺部肿瘤未得到有效的抑制，考虑为肿瘤进展。鉴于患者的耐受性，综合评估治疗效果后，诊疗组及时更换治疗方案，使用分子靶向药物，同时在内科胸腔镜下光动力治疗恶性胸腔积液。患者未出现明显不良反应，后期随访过程中证实肺癌得到有效控制，效果令人满意。

PDT是一种有前途的抗肿瘤疗法，在早期中央型肺癌、中央气道阻塞、晚期胸膜疾病有一定的效果显现。但PDT的应用远不仅如此，其更大的前景是作为综合治疗的一部分。各种联合模式有许多相似与不同之处，如何使得"1＋1＞2"是未来基础研究及临床应用的探索重点，将PDT与其他治疗规范化联合的合理性与有效性还需大量试验来阐明其中机制，最佳治疗参数还需开展大量临床研究以寻求科学化治疗标准。此外，PDT技术的革新、光敏剂的开发与改进、治疗途径、不良反应的减少或避免还需在临床进行更多的探索。相信PDT作为综合治疗的一部分，在肺癌中的应用会得到更好的发展。

（病例提供者：隆　玄　上海市第十人民医院）

（点评专家：宋小莲　上海市第十人民医院）

参考文献

[1]Sharman WM, Allen CM, van Lier JE. Role of activated oxygen species in photodynamic therapy[J]. Methods Enzymol, 2000, 319：376-400.

[2]Henderson BW, Waldow SM, Mang TS, et al. Tumor destruction and kinetics of tumor cell death in two experimental mouse tumors following photodynamic therapy[J]. Cancer Res, 1985, 45（2）：572-576.

[3]Karwicka M, Pucelik B, Gonet M, et al. Effects of photodynamic therapy with redaporfin on tumor oxygenation and blood flow in a lung cancer mouse model[J]. Sci Rep, 2019, 9（1）：12655.

[4]Jin F, Liu D, Xu X, et al. Nanomaterials-based photodynamic therapy with combined treatment improves antitumor efficacy through boosting immunogenic cell death[J]. Int J Nanomedicine, 2021, 16：4693-4712.

[5]Kato H, Harada M, Ichinose S, et al. Photodynamic therapy（PDT）of lung cancer： experience of the Tokyo Medical University[J]. Photodiagnosis Photodyn Ther,

2004, 1（1）：49-55.

[6]Detterbeck FC, Lewis SZ, Diekemper R, et al.Executive Summary：Diagnosis and management of lung cancer, 3rd ed：American College of Chest Physicians evidence-based clinical practice guidelines[J].Chest, 2013, 143（5 Suppl）：7S-37S.

[7]Ettinger DS, Wood DE, Aggarwal C, et al.NCCN Guidelines Insights：non-small cell lung cancer, Version 1.2020[J].J Natl Compr Canc Netw, 2019, 17（12）：1464-1472.

[8]中国抗癌协会肿瘤光动力治疗专业委员会，应急总医院，空军军医大学唐都医院.呼吸道肿瘤光动力治疗临床应用中国专家共识[J].中华肺部疾病杂志（电子版），2020, 13（01）：6-12.

[9]王洪武.晚期中央型非小细胞肺癌气管镜微创治疗进展[J].医学研究杂志，2009, 38（06）：3-5, 69.

[10]任浙平，杨雁飞，崔守仁.体外放疗加腔内光动力疗法治疗肺癌[J].黑龙江医学，1996, 09：19-20.

[11]Imamura S, Kusunoki Y, Takifuji N, et al. Photodynamic therapy and /or external beam radiation therapy for mentgenologically occult lung cancer[J]. Cancer, 1994, 73（6）：1608-1614.

[12]Freitag L, Ernst A, Thomas M, et al. Sequential photodynamic therapy（PDT）and high dose brachytherapy for endobronchial tumour control in patients with limited bronchogenic carcinoma[J]. Thorax, 2004, 59（9）：790-793.

[13]Corti L, Toniolo L, Boso C, et al. Long-term survival of patients treated with photodynamic therapy for carcinoma in situ and early non-small-cell lung carcinoma[J]. Lasers Surg Med, 2007, 39（5）：394-402.

[14]Zhang W, Shen J, Su H, et al. Co-Delivery of cisplatin prodrug and chlorin e6 by mesoporous silica nanoparticles for chemo photodynamic combination therapy to combat drug resistance[J]. ACS Appl Mater Interfaces, 2016, 8（21）：13332-13340.

[15]Akopov A, R usanov A, Gerasin A, et al. Preoperative endobronchial photodynamic therapy improves resectability in initially irresectable（inoperable）locally advanced non small cell lung cancer[J].Photodiagnosis Photodyn Ther,2014,11(3)：259-264.

[16]Gallagher-Colombo SM, Miller J, Cengel KA, et al. Erlotinib pretreatment improves photodynamic therapy of non-small cell lung carcinoma Xenografts via multiple mechanisms[J]. Cancer Res, 2015, 75（15）：3118-3126.

[17]樊帆，朱敦皖，张琳华.肿瘤化疗协同光动力疗法联合免疫治疗的研究进展[J].国际生物医学工程杂志，2017, 40（04）：262-268.

[18]Wang M, Song J, Zhou FF, et al. NIR-triggered phototherapy and immunotherapy via an antigen-capturing nanoplatform for metastatic cancer treatment[J]. Adv Sci (Weinh), 2019, 6 (10): 1802157.

[19] 徐静, 张南征. 光动力学疗法对免疫系统的影响 [J]. 徐州医学院学报, 2006, (04): 373-376.

病例 16　多形性腺瘤

一、病历摘要

（一）基本资料

患者男性，62 岁。

主　诉：发现肺部占位性病变 2 个月余。

现病史：患者 2 个月余前体检发现肺部结节。胸片检查示左下肺见可疑小结节，患者无明显咳嗽、咳痰，为明确诊断至我院就诊。肺部 CT（2019 年 5 月 16 日）示：①右侧主支气管内结节灶，黏液栓？请进一步检查；②肝脏、左肾上极多发低密度灶，囊肿可能，建议进一步检查；③右肾小结石。后于我院就诊，予以抗感染、化痰等治疗，完善胸部增强 CT（2019 年 5 月 16 日）：①右肺下叶前基底段淡薄小结节，请随访；②右侧主支气管内结节灶，请进一步支气管镜检查；③肝脏、左肾上极多发囊肿；④右肾小结石。现为进一步诊治，以"肺占位性病变"收入我科。病程中，患者无腹胀、腹痛、腹泻，无头痛，无咯血或痰中带血，无咳粉红色泡沫痰，无尿急、尿痛，无恶心、呕吐，无意识障碍。发病以来，精神、食欲、睡眠可，大、小便及体重无明显变化。

既往史：无特殊。

个人及婚育史：无特殊。

家族史：无特殊。

（二）体格检查

体温 36.6℃，脉搏 64 次 / 分，呼吸 20 次 / 分，血压 124/76 mmHg。胸廓未见畸形。呼吸运动两侧对称，肋间隙不宽，两侧触觉语颤对称，无胸膜摩擦感，双肺叩诊呈清音，两肺呼吸音粗，未闻及明显干、湿性啰音。

（三）辅助检查

胸部增强 CT（2019 年 5 月 16 日）（病例 16 图 1）：①右肺下叶前基底段淡薄小结节，请随访；②右侧主支气管内结节灶，请进一步支气管镜检查；③肝脏、左肾上极多发囊肿；④右肾小结石。

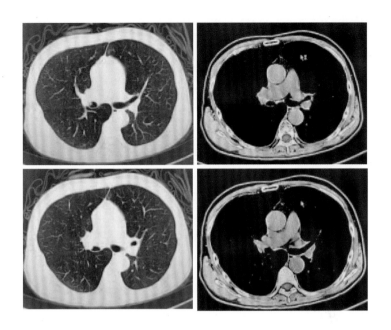

病例 16 图 1　胸部增强 CT（2019 年 5 月 16 日）

肿瘤标志物（2019 年 5 月 15 日）（血）：胃泌素释放肽前体 35.3 pg/mL，鳞癌相关抗原 0.7 ng/mL。

2019 年 5 月 15 日血（免疫 1）：癌胚抗原 3.75 ng/mL，甲胎蛋白定量 2.27 ng/mL，糖类抗原 CA153　9.08 U/mL，糖类抗原 CA25　5.68 U/mL，糖类抗原 CA199　12.57 U/mL，糖类抗原 CA724　1.49 U/mL，细胞角蛋白 19 片段 1.47 ng/mL，神经元特异性烯醇化酶 12.30 mg/mL。前列腺特异抗原↑ 4.830 ng/mL，游离前列腺特异抗原 0.569%，铁蛋白 99.20 ng/mL。2019 年 5 月 15 日血（免疫 2）：肿瘤特异生长因子 19.8 U/mL，甲胎蛋白定量 2.27 ng/mL，甲胎蛋白异质体＜ 5%。2019 年 5 月 17 日糖类抗原 242　3.01 U/mL，糖类抗原 CA50　8.1831 U/mL。

（四）初步诊断

肺占位性病变。

二、诊治过程

患者入院后完善相关术前评估检查：①抗感染。患者咳嗽、咳痰，予头孢美唑抗感染。②化痰。③解痉。④健康教育。戒烟、避免被动吸烟。⑤进一步检查。

2019 年 6 月 1 日行气管镜检查：气管黏膜光滑，软骨环清晰，未见新生物。管腔通畅，隆凸锐利。左侧支气管软骨环清晰，黏膜光滑，未见出血，未见新生物。管腔通畅；右侧中间段开口处见一椭圆形白色质韧病灶，表面有少许毛细血管附着，于病灶处活检、刷检、灌洗，右侧其余支气管通畅，黏膜光滑，未见新生物，未见出血，软骨环清晰。

结论：右侧中间段见椭圆形新生物，行刷检、灌洗。

2019年6月5日气管镜（病例16图2）：气管黏膜光滑，软骨环清晰，未见新生物。管腔通畅，隆凸锐利，左侧支气管软骨环清晰，黏膜光滑，未见出血，未见新生物。管腔通畅。右侧中间段支气管开口处见新生物，行新生物圈套摘除术，并于局部行APC治疗，未见明显出血。

结论：右中间段支气管内新生物圈套摘除及APC治疗。

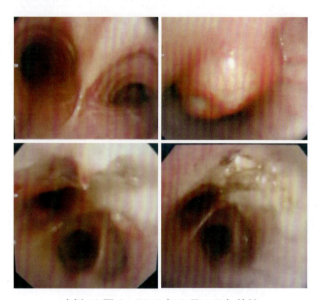

病例16图2　2019年6月5日气管镜

气管镜病理：（气管镜活检）考虑多形性腺瘤。（送检活检组织有限，请结合临床及影像学，必要时病灶完整切除后再送病理）免疫组化：ck（+），cam5.2（+），TTF-1（-），CD34（-），CK7（+），CK20（-），naspina（-），Ki67（2%+），p53（-），p63（+），CK5/6（+），vim（+），sma（-）。

三、病例讨论

多形性腺瘤也称作混合瘤，是最常见的涎腺肿瘤，约占所有涎腺肿瘤的60%。生物学行为是良性的，但是容易复发，甚至恶变，转变成癌，如多形性腺瘤中癌、癌肉瘤及转移性多形性腺瘤（metastatic pleomorphic adenoma，MPA）。WHO把MPA定义为"组织学上良性的多形性腺瘤原因不明地发生局部或远处转移"，占所有恶性多形性腺瘤的1%。MPA由Foote和Frazell于1953年首次提出，其后约有

60 余篇报道。最常见的原发部位为腮腺（78.3%），其次是下颌下腺（8.3%）和鼻柱（3.3%）。最常见的转移部位是骨（45%），其次是头颈部（43%）、肺（36%）、淋巴结、鼻旁窦、中枢神经系统、肾、肝脏或者皮肤等。女性略多于男性，年龄范围为 11～83 岁，平均年龄 49.5 岁，中位年龄 52 岁。MPA 可以发生在原发肿瘤发生后的 1～51 年，发生转移的平均年龄为 47.9 岁。转移可发生在肿瘤局灶复发的同时或者复发后数年。MPA 在组织学上没有任何恶性证据，与涎腺多形性腺瘤的组织学表现相似，但通常会有局灶被膜缺失及卫星结节。诊断 MPA 必须满足两个标准：首先，原发及复发的肿瘤必须含有多形性腺瘤典型的组织学特点，没有恶性的组织学证据（包括细胞的间变、肿瘤性坏死、核分裂象明显增加及侵袭性生长等特征）；其次，转移灶必须与原发肿瘤分离，并且原发灶和复发灶具有相同的组织学表现。由于 MPA 良性组织学表现及恶性生物学行为之间的矛盾，Bradley 提出 MPA 实际上是一种目前尚未被认识并分类的恶性肿瘤，认为其是一种具有致死潜能的低级别恶性肿瘤，可能是一种伴随分子遗传学改变的亚微观的恶性转变。Czader 等提出 MPA 可能代表一种多形性腺瘤与多形性腺瘤中癌的连续性肿瘤实体。MPA 免疫组织化学表达与多形性腺瘤表达方式相同，肿瘤细胞通常表达 CK、S-100 蛋白、p63、波形蛋白及 GFAP。Larbcharoensub 等发现 MPA 的间叶成分表达孕激素受体。激素受体的表达可能在 MPA 的发展中起一定作用，并提高肿瘤对激素受体的应答。发生 MPA 的首要危险因素可能是发生局部复发的次数。原发部位肿瘤复发是 MPA 一个重要特点。Knight 和 Ratnasingham 回顾文献发现 MPA 患者的平均年龄是 34.3 岁，年龄范围在 9～73 岁，且原发多形性腺瘤最常见于 20～40 岁患者，62.9% 的患者出现在 50 岁之前，因此认为，年轻多形性腺瘤患者可能是发展为 MPA 的危险因素。而原发多形性腺瘤与 MPA 之间通常有一段较长的时间间隔。多形性腺瘤发生转移的机制目前尚不清楚，外科手术操作可能会导致肿瘤细胞迁移并植入血管，瘤细胞继续缓慢生长繁殖，数年后导致血行播散，进而发生转移。这一理论有 2 个支持点：一是原发肿瘤的最初切除与转移之间有一段较长的潜伏期，表明肿瘤的破坏及种植；二是实验室研究表明人类腮腺多形性腺瘤已成功转移至裸鼠体内并继续生长，说明多形性腺瘤在其他部位具有较强的生长能力。而 Czader 等报道了 1 例原发多形性腺瘤没有经手术治疗而发生肾脏 MPA，肿瘤切除后 13 个月发生多形性腺瘤中癌。同样，Fujimura 等也报道了 1 例左下颌下腺多形性腺瘤，没有手术史而发生左枕骨多形性腺瘤中癌，作者认为是肿瘤侵犯包膜，进而转移至枕骨，发生 MPA，随后恶变为多形性腺瘤中癌。尽管这些病例可能并不代表真正的 MPA，但表明肿瘤细胞在手术时种植不一定是唯一的种植机制，Czader

等提出 MPA 及多形性腺瘤中癌是恶性多形性腺瘤谱系中共同的生物途径的不同阶段。MPA 主要采用手术切除。标准治疗为肿瘤必须完整切除，并且保证足够的边缘阴性。尽管 MPA 的组织学表现为良性，但是其导致的病死率却较高。

四、病例点评

对于支气管多形性腺瘤的治疗，是行外科手术还是支气管镜下肿瘤切除，取决于肿瘤的大小、部位及继发肺部的改变等。外科可以选择行"气管节段切除并端－端吻合"术。近年来更多选用的是经支气管镜介入治疗进行肿瘤切除，如高频电圈套、冷冻疗法、激光消融、氩气刀等，可以快速改善呼吸症状及控制出血，其中高频电圈套切除术联合氩气刀为最安全、最有效的介入技术之一，被广泛使用。本病例患者采用了电圈套器切除术联合氩气刀烧灼处理，随访未见复发。综上所示，气道的多形性腺瘤罕见，发生于肺叶、段或以远支气管更为罕见，由于管腔相对气管及主支气管细小，肿瘤易引起管腔狭窄继发远端阻塞性肺炎改变。胸部 CT 对于该病的诊断有重要的参考价值。病理组织学可明确诊断。支气管镜或外科手术切除为首选治疗方法，尽管复发及恶变的可能性很低，治疗后仍建议进行长期随访。

支气管多形性腺瘤的治疗目标是去除病灶、解除堵塞、畅通气道。治疗方法分为胸外科手术和支气管镜气道腔内介入治疗。胸外科手术为传统的治疗方法，其治疗方式还有肺叶切除、袖状肺叶切除、支气管切开摘除肿瘤等。胸外科手术治疗具有损伤大、对患者打击大、术后恢复慢、花费较高的缺点，对老年人、肺功能差者风险较大。肺叶切除支气管吻合术有发生术后支气管吻合口狭窄的风险。可弯曲支气管镜气道腔内介入治疗具有操作简单、安全性高、损伤小、见效快、恢复快的优点，在良、恶性中央气道狭窄的治疗中得到广泛应用，适用于中央气道病变患者全身状况差不能耐受外科手术、中央气道恶性肿瘤全身远处转移无外科手术治疗指征及不愿行外科手术治疗的患者。支气管多形性腺瘤的支气管镜腔内介入治疗方法有高频电圈套＋电凝、氩气刀、激光等热消融治疗和冷冻治疗。采用高频电圈套切除来完整去除带蒂的支气管多形性腺瘤，对病变的基底部采用氩气刀进行电凝处理可利于创面的止血。多形性腺瘤是一种良性肿瘤，预后良好，但易发生恶变或复发。国外已有气管多形性腺瘤恶变的报道，故对支气管多形性腺瘤患者治疗后进行长期随访很有必要。综上所述，支气管多形性腺瘤较为罕见，临床表现及影像学特征无特异性，可弯曲支气管镜活检病理组织学检查及免疫组织化学检查可以明确诊断，支气管镜气道腔内介入治疗是支气管多形性腺瘤的有效治疗方法。

（病例提供者：隆　玄　上海市第十人民医院）

（点评专家：彭爱梅　上海市第十人民医院）

参考文献

[1]Reiland MD，Koutlas IG，Gopalakrishnan R，et al.Metastasizing pleomorphic adenoma presents intraorally：a case report and review of the literature[J].J Oral Maxillofac Surg, 2012, 70 (10)：e531-e540. DOI：10.1016/j.joms.2012.06.185.

[2]Foote FW Jr,Frazell EL.Tumors of the major salivary glands[J].Cancer,1953,6 (6)：1065-1133.

[3]Bradley PJ."Metastasizing pleomorphic salivary adenoma" should now be considered a low-grade malignancy with a lethal potential[J].Curr Opin Otolaryngol Head Neck Surg, 2005, 13 (2)：123-126.

[4]Czader M, Eberhart CG, Bhatti N, et al.Metastasizing mixed tumor of the parotid：initial presentation as a solitary kidney tumor and ultimate carcinomatous transformation at the primary site[J].Am J Surg Pathol, 2000, 24 (8)：1159-1164.

[5]Larbcharoensub N, Cert PK, Tungkeeratichai J, et al.Expression of hormonal receptor in patients with metastasizing pleomorphie adenonia of the major salivary gland；a clinicopathological report of three cases[J].JMed Assoc Thai, 2009, 92 (9)：1250-1255.

[6]Knight J, Ratnasingham K.Metastasising pleomorphic adenoma：Systematic review[J]. IntJSurg, 2015, 19：137-145. DOI：10.1016/j.ijsu.2015.04.084.

[7]Mildi S, Mestiri S, Kermani W, et al.Metastasizing pleomorphic adenoma of the submandibular gland：a case report[J].Pathologica, 2014, 106 (1)：29-31.

[8]Sabesan T, Ramehandani PL, Hussein K.Metastasising pleomorphic adenoma of the parotid gland[J].Br J Oral Maxillofac Surg, 2007, 45 (1)：65-67.

[9]Fujimura M, Sugawara T, Seki H, et al.Careinomatous change in the cranial metastasis from a metastasizing mixed tumor of the salivary gland-case repon[J]. Neurol Med Chir (Tokyo), 1997, 37 (7)：546-550.

[10]Stcele NP, Wenig BM, Sessions RB.A case of pleomorphic adenoma of the parotid gland metastasizing to a mediastinal lymph node[J].Am J Otolaryngol,2007,28(2)：130-133.

病例 17 气管镜冷冻治疗肺癌

一、病历摘要

（一）基本资料

患者男性，47 岁。

主　诉：确诊肺恶性肿瘤 2 周余，入院行冷冻球囊治疗。

现病史：患者 1 个月前无明显诱因的情况下出现胸闷、气急，无咳嗽，但偶尔咳痰，咳少量白色黏痰，有咯血，量不多，无发热及畏寒、寒战，无呼吸困难，无潮热盗汗，无消瘦，无胸闷、胸痛。2022 年 8 月 15 日于泰州市某医院行胸部及全腹部 CT 检查：右肺主支气管远端占位，右肺上叶肺不张，建议行纤维支气管镜检查，检查结果显示右肺下叶炎症，脾大，左肾囊肿。胸椎、腰椎 MRI 检查：T_6椎体压缩性骨折，椎体骨髓水肿，腰骶部软组织水肿，胸、腰椎退行性改变，予抗感染、吸氧、消炎治疗，具体不详。后复查 CT 检查：右肺主支气管占位，右肺上叶建议行纤维支气管镜检查，右肺炎症可能，较前 2022 年 8 月 15 日进展，左肾小囊肿可能。患者 2022 年 9 月 1 日于泰州某医院行"经皮穿刺脊椎成形术＋活检"术：胸椎少量椎体组织，纤维组织增生，炎症细胞浸润。气管镜下行右上叶开口新生物处活检、圈套、冷冻消融治疗。气管镜病理:(右上肺活检) 低分化癌伴坏死，结合免疫组化，符合低分化鳞状细胞癌。

2022 年 10 月 13 日行"吉西他滨 1.8 g/m² d1 ＋顺铂 80 mg d1 化疗、信迪利单抗 200 mg"治疗，现为进一步治疗，拟"肺恶性肿瘤（鳞癌）"收入我科。病程中，患者无头痛，无寒战，无呼吸频率增快、呼吸音发细，无鼻塞、流涕，无腹痛、腹泻，无尿急、尿痛，无呕吐，无意识障碍。

发病以来，患者精神可，饮食、睡眠一般，二便正常，体重无明显变化。

患者 2019 年 6 月无明显诱因下出现小便发黄、全身乏力、头昏、心悸（活动时明显），诊断为溶血性贫血，长期口服泼尼松维持治疗。现入院后未服药，有骨折病史，目前服用塞来昔布、云南白药、盐酸布桂嗪片。

既往史：否认有肝炎、伤寒、结核等传染病史；否认高血压、糖尿病病史；否认冠心病及脑卒中病史；否认哮喘、鼻窦炎及过敏性鼻炎病史；否认外伤、手术、输血史。有磺胺类药物过敏史。否认青霉素过敏史；否认头孢类及其他抗菌药物过敏史；否认食物过敏史。预防接种史不详。

个人及婚育史：无特殊。

家族史：无特殊。

（二）体格检查

体温 36.8℃，脉搏 85 次/分，呼吸 20 次/分，血压 153/90 mmHg。神志清，呼吸平，步入病房，自主体位，查体合作，对答切题。颈软，气管居中，颈动脉搏动正常，两侧颈静脉无怒张，双侧甲状腺不大。胸廓未见畸形。呼吸运动两侧对称，肋间隙不宽，两侧触觉语颤对称，无胸膜摩擦感，双肺叩诊呈清音，两肺呼吸音粗，未闻及明显干、湿性啰音。心前区无异常隆起及抬举样搏动，心尖搏动正常，无震颤，心界不大，心率 80 次/分，律齐，各瓣膜区未闻及病理性杂音。

（三）辅助检查

2022 年 9 年 1 日于泰州某医院行"经皮穿刺脊椎成形术＋活检"术：胸椎少量椎体组织，纤维组织增生，炎症细胞浸润。CTA 检查（2022 年 9 月 21 日）：①支气管动脉 CTA：两侧支气管动脉清晰显示（R2 L1），主动脉右侧壁起源处支气管动脉稍增宽；②右肺主支气管、上叶支气管恶性肿瘤性病变，右肺门及纵隔多发淋巴结转移，伴右肺上叶不张，右肺中下叶阻塞性炎症可能大，请结合临床进一步支气管镜检查；③右侧胸腔少量积液；④右侧迷走锁骨下动脉：T_6 椎体压缩术后改变，请结合临床。气管镜（2022 年 9 月 23 日）下右上叶开口新生物处行活检、圈套、冷冻消融治疗。气管镜病理：（右上肺活检）低分化癌伴坏死，结合免疫组化，符合低分化鳞状细胞癌。免疫组化：（切片 c）肿瘤细胞 CK-p（+），p40（+），ck5/6（+），vimentin（部分 +）CK7（少量 +），TTF-1（−），napsina（−），CK20（−），CD56（+/−），syn（−），cga（−），ini-1（+），brg-1（+），pd-11（cps:3），Ki67（80%+）。（备注：pd-11 克隆号，cell signaling，el13 n）。

2022 年 8 月 15 日胸椎、腰椎 MRI 平扫：T_6 椎体压缩性骨折，椎体骨髓水肿，腰骶部软组织水肿，胸、腰椎退行性改变。全腹部 CT：脾大、左肾囊肿。2022 年 9 月 22 日泰州某医院头颅 CT：未见明显异常。2022 年 9 月 22 日泰州某医院脑部 CT：右肺上叶支气管处恶性肿瘤、管腔鼻塞伴肺叶不张；纵隔多发淋巴结，右肺炎症，较前（2022 年 9 月 5 日）进展，右侧胸腔积液，迷走右锁骨下动脉；双侧胸膜增厚；右侧第 4 后肋骨皮质欠光整，T_6 椎体成形术后改变，左肾囊肿可能。

2022 年 10 月 12 日血生化：氯 108 mmol/L ↑，钙 2.03 mmol/L ↓；心肌标志物：白介素 -6 7.34 pg/mL ↑，降钙素原 0.07 ng/mL ↑；血常规：C- 反应蛋白 11.01 mg/L ↑，红细胞 $3.99×10^{12}$/L ↓，血红蛋白 110 g/L ↓，红细胞比容 34.5% ↓，淋巴细胞 $0.48×10^9$/L ↓，红细胞分布宽度 18.50% ↑；血凝：D- 二聚体定量 0.65 mg/L ↑。2022 年 10 月 13 日尿常规：尿隐血 ↑，红细胞（镜检）1 个 /μL，白细胞（镜检）5 个 /μL，上皮细胞 5 个 /μL ↑；白蛋白 39.0 g/L ↓，肌酐

54μmol/L↓。心电图：①窦性心律；②Ⅲ异常Q波；③不完全性右束支传导阻滞。

（四）初步诊断

肺恶性肿瘤（鳞癌）。

二、诊治过程

结合患者上述现病史、体征和实验室检查，首先考虑该病为右肺恶性肿瘤（鳞癌）伴有阻塞性肺炎、肺不张和溶血性贫血，遂给予氨溴索、多索茶碱化痰，GP方案择期化疗，乌苯美司增强免疫，泮托拉唑、阿拓莫兰保肝护胃，信迪利单抗免疫治疗，择期气管镜冷冻治疗，以及避免被动吸烟等健康教育及二级护理。

同时入院后进一步完善相关检查。2022年10月16日血气分析（动脉血）：血红蛋白104g/L↓，碳氧血红蛋白2.40%↑，实际剩余碱2.70mmol/L↑，肺泡动脉间氧压差27.9%↑，红细胞比容32.2%↓；血常规：C-反应蛋白55.91mg/L↑，红细胞3.49×10^{12}/L↓，血红蛋白96g/L↓，红细胞比容29.3%↓，血小板99×10^9/L↓，中性粒细胞百分比88.1%↑，淋巴细胞百分比6.3%↓，单核细胞百分比2.9%↓，淋巴细胞10.28×10^9/L↓，红细胞分布宽度百分比17.50%↑，血小板比容0.09%↓；急诊查心肌标志物：肌红蛋白＜21.00ng/mL↓，N末端脑利钠前体133.50pg/L↑；急诊生化检查：胆碱酯酶5654U/L↓，尿素2.28mmol/L↓，肌酐45.9μmol/L↓，磷酸肌酸激酶21.4U/L↓，钠134mmol/L↓，钙1.99mmol/L↓，镁0.62mmol/L↓；血凝：PT13.3秒，INR1.15，APTT22.80秒，纤维蛋白原4.570g/L↑，TT15.10秒，D-二聚体定量1.19mg/L↑。

择期气管镜冷冻治疗：经气管插管进镜见气管管腔通畅，软骨环清晰，黏膜光滑，隆凸锐利，未见出血、新生物。左侧支气管、左主支气管、肺左上叶、肺左下叶及各段支气管管腔内可见痰液，管腔通畅，黏膜光滑，未见出血、新生物。右侧支气管、右主支气管、肺右中叶、肺右下叶及各段支气管管腔通畅，黏膜光滑，未见出血、新生物，肺右上叶开口可见新生物完全阻塞，予右上叶开口处行APC治疗及活检前清理至上叶开口完全可见、各分支开口部分可见，右上叶支气管黏膜广泛肿瘤浸润肥厚，致分支开口狭窄。

患者采用全身麻醉，2022年9月23日10时15分进行气管镜介入治疗，气管镜下评估狭窄程度为100%。2022年9月23日采用APC、圈套器。切割处理完全后，狭窄程度低于20%，可进行冷冻消融。

选用宁波胜杰康研制的气道冷冻治疗系统，冷冻设备型号SR610，冷冻消融导管规格型号SS620-1010-26120，予以冷冻治疗，冷冻开始时间（冷冻探头开始冷冻）：13时52分18秒。冷冻点1：第1次，冷冻10秒，复温43秒；第2次，冷冻15

秒，复温 54 秒。冷冻结束时间（末次冷冻完成后探头脱离组织）：13 时 58 分 19 秒。狭窄程度低于 10%，术后无明显出血，冷冻治疗设备及冷冻消融导管使用性能优良，无器械缺陷，手术顺利，于 14 时 15 分结束。

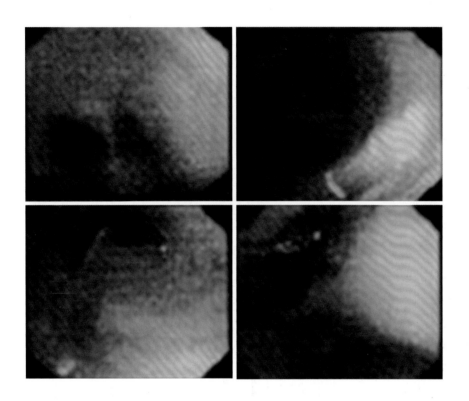

病例 17 图 1　2022 年 10 月 17 日患者支气管镜检查

注：左上，气管；右下，右肺中间干。

术后患者一般情况可，出院时无明显咯血、发热。呼吸运动两侧对称，肋间隙不宽，两侧触觉语颤对称，无胸膜摩擦感，双肺叩诊呈清音，两肺呼吸音粗，未闻及明显干、湿性啰音。心率 80 次/分。治疗后病情好转，嘱患者坚持服药，呼吸科门诊随访。如有不适，及时到门诊随诊。避免接触有害气体，避免被动吸烟（戒烟）。

三、病例讨论

（一）对于类似该患者的病变，如何进行诊断和鉴别诊断？

肺癌常与某些肺部疾病共存，或其影像学的表现与某些疾病相类似，故常易误诊或漏诊，临床应与下列疾病鉴别。

1. 肺结核

（1）肺结核球：见于年轻患者，多无症状。病灶位于肺上叶尖后段和下叶背段，边界清楚，密度高，可有包膜，有时含钙化点，周围有纤维结节状病灶，多年不变。

（2）肺门淋巴结结核：易与中央型肺癌相混淆。该病多见于儿童、青年，有发热、盗汗等结核中毒症状。结核菌素试验常阳性，抗结核治疗有效。

（3）急性粟粒型肺结核：发病年龄较轻，有发热、盗汗等全身中毒症状。X线片表现为细小、分布均匀、密度较淡的粟粒样结节病灶。腺癌（旧称细支气管肺泡癌）两肺多有大小不等的结节状播散病灶，边界清楚，密度较高，病情有进行性发展。

2. 肺炎　有发热、咳嗽、咳痰等症状，抗生素治疗有效。若无中毒症状，抗生素治疗后肺部阴影吸收缓慢，或同一部位反复发生肺炎时，应考虑肺癌可能。肺部有慢性炎症机化，形成团块状的炎性假瘤，也易与肺癌相混淆。但炎性假瘤往往形态不整、边缘不齐、核心密度较高，易伴有胸膜增厚，病灶长期一般无明显变化。

3. 肺脓肿　一般起病急，中毒症状严重，有寒战、高热、咳嗽、咳大量脓痰等症状。影像学可见均匀的大片状阴影，空洞内常见液平。癌性空洞患者一般不发热，继发感染时，可有肺脓肿的临床表现，影像学癌肿为偏心空洞、壁厚、内壁凹凸不平。支气管镜和痰脱落细胞学检查有助于鉴别。

4. 结核性胸膜炎　应与癌性胸腔积液相鉴别。

5. 肺隐球菌病　可出现肺内单发或多发结节和肿块，大多位于胸膜下，单发病变易与周围型肺癌混淆。肺活检和血清隐球菌荚膜多糖抗原检测有助于与该病鉴别。

6. 其他　如肺良性肿瘤、淋巴瘤等，需通过组织病理学鉴别。

（二）如何诊断该疾病？

肺癌诊断可按下列步骤进行。①CT确定部位：有临床症状或放射学征象怀疑肺癌的患者先行胸部和腹部CT检查，发现肿瘤的原发部位、纵隔淋巴结侵犯和其他解剖部位的播散情况。②组织病理学诊断：怀疑肺癌的患者必须获得组织学标本诊断。肿瘤组织多可通过微创技术获取，如支气管镜、胸腔镜。但不推荐痰细胞学确诊肺癌。在浅表部位可扪及的淋巴结或皮肤转移部位也应活检。如怀疑远处转移病变，也应获得组织标本，如软组织肿块、溶骨性病变及骨髓、胸膜或肝病灶。胸腔积液则应获得足量的细胞团，以便于检查。目前建议对高度怀疑为Ⅰ期和Ⅱ期肺癌的患者可直接手术切除。③分子病理学诊断：有条件者应在病理学确诊的同时检测肿瘤组织的EGFR基因突变、ALK融合基因和ROS1融合基因等，

NSCIC 也可考虑检测 PD-L1 的表达水平，以利于制订个体化的治疗方案。

该患者的诊断：①右肺恶性肿瘤（鳞癌）；②阻塞性肺炎；③肺不张；④溶血性贫血。诊断依据：胸闷、气急伴咳痰 1 个月余，气管镜（2022 年 9 月 23 日）下右上叶开口新生物处行活检、圈套、冷冻消融治疗。2022 年 9 月 27 日气管镜病理：（右上肺活检）低分化癌伴坏死，结合免疫组化，符合低分化鳞状细胞癌。免疫组化：（切片 c）肿瘤细胞 CK-p（+），p40（+），CK5/6（+），vimentin（部分 +），CK7（少量 +），TTF-1（-），napsina（-），CK20（-），CD56（+/-），syn（-），cga（-），ini-1（+），brg-1（+），pd-11（cps:3），Ki67（80%+）。（注：pd-11 克隆号，cell signaling，el13 n。）

（三）该疾病的主要类型和治疗方法有哪些?

1. 按解剖部位分类

（1）中央型肺癌：是指发生在段及段以上支气管的肺癌，以鳞状上皮细胞癌和小细胞肺癌较多见。

（2）周围型肺癌：是指发生在段支气管以下的肺癌，以腺癌较多见。

2. 按组织病理学分类 肺癌按组织病理学分为非小细胞肺癌和小细胞肺癌两大类，其中非小细胞肺癌最常见，约占肺癌总发病率的 85%。

（1）NSCLC

1）鳞状上皮细胞癌（简称鳞癌）：目前分为角化型、非角化型和基底细胞样型鳞状上皮细胞癌。

2）腺癌：可分为以下四大类。①原位腺癌（adenocarcinoma in situ，AIS），旧称细支气管肺泡癌（BAC），直径≤3 cm；②微浸润性腺癌（minimally invasive adenocarcinoma，MIA），直径≤3 cm，浸润间质最大直径≤5 mm，无脉管和胸膜侵犯；③浸润性腺癌（包括旧称的非黏液性 BAC），包括贴壁样生长为主型（浸润间质最大直径＞5 mm）、腺泡为主型、乳头状为主型、微乳头为主型和实性癌伴黏液形成型；④浸润性腺癌变异型：包括黏液型、胶样型、胎儿型和肠型腺癌。腺癌可分为黏液型、非黏液型或黏液／非黏液混合型。免疫组化染色癌细胞表达 CK7、TTF-1 和 Napsin A 腺癌是肺癌最常见的类型。女性多见，主要起源于支气管黏液腺，可发生于细小支气管或中央气道，临床多表现为周围型。腺癌可在气管外生长，也可循肺泡壁蔓延，常在肺边缘部形成直径 2～4 cm 的结节或肿块。由于腺癌富含血管，局部浸润和血行转移较早，易累及胸膜引起胸腔积液。

3）大细胞癌：是一种未分化的非小细胞癌，较少见，占肺癌的 10% 以下，其在细胞学和组织结构及免疫表型等方面缺乏小细胞癌、腺癌或鳞癌的特征。诊断大细胞癌只适用手术切除的标本，不适用小活检和细胞学标本。免疫组化及黏液染色鳞状上皮样及腺样分化标志物阴性。大细胞癌的转移较晚，手术切除机会较大。

4）其他：腺鳞癌、肉瘤样癌、淋巴上皮瘤样癌、中线癌（NUT 癌）、唾液腺型癌（腺样囊性癌、黏液表皮样癌）等。

（2）小细胞肺癌(small cell lung cancer, SCLC)：肺神经内分泌肿瘤包括类癌、非典型类癌、小细胞癌和大细胞神经内分泌癌。SCLC 是一种低分化的神经内分泌肿瘤，包括小细胞癌和复合性小细胞癌。小细胞癌细胞小、圆形或卵圆形、胞质少，细胞边缘不清，核呈细颗粒状或深染，核仁缺乏或不明显，核分裂常见。小细胞肺癌细胞质内含有神经内分泌颗粒，具有内分泌和化学受体功能，能分泌 5- 羟色胺、儿茶酚胺、组胺、激肽等物质，可引起类癌综合征。癌细胞常表达神经内分泌标志物如 CD56、神经细胞黏附分子、突触素和嗜铬粒蛋白。Ki67 免疫组化对区分 SCLC 和类癌有很大帮助，SCLC 的 Ki67 增殖指数通常为 50% ～ 100%。SCLC 以增殖快速和早期广泛转移为特征，初次确诊时 60% ～ 88% 患者已有脑、肝、骨或肾上腺等转移，只有约 1/3 患者局限于胸内。SCLC 多为中央型，典型表现为肺门肿块和纵隔肿大淋巴结引起的咳嗽和呼吸困难。SCLC 对化疗和放疗较敏感。

在所有上皮细胞来源的肺癌中，鳞癌、腺癌、大细胞癌和小细胞癌是主要类型的肺癌，约占所有肺癌的 90%。

（四）治疗措施有哪些？

肺癌的治疗应当根据患者的机体状况、病理学类型（包括分子病理学诊断）、侵及范围（临床分期），采取多学科综合治疗模式，强调个体化治疗。有计划、合理地应用手术、化疗、生物靶向和放射治疗等手段，以期达到根治或最大限度控制肿瘤、提高治愈率、改善患者的生活质量、延长生存期的目的。

1. 手术治疗　是早期肺癌的最佳治疗方法，分为根治性与姑息性手术，应当力争根治性切除，以期达到切除肿瘤、减少肿瘤转移和复发的目的，并可进行 TNM 分期，指导术后综合治疗。

NSCLC 主要适于Ⅰ期及Ⅱ期患者，根治性手术切除是首选的治疗手段，T_2N 和 $T_{13}N_2$ 的ⅢA 期患者需通过多学科讨论采取综合治疗的方法，包括手术治疗联合术后化疗或序贯放、化疗，或同步放、化疗等。除了Ⅰ期外，Ⅱ～Ⅲ期肺癌根治性手术后需术后辅助化疗。术前化疗（新辅助化疗）可使原先不能手术的患者降低 TNM 分期而可以行手术治疗。术后根据患者最终病理 TNM 分期、切缘情况，选择再次手术、术后辅助化疗或放疗。对不能耐受肺叶切除手术的患者也可考虑行楔形切除。

90% 以上的 SCLC 患者就诊时已有胸内或远处转移，一般不推荐手术治疗。如经病理学纵隔分期方法（如纵隔镜、纵隔切开术等）的病理检查阴性的 $T_{12}N_0$ 的患者，可考虑肺叶切除和淋巴结清扫，单纯手术无法根治 SCLC，因此所有术后的 SCLC 患者均需采用含铂的两药化疗方案化疗 4 ～ 6 个疗程。

2．药物治疗　主要包括化疗和靶向治疗，用于肺癌晚期或复发患者的治疗。化疗还可用于手术后患者的辅助化疗、术前新辅助化疗及联合放疗的综合治疗等。

化疗时应当严格掌握适应证，充分考虑患者的疾病分期、体力状况、自身意愿、药物不良反应、生活质量等，避免治疗过度或治疗不足。如患者体力状况评分 ≤ 2 分，重要脏器功能可耐受者可给予化疗。常用的药物包括铂类（顺铂、卡铂）、吉西他滨、培美曲塞、紫杉类（紫杉醇、多西他赛）、长春瑞滨、依托泊苷和喜树碱类似物（伊立替康）等。目前一线化疗推荐含铂的两药联合方案，二线化疗推荐多西他赛或培美曲塞单药治疗。一般治疗 2 个周期后评估疗效，密切监测及防治不良反应，并酌情调整药物种类和（或）剂量。

靶向治疗是以肿瘤组织或细胞的驱动基因变异及肿瘤相关信号通路的特异性分子为靶点，利用分子靶向药物特异性阻断该靶点的生物学功能，选择性地从分子水平逆转肿瘤细胞的恶性生物学行为，从而达到抑制肿瘤生长甚至使肿瘤消退的目的。目前靶向治疗主要应用于非小细胞肺癌中的腺癌患者，如以 EGFR 突变阳性为靶点 EGFR- 酪氨酸激酶抑制剂（EGFR-TKI）的厄洛替尼（erlotinib）、吉非替尼（gefitinib）、阿法替尼（afatinib）、奥希替尼（osimertinib），ALK 重排阳性为靶点的克唑替尼（crizotinib）、艾乐替尼（alectinib）、色瑞替尼（ceritinib）等和 ROS1 重排阳性为靶点的克唑替尼可用于一线治疗或化疗后的维持治疗，对不适合根治性治疗局部晚期和转移的 NSCLC 有显著的治疗效果，并可延长患者的生存期。靶向治疗成功的关键是选择特异性的标靶人群。此外，以肿瘤血管生成为靶点的贝伐珠单抗（bevacizumab），联合化疗能明显提高晚期 NSCLC 的化疗效果并延长肿瘤中位进展时间。采用针对免疫检查点 PD-L1 的单克隆抗体可抑制 PD-1 与肿瘤细胞表面的 PD-L1 结合，产生一系列抗肿瘤的免疫作用，也有一定的治疗效果。

NSCLC 对化疗的反应较差，对于晚期和复发 NSCLC 患者联合化疗方案可缓解症状及提高生活质量，提高患者生存率，30% ～ 40% 的患者部分缓解率，近 5% 的患者完全缓解率，中位生存期 9 ～ 10 个月，1 年生存率为 30% ～ 40%。目前一线化疗推荐含铂两药联合化疗，如卡铂或顺铂加上紫杉醇、长春瑞滨、吉西他滨、培美曲塞或多西他赛等，治疗 4 ～ 6 个周期。对于化疗之后肿瘤缓解或疾病稳定而没有发生进展的患者，可给予维持治疗。一线治疗失败者，推荐多西他赛或培美曲赛单药二线化疗。

对 EGFR 突变阳性的Ⅳ期 NSCLC，一线给予 EGFR-TKI（厄洛替尼、吉非替尼和阿法替尼）治疗较一线含铂的两药化疗方案，其治疗反应、无进展生存率更具优势，且毒性反应更低；也可用于化疗无效的二线或三线口服治疗。如发生耐药（一般在治疗后 9～13 个月）或疾病进展，如 T790M 突变，可使用二线 TKI 奥希替尼。对于 ALK 和 ROS1 重排阳性的患者可选择克唑替尼治疗。对于Ⅴ期非鳞状细胞癌的 NSCLC，若患者无咯血及脑转移，可在化疗基础上考虑联合抗肿瘤血管药物如贝伐珠单抗。PD-L1 表达阳性≥50% 者，可使用 PD-1 药物，如派姆单抗（pembrolizumab）、纳武单抗（nivolumab）和阿特珠单抗（atezolizumab）等。

SCLC 对化疗非常敏感，是治疗的基本方案。一线化疗药物包括依托泊苷或伊立替康联合顺铂或卡铂，共 4～6 个周期。手术切除的患者推荐辅助化疗。对于局限期 SCLC（Ⅱ～Ⅲ期）推荐放、化疗为主的综合治疗。对于广泛期患者则采用以化疗为主的综合治疗，广泛期和脑转移患者，取决于患者是否有神经系统症状，可在全脑放疗之前或之后给予化疗。大多数局限期和几乎所有的广泛期 SCLC 都将会复发。复发 SCLC 患者根据复发类型选择二线化疗方案或一线方案的再次使用。

3. 放疗　可分为根治性放疗、姑息性放疗、辅助放疗和预防性放疗等。根治性放疗用于病灶局限、因解剖原因不便手术或其他原因不能手术者，若辅以化疗，可提高疗效；姑息性放疗的目的在于抑制肿瘤的发展，延迟肿瘤扩散和缓解症状，对肺癌引起的顽固性咳嗽、咯血、肺不张、上腔静脉阻塞综合征有肯定疗效，也可缓解骨转移性疼痛和脑转移引起的症状；辅助放疗适用于术前放疗、术后切缘阳性的患者；预防性放疗适用于全身治疗有效的小细胞肺癌患者全脑放疗。

放疗通常联合化疗治疗肺癌，因分期、治疗目的和患者一般情况的不同，联合方案可选择同步放、化疗，序贯放、化疗。接受放、化疗的患者，潜在毒副反应会增大，应当注意对肺、心脏、食管和脊髓的保护；治疗过程中应当尽可能避免因毒副反应处理不当导致放疗的非计划性中断。

肺癌对放疗的敏感性以 SCLC 为最高，其次为鳞癌和腺癌，故照射剂量以 SCLC 最小、腺癌最大，一般剂量 40～70 Gy 为宜，分 5～7 周照射，常用的放射线有 Co-y 线、电子束 B 线和中子加速器等。治疗过程中应注意防止白细胞减少、放射性肺炎和放射性食管炎的放疗反应。对全身情况太差，有严重心、肺、肝、肾功能不全者应列为禁忌证。放疗时可合理使用更安全、更先进的技术，如三维适形放疗技术（3D-CRT）和调强放疗技术（IMRT）等。

NSCLC 主要适用于：①局部晚期患者，需与化疗结合进行；②因身体原因不能手术的早期 NSCLC 患者的根治性治疗；③选择性治疗患者的术前、术后辅助治疗；④局部复发与转移患者的治疗；⑤晚期不可治愈患者的姑息性治疗。

SCLC 主要适用于：①局限期 SCLC 经全身化疗后部分患者可以达到完全缓解，但胸内复发和脑转移的风险很高，加用胸部放疗和预防性颅脑放射治疗不仅可以显著降低局部复发率和脑转移率，死亡风险也显著降低；②广泛期 SCLC 患者，远处转移病灶经过化疗控制后加用胸部放疗也可以提高肿瘤控制率，延长生存期。

4．介入治疗　支气管动脉灌注化疗适用于失去手术指征、全身化疗无效的晚期患者。此方法毒副反应小，可缓解症状，减轻患者痛苦。

经支气管镜介入治疗。①血卟啉染料激光治疗和 YAG 激光切除治疗：可切除气道腔内肿瘤，解除气道阻塞和控制出血，可延长患者的生存期；②经支气管镜行腔内放疗：可缓解肿瘤引起的阻塞和咯血症状；③超声引导下的介入治疗：可直接将抗癌药物等注入肿瘤组织内。

5．中医药治疗　祖国医学有许多单方、验方，与西药协同治疗肺癌，可减少患者化疗、放疗时的不良反应，促进机体抵抗力的恢复。

（五）患者的预后如何？

肺癌的预后取决于是否早发现、早诊断、早治疗。由于早期诊断不足致使肺癌的预后差，86% 患者在确诊后 5 年内死亡；只有 15% 的患者在确诊时病变局限，这些患者的 5 年生存率可达 50%。

四、病例点评

分析中央型肺鳞癌与周围性肺鳞癌患者的临床特点、CT 影像学特征：肺鳞癌按照病灶部位可分为中央型肺癌、周围性肺癌及弥漫性肺癌，临床以前两种为主。目前肺癌的诊断及病情客观信息获得途径仍然为手术病理检查，虽然活检穿刺可以在一定程度上代表手术病理检查，但有部分患者因自身原因无法进行该项检查。同时活检穿刺检查也受到诸多因素的影响。临床很多影像学检查均可直观、明确地反应出肺鳞癌的病变位置。CT 检查通过横断扫描，可对肺部进行较为细致全面的呈现，明确肺部肿瘤的大小、形状、分化、质变等情况，能较为全面地反应肿瘤的病变情况，为临床治疗方案的制订提供较为客观的依据。

研究表明，中央型肺癌患者男性较多、吸烟率也较高，且年龄也较周围型肺鳞癌患者低。中央型肺癌直径、肿瘤分期、淋巴结转移率、边界模糊率、病灶不规则形状率明显高于周围型肺癌，而胸膜宽基底率低、圆形率明显低于周围型；

中央型肺癌患者咳嗽、咯血、胸痛、胸闷、气喘、转移症状、刺激性干咳率明显高于周围型肺癌患者，而咳痰率、痰中带血率则低于周围型肺癌，提示中央型肺鳞癌患者恶性程度总体高于周围型肺鳞癌患者。

查阅文献可知，临床上手术切除满意的肺癌患者中约 30% 术后会出现局部或区域复发及转移，成为手术治疗失败的主要原因之一。

近几年非小细胞肺癌手术后 5 年累计生存率虽然有了很大的提高，但这种提高并非主要是因为外科技术的巨大进步，而是由于更加准确的术前评估和选择了有完全切除可能的肿瘤患者。随着介入微创技术应用于临床，对于这部分患者，包括化疗栓塞、氩氦刀治疗在内的针对肿瘤区域的靶向治疗逐渐显现优势，人们越来越多地将灌注化疗或局部消融治疗或两种方式联合的治疗方式，应用于上述患者的局部病灶治疗中。氩氦刀冷冻消融术治疗的原理是，高压氩气可以冷却 -140℃，氦气可使 -140℃迅速上升至 20～40℃。通过这种温度梯度的变化可知：①靶组织蛋白质变性；②细胞内外渗透压改变和"结冰"效应造成细胞裂解；③微血管栓塞引起组织缺血坏死等，致使冷冻区域内的肿瘤细胞和正常细胞发生不可逆的凝固性坏死。叶欣等在对原发性和转移性肺部肿瘤的专家共识中提出：消融治疗对肿瘤的局部治疗作用已得到证实，但支气管动脉灌注化疗联合氩氦刀冷冻消融治疗的病例鲜有报道。综上所述，MRI 引导下氩氦刀冷冻消融具有微创、安全、有效等优点，联合支气管动脉灌注化疗，可增强局部肿瘤消融治疗的"1＋1＞2"的作用。对不可耐受和不接受手术的患者达到了延长生命、提高生活质量的目的。

（病例提供者：赵嘉桢　安徽理工大学第一临床医学院）

（点评专家：张云凤　上海市普陀区利群医院）

参考文献

[1] 岳军艳，窦文广，梁长华，等. 实性肺腺癌和鳞癌的性别、年龄及 CT 征象分析 [J]. 实用放射学杂志，2019，35（02）：208-211.

[2] 徐晓莉. 双能量 CT 在肺癌亚型诊断及预测中的应用 [D]. 北京：中国医学科学院北京协和医学院，2019.

[3] 林婷婷. 不同类型肺癌的影像表现及临床特征对其预后的评估 [D]. 温州：温州医科大学，2018.

[4] 王警建，丁晓凌 . 比较中央型和周围型肺鳞癌患者临床特点以及 CT 影像学特征 [J]. 贵州医药，2023，47（06）：963-965. DOI：10.3969/j.issn.1000-744X.2023.06.073.

[5]Saynak M, Veeramachaneni NK, Hubbs JL, et al.Local failure after com-plete rescection of NO-1 non-small cell lung cancer[J].Lung Cancer, 2011, 71（2）：156-165.

[6]Nazario J, Hemandez J, Tam AL.Thermal ablation of painful bone metas-tases[J].Tech Vasc Interv Radiol, 2011, 14（3）：150-159.

[7]Seung SK, Ross HJ.PhaseⅠtrial of combined modality therapy with con-current topotecan plus radiotherapy followed by consolidation chemothera-py for unresectable stageⅡand selocted stageⅣnon-small-lung cancer[J].Int J Radiat Oncol Biol Phis, 2009, 73（7）：802-809.

[8] 肖越勇，田锦林 . 氩氦刀肿瘤消融治疗技术 [M]. 北京：人民军医出版社，2010：21-25.

[9]Wang H, Littrup PJ, Duan Y, et al.Thoracic masses treated with percua-neous cryotherapy：inital expericnce with more than 200 procedures[J].Radiology, 2005, 235（1）：289-298.

[10] 冯华松，段蕴铀，聂舟山，等 . 氢 - 氦靶向治疗肺部肿瘤 725 例的临床研究 [J]. 中国肿瘤，2007，16（11）：906-909.

[11] 叶欣，范卫晶 . 热消融治疗原发卫生和转移性肺部肿瘤专家共识（2014 年版）[J]. 中国肺癌杂志，2014，17（4）：294-299.

[12] 刘冰，高石鑫 . 肺癌支气管动脉灌注化疗联合氩氦刀冷冻消融治疗临床观察 [J]. 中国老年学杂志，2015，35（23）：6837-6838. DOI：10.3969/j.issn.1005-9202.2015.23.087.

病例 18　气道狭窄的气管镜下治疗

一、病历摘要

（一）基本资料

患者男性，63 岁。

主　诉：咳嗽、咳痰伴痰中带血 1 个月余。

现病史：患者 1 个月余前无明显诱因下出现咳嗽、咳痰，痰中带血，每天 2 ～ 3 次。2021 年 9 月 11 日于外院予以头孢他啶抗感染治疗，咳嗽、咳痰较前稍好转。2021 年 9 月 13 日于我院呼吸科门诊就诊，查胸部 CT 示：①右肺门及邻近纵隔内［隆突下和奇静脉 – 食管隐窝（奇食窝）］软组织肿块，在右主支气管、肺上叶和中间段支气管开口处腔内有结节填充，提示恶性肿瘤性病变、纵隔淋巴结肿大，请进一步检查；②右肺下叶支气管局部轻度扩张，伴周围少许炎性改变。2021 年 9 月 14 日于我院呼吸科住院治疗。

既往史：无特殊。

个人及婚育史：无特殊。

家族史：无特殊。

（二）体格检查

体温 36.9℃，脉搏 92 次 / 分，呼吸 22 次 / 分，血压 130/69 mmHg，血氧饱和度 97%。患者神志清，双肺呼吸音略粗，两肺未闻及明显干、湿性啰音。律齐，未闻及杂音。腹平软，无压痛、反跳痛。四肢肌力可，双下肢无水肿。

（三）辅助检查

1. 实验室检查　血生化（2021 年 9 月 14 日）：糖化血红蛋白 6.54% ↑。血常规（2021 年 9 月 14 日）：白细胞 6.17×10^9/L，红细胞 4.93×10^{12}/L，血红蛋白 148 g/L，血小板 315×10^9/L，中性粒细胞 3.66×10^9/L，淋巴细胞 1.69×10^9/L。生化杂项（血）（2021 年 9 月 14 日）：肌钙蛋白 I　44.0010 ng/mL，肌红蛋白 42.00 ng/mL，肌酸激酶同工酶 1.00 ng/mL，脑钠素＜ 10.0 pg/mL。生化检查（血）（2021 年 9 月 14 日）：总蛋白 69.5 g/L，白蛋白 42.2 g/L，球蛋白 27.3 g/L，直接胆红素 3.6μmol/L，总胆红素 12.6μmol/L，甘胆酸 3.39 mg/L，丙氨酸氨基转移酶 14.6 U/L，天门冬氨酸氨基转移酶 21.3 U/L，尿素 5.50 mmol/L，肌酐 67μmol/L，估算肾小球滤过率 98.13 mL/（min·1.73 m^2），尿酸 399μmol/L，葡萄糖 5.01 mmol/L。免疫学检查（2021 年 9 月 14 日）：鳞癌相关抗原 2.30 ng/mL，

胃泌素释放肽前体 42.19 pg/mL；（2021 年 9 月 14 日）（血）：癌胚抗原 3.31 ng/mL，甲胎蛋白定量 1.72 ng/mL，糖类抗原 CA153 15.20 U/mL，糖类抗原 CA125 11.90 U/mL，糖类抗原 CA199 < 0.60 U/mL，糖类抗原 CA724 4.62 U/mL，细胞角蛋白 19 片段 7.14 ng/mL ↑，神经元特异性烯醇化酶 18.30 ng/mL ↑，前列腺特异抗原 2.72 ng/mL，游离前列腺特异性抗原 1.02%，铁蛋白 250.00 ng/mL。核医学检查（2021 年 9 月 14 日）（血）（免疫 8）：血清游离 T_3 5.08 pmol/L，血清游离 T_4 19.18 pmol/L，血清总 T 31.75 nmol/L，血清总 T_4 129.80 nmol/L，促甲状腺素 1.286 mIU/L；2021 年 9 月 14 日降钙素原 < 0.05 ng/mL。免疫检查（2021 年 9 月 14 日）（血）：肿瘤特异生长因子 28.5 U/mL。血凝（2021 年 9 月 14 日）（血）：PT 11.3 秒，INR 1.03，APTT 26.70 秒，纤维蛋白原 2.680 g/L，TT 18.00 秒，D- 二聚体定量 0.22 mg/L。

2. 影像检查　2021 年 9 月 14 日心脏超声：主动脉瓣微量反流。2021 年 10 月 16 日 CT 检查（病例 18 图 1）：①右肺门区中间段支气管周围占位，伴纵隔区及右肺门多发肿大淋巴结。考虑恶性肿瘤性病变。②右肺上叶后段粟粒灶。③右肺中叶、左肺上叶下舌段及下叶后基底段少许慢性炎症。④左侧胸膜增厚。⑤主动脉钙化。

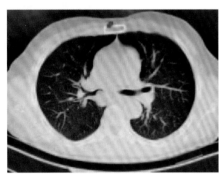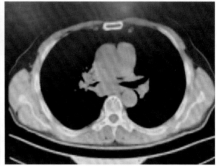

病例 18 图 1　CT 检查（2021 年 10 月 16 日）

（四）初步诊断

肺癌。

二、诊治过程

患者入院后完善相关术前评估检查，立即予头孢他啶抗感染治疗，并予氨溴索、多索茶碱止咳、化痰、解痉，控制血压。2021 年 9 月 23 日行纤维支气管镜检查、超声支气管镜检查、支气管镜下支气管病损冷冻术（病例 18 图 2）。具体操作：声带开闭良好，进入气管见：气管管腔通畅，软骨环清晰，黏膜光滑，隆凸锐利，未见出血、新生物。左侧支气管、左主支气管、左上叶、左下叶及各段支气管管腔通畅，黏膜光滑，未见出血、新生物。右肺主支气管进镜后见右中间段支气管开口新生物形成，中间段支气管及以下完全堵塞，进镜不能，并堵塞上叶开口，进镜后见右上叶各段支气管管腔通畅、黏膜光滑，未见出血、新生物。

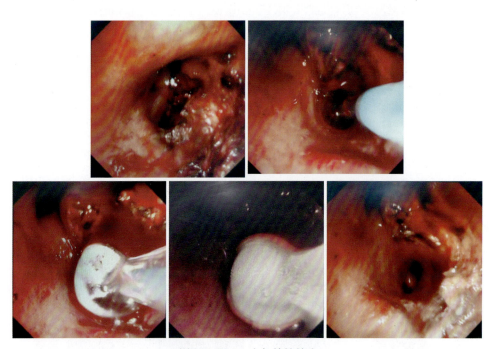

病例 18 图 2　支气管镜检查

2021 年 11 月 10 日术后复查 CT（病例 18 图 3）：①右肺门区中间段支气管管腔内占位，伴纵隔区及右肺门多发肿大淋巴结，考虑中央型肺癌；②右肺中叶、左肺上叶下舌段及下叶后基底段少许慢性炎症；③左侧胸膜增厚。

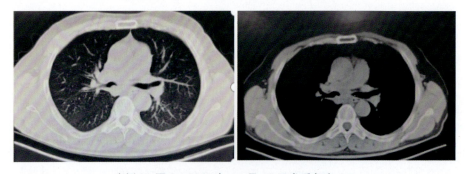

病例 18 图 3　2021 年 11 月 10 日术后复查 CT

术后病理：低分化鳞状细胞癌伴大片坏死。

三、病例讨论

1. 根据该患者CT，哪些疾病会导致气道管腔狭窄？根据该患者CT，需考虑气管、支气管内良性或恶性肿瘤、炎性肉芽肿和气道内异物；气道外部压迫、气道周围占位性病变，如食管癌、甲状腺癌、脓肿、血肿或气体的压迫；气道壁病变，如气管肿瘤、食管癌或其他胸部肿瘤放疗后引起的气管壁损伤、气管软化及复发性多软骨炎等。本病例患者查CT及气管镜、镜下病理检查支持低分化鳞癌的诊断。

2. 支气管镜下支气管病损冷冻术适应证有哪些？支气管镜冷冻治疗技术主要用于支气管内的病变、肺间质疾病、肺外周病灶及肺移植术后，同时还可以用支气管腔内冷冻活检术及支气管冷冻肺活检术来对肺部病变进行进一步的明确，支气管腔内的冷冻活检主要适用于气管和支气管腔内的病变，而经支气管镜肺活检术主要适用于支气管镜下不可见的一些外周病变，对这些病变进行活检，往往取材相对较少，可以增加其诊断的敏感性，尤其是对肺部肿瘤性疾病的诊断有较高的准确性。本病例患者因气道恶性肿瘤导致气道狭窄，影响患者肺功能情况，故需在支气管镜下行病损冷冻术。

3. 该类手术患者常见的术后并发症有哪些？以及并发症如何处理？常见并发症：冷冻消融可致全身体温降低，严重时可发生冷休克。因此，病灶邻近有大血管的患者行冷冻治疗时，采用保温措施维持体温可预防冷休克。临床处理冷休克的措施包括及时复温、补液，以及应用多巴胺等升压药。注意事项：冷冻后未完全融解前，拔出探针时，将会把肺癌或邻近组织撕脱下来，造成局部出血，一般出血量不会太大，用 1∶(1 ~ 5)肾上腺素喷洒一般可止血。本病例患者随访 1 年，后续行序贯化疗及免疫治疗，气道异物未见再次生长，复查CT，可进一步随诊及复查，必要时需再次行支气管镜检查。

四、病例点评

肺癌是最常见的恶性肿瘤之一，并已成为绝大多数国家癌症患者死亡的主要原因。在我国，目前肺癌的发病率和死亡率呈上升趋势，许多地区，特别是在城市的发病率和死亡率已上升为第一位，肺癌仍然难以早期诊断，大多数患者确诊时已属中晚期，多数患者失去了手术机会。中央型肺癌导致的支气管管腔阻塞，患者会出现相应的症状，如呼吸困难、咯血、咳嗽，继发阻塞性肺炎而引起的高热，阻塞严重或大咯血者，可导致患者窒息甚至死亡。目前用于治疗气道狭窄的技术有激光、APE 电灼法、气道腔内放疗、气道内支架植入及冷冻治疗技术，各有特点。应用支气管镜冷冻技术治疗气道腔内肿瘤是我国近年开展的新技术。

低温冷冻技术治疗肿瘤始于 20 世纪 60 年代，经支气管镜对气道肿瘤的冷冻治疗于 1968 年 GAGE 首先报道。应用"冷冻—消融—冷冻"循环治疗，细胞内外同时结晶，由于冰晶的研磨作用，造成细胞内细胞器的严重损伤，导致细胞崩解死亡，直接杀伤局部细胞。①冷冻造成的损伤对不同组织的敏感性各不相同，通常含水多的组织（如皮肤、黏膜、肉芽组织等）对冷冻比较敏感，而一些含水较少的组织（如脂肪、骨骼、纤维结缔组织等）对冷冻的耐受性较好。一般来说，肿瘤细胞比普通细胞对冷冻更加敏感。②冷冻区域（冷冻探头周围约 3 mm 半径范围）微血管的血栓形成导致组织缺血和梗死，血运丰富的组织对冷冻敏感。肿瘤组织血运丰富，因而对冷冻敏感。③冷冻治疗患者的免疫力明显改善：由于冷冻可引起炎症反应，大量白细胞浸润，增强免疫反应，冷冻杀伤细胞后，可产生和释放该肿瘤的特异性抗原，产生特异性抗体，达到排斥和特异性免疫的作用。冷冻治疗对放、化疗具有增敏效应。在冷冻治疗后，进行放、化疗会更有效。这对控制肿瘤生长、延长患者生存时间具有积极的作用。晚期肺癌的治疗是一个棘手的问题，尤其是晚期中央型肺癌，绝大多数患者存在气道狭窄，当气道狭窄超过 30% 时，患者即存在明显的不适症状，随着狭窄程度越来越高，患者不适症状会越来越重。因此认为，经支气管镜冷冻技术为气道阻塞的治疗提供了一种有效的方法。与激光和电凝相比，冷冻具有费用低、易防护、不易发生管壁穿孔和腔内燃烧的危险。就恶性肿瘤而言，冷冻治疗是姑息性的，仅能破坏内镜下的可见部分，可以改善症状，提高生活质量，对远期生存率的影响还有待进一步观察、随访。

冷冻介入技术根据临床需求可以分为冻融和冻切两种方式。冻融术即将冷冻探头的金属部分放在病灶表面或内部持续冷冻 1～3 分钟，然后解除冷冻，使组织自然解冻；冻切术为在冷冻未完全溶解前迅速回拉探头直接撕扯下坏死组织。冻融术的主要作用机制是运用冷冻技术的探头局部产生 -80℃ 左右的超低温，使局部结核性肉芽肿组织及结核分枝杆菌菌体，因组织内的水分迅速结晶成冰造成细胞脱水、细胞停止分裂并融解坏死，还能使局部血流停止及微血栓形成，导致细胞坏死和凋亡。冷冻术主要适用于腔内存在病变及含水量较多的肉芽组织，对含水量较少的气管软骨影响小，因此冷冻治疗并发症少，几乎不会发生气道穿孔。冷冻消融术与热消融术的机制完全不同，冷冻消融术是一种利用低温的消融技术，基于焦耳-汤姆逊效应原理，气体通过多孔塞膨胀后所引起的温度变化现象，高压氩气流经小孔迅速进入低压空间后急剧膨胀，吸收周围热量后迅速降温，致局部温度迅速降至 -140℃。目前主要的制冷剂有二氧化碳、液氮和高压氩气。目前认为冷冻消融术主要有以下机制：①细胞内、外冰晶形成对组织细胞的物理性杀灭，冷冻时细胞内冰晶形成，直接造成细胞损伤和坏死；②微血管的栓塞导致组织缺血性坏死;③冷冻后诱发的免疫反应,一方面冷冻消融后可以使肿瘤细胞发生凋亡;另一方面冷冻消融后肿瘤会发生溶解、结构破坏,溶解成分有可能成为异物（抗原）而入血,从而使机体产生相应的免疫反应,但相应机制尚不十分明确,这也是目前研究的热点问题。deBaère 等进行一项多中心研究,对接受经皮冷冻治疗且随访时间 5 年以上的 40 例患者进行了研究。在 5 年随访中对肺转移瘤患者局部肿瘤控制的可行性和有效性进行评估,3 年和 5 年的局部肿瘤控制率及个体控制率分别为87.9%、79.2%、83.3% 和 75.0%。与 WMA 的方式一样,经支气管镜冷冻消融方式也受制于冷冻设备的研发困境,即如何将高压的制冷液通过柔性导管输送至探针前端,实现局部安全、可控的超低温消融。Zheng 等开发了一种适用于支气管镜工作通道的新型冷冻探针,以液氮为制冷剂,以 6 只猪正常肺组织为实验对象,进行了 12 次冷冻消融手术,冷冻循环为双循环,单次冷冻时间 15 分钟,复温 2 分钟。24 小时消融区达到最大,平均为（2188±1261）cm^3,范围为 986 ～ 4939 cm^3,且病变边缘相对规则,并在随后的 4 周显著下降,验证了该柔性冷冻探针在猪肺实质体内模型中进行经支气管冷冻消融的可行性和安全性。

（病例提供者：刘　洋　上海市第十人民医院）

（点评专家：张　景　泰州市第四人民医院）

参考文献

[1] 沈洪兵,俞顺章. 我国肺癌流行现状及其预防对策 [J]. 中国肿瘤,2004（05）：283-285.

[2] 金发光,穆德广,楚东岭,等. 经支气管镜氩等离子凝固治疗大气道阻塞性狭窄 [J]. 中华肿瘤杂志,2008,30（06）：462-464.

[3] 王洪武. 电子支气管镜的临床应用 [M]. 北京：中国医药科技出版社,2009：172-173.

[4] 金发光,李王平,穆德广,等. 新型冷冻再通术在恶性中心气道狭窄治疗中的作用 [J]. 中华肺部疾病杂志（电子版）,2010,3（01）：28-31.

[5] 金发光,傅恩清,谢永宏,等. 难治性中心气道狭窄的综合介入治疗 [J]. 中华结核和呼吸杂志,2010,33（1）：12-24.

[6] 钟长镐,李红佳,李时悦. 经气道介入消融治疗周围型肺癌的现状与挑战 [J]. 国际呼吸杂志,2023,43（03）：288-294.

病例 19 支气管错构瘤

一、病历摘要

（一）基本资料

患者男性，53 岁。

主 诉：畏寒、咳嗽、咳痰半月余。

现病史：患者半月前着凉后开始出现发热，最高温度 38℃，有咳嗽，夜间加重，伴有咳痰，为白色黏痰，量中，无异味，不易咳出，无咯血，无气急，无胸闷、胸痛，无夜间阵发性呼吸困难，无盗汗、心悸。休息后体温降至正常。10 天前无明显诱因下出现发热，于外院治疗。

2021 年 2 月 20 日查血常规：白细胞 $14.07 \times 10^9/L$，中性粒细胞 $11.23 \times 10^9/L$，中性粒细胞百分比 79.8%。2 月 22 日行胸部增强 CT：左上叶支气管内小结节样低密度影及左肺上叶大片高密度影。支气管镜检查：左固有上叶开口新生物，病理提示为黏膜慢性炎症伴急性增生局灶纤维结缔组织增生。为进一步治疗，以"肺炎"收入我科。病程中，患者无头痛，无发热、寒战，无咯血、痰中带血或咳粉红色泡沫痰，无鼻塞、流涕、腹痛、腹泻、尿急、尿痛，无呕吐、意识障碍。患者发病以来，精神、食欲、睡眠可，大、小便正常，近 1 个月体重较前减少 5 kg。

既往史：否认肝炎、伤寒、结核史；否认高血压、糖尿病病史；否认冠心病及脑卒中病史；否认哮喘、鼻窦炎及过敏性鼻炎病史；否认外伤、手术、输血史；否认青霉素、头孢类及其他抗菌药物过敏史；否认食物过敏史。预防接种史不详。

个人及婚育史：已婚已育，子女体健。

家族史：否认家族性遗传性病史。

（二）体格检查

体温 36.6℃，脉搏 84 次 / 分，呼吸 20 次 / 分，血压 116/84 mmHg。神志清，呼吸平，全身皮肤无黄染，全身浅表淋巴结未及肿大，扁桃体无异常。胸廓未见畸形，呼吸运动双侧对称，肋间隙不宽，两侧触觉语颤对称，无胸膜摩擦感，双肺叩诊呈清音，两肺呼吸音粗，双肺未闻及明显干、湿性啰音。心尖搏动正常，无震颤，心界不大，心率 84 次 / 分，律齐，各瓣膜区未闻及病理性杂音。腹部平坦、软，未及压痛，未及包块，肝、脾肋下未及，双下肢无水肿。

（三）辅助检查

1. 实验室检查 血常规（2021 年 3 月 3 日）：白细胞 $3.50 \times 10^9/L$，红细胞

4.07×10^{12}/L ↓，血红蛋白 123 g/L ↑，红细胞比容 36.8% ↓，红细胞平均体积（MCV）90.4 fL，平均红细胞血红蛋白含量（MCH）30.2 pg，红细胞平均血红蛋白浓度（MCHC）334 g/L，血小板 234×10^9/L，杆状核细胞百分比 5.0%，中性粒细胞百分比 28.0% ↓，淋巴细胞百分比 59.0% ↑，单核细胞百分比 5.0%，嗜碱性粒细胞百分比 2.0% ↑，异型淋巴细胞百分比 1.0% ↑，红细胞分布宽度 12.70%，血小板平均体积 11.5 fL，血小板比容 0.27%，血小板分布宽度 13.6%。生化检查（2021 年 3 月 3 日）：白蛋白 36.3 g/L ↓，白 / 球 1.19 ↓，丙氨酸氨基转移酶 53.1 U/L ↑，高密度脂蛋白 0.80 mmol/L ↑，钙 2.01 mmol/L ↓，磷 1.48 mmol/L ↑，肌钙蛋白 I 0.0010 ng/mL，肌红蛋白 31.90 ng/mL，肌酸激酶同工酶 0.30 ng/mL，脑钠素 38.4 pg/mL。免疫检查（2021 年 3 月 3 日）：癌胚抗原 1.10 ng/mL，甲胎蛋白定量 1.57 ng/mL，糖类抗原 CA153 14.50 U/mL，糖类抗原 CA125 30.60 U/mL，糖类抗原 CA199 0.60 U/mL，糖类抗原 CA724 ＜ 1.50 U/mL，细胞角蛋白 19 片段 3.11 ng/mL，神经元特异性烯醇化酶 15.30 ng/mL，前列腺特异抗原 1.23 ng/mL，游离前列腺特异抗原 0.44%，铁蛋白 653.00 ng/mL ↑，鳞癌相关抗原 0.57 ng/mL，胃泌素释放肽前体 20.89 pg/mL；肿瘤特异生长因子 46.2 U/mL，甲胎蛋白异质体 ＜ 5%，异常凝血酶原 2.37 ng/mL，C- 反应蛋白 12.50 mg/L ↑。血凝（2021 年 3 月 3 日）：PT 14.1 秒，INR 1.19，APTT 32.10 秒，纤维蛋白原 6.240 g/L ↑，TT 17.10 秒，D- 二聚体定量 0.55 mg/L，FDP 2.85 μg/mL，AT Ⅲ 117%，低分子肝素（LMWH）0.01 U/mL。尿常规（2021 年 3 月 3 日）：pH 5.0 ↓，蛋白质（-），尿葡萄糖（-），上皮细胞 5 个 / μL ↑，结晶 380.0 个 / μL ↑。粪常规、超声心动图无明显异常。

2. 影像检查　胸部 CT（2021 年 3 月 4 日）：①支气管动脉 CTA 示两侧支气管动脉清晰显示，右侧支气管动脉与肋间动脉共干；②左肺上叶前段炎症；③纵隔内多发淋巴结。支气管镜（2021 年 3 月 4 日）：左肺上叶固有段开口处见新生物，质较软，表面光滑，远处支气管堵塞，气管镜不能通过。EBUS 及 NBI 显示血流可，予新生物下尝试圈套，行活检及灌洗，并行 APC 及冷冻治疗。治疗后下端前段及尖后段支气管显示良好。其余支气管及肺叶管腔通畅，黏膜光滑，未见出血、新生物。

3. 病理检查　穿刺组织（病理）（2021 年 3 月 5 日）：（左肺上叶新生物）符合错构瘤，穿刺组织较局限。免疫组化结果：b 片 CK7（上皮 +），desmin（-），TTF-1（+），sma（部分 +），CD34（+），s100（部分 +），Ki67（8%），brachyury（-）。

（四）初步诊断

肺炎。

二、诊治过程

结合患者上述现病史、体征及院前的实验室和影像学检查，临床入院诊断：①肺部感染；②支气管息肉。

入院后给予患者莫西沙星抗感染治疗，给予复方甲氧那明胶囊解痉、平喘、化痰治疗，并对患者进行健康教育。

患者入院后于2021年3月3日逐渐完善其他相关检查，并于3月4日行支气管镜检查，对新生物进行圈套、活检、灌洗，并行APC及冷冻治疗。

患者经治疗后于2021年3月5日出院，出院时一般情况可，咳嗽、咳痰较前好转，无发热，无胸痛，胃纳可。查体：神志清，气促，精神软，两肺呼吸音粗，双肺叩诊呈清音，右下肺可闻及湿性啰音。心率72次/分，律齐，各瓣膜区未闻及病理性杂音，双下肢无水肿。根据患者的院内检查及支气管镜术中表现，患者的出院诊断为：①社区获得性肺炎，非重症；②气管肿物（左肺上叶支气管）；③支气管脂肪瘤？出院时嘱患者坚持服药，门诊随访并于2周后复查肺CT、血常规、肝功能、肾功能。如有不适，及时门诊随诊。给予患者药物治疗：①头孢地尼（达力先）分散片每天3次，每次1片；②云南白药胶囊（国基）每天3次，每次1片。

病理检查报告在2021年3月5日患者出院后出结果，诊断：（左肺上叶新生物）符合错构瘤，穿刺组织较局限，请结合临床及影像学。免疫组化结果：CK7（上皮+），desmin（-），TTF-1（+），sma（部分+），CD34（+），s100（部分+），Ki67（8%），brachyury（-）。根据病理检查结果，患者支气管内的新生物应是支气管错构瘤而非脂肪瘤。

三、病例讨论

1. 如何诊断支气管错构瘤？肺错构瘤是最常见的肺部良性肿瘤，占所有肺部肿瘤的3%，人群中发病率极低，为0.025%～0.320%。根据瘤体所在位置，可将肺错构瘤分为肺实质内错构瘤和支气管内错构瘤两大类。其中肺实质内错构瘤占大多数，而支气管内错构瘤极其罕见，仅占总数的1.4%～11%。50～70岁的中老年男性是主要患者群体。该病病因尚不明确，先天性发育畸形、正常组织增生、肿瘤及炎症均可能是其发病因素。

支气管内错构瘤常因所在位置及瘤体大小不同而表现不一。瘤体小时可无任何症状及体征，随着瘤体的增大，患者可出现不同程度的咳嗽、呼吸困难、胸痛等不典型症状，当瘤体刺激黏膜并继发感染时还会引起咯血及阻塞性肺炎等严重症状。此外，其他研究报道，不对称性喘息或局部喘鸣是最具特征性的体格表现。

但这些临床症状缺乏特异性，难以与其他疾病相鉴别，因此影像学检查对于支气管错构瘤的识别尤为重要。

常规 X 线片对诊断支气管错构瘤意义不大，但当瘤体大小达到一定范围时可以显示有非特异性梗阻后改变，如肺不张或肺炎。胸部 CT 可以更好地观察支气管内病变，尤其是病灶内含有脂肪成分及钙化灶。典型的支气管错构瘤在 CT 检查上表现为支气管腔内边缘光滑的类圆形结节，病灶内出现爆米花样钙化灶及脂肪密度。钙化灶的发生与肿瘤的大小有关，肿瘤越大钙化灶的发生率越高，单个或多个小点状钙化具有较高诊断价值。有学者认为，在实际临床工作中，钙化灶内含有典型的钙化及脂肪影像表现仅占少数，瘤内含有脂肪密度的发生率更高（56%），因此用 CT 薄层重组技术有助于观测病灶中更少量的脂肪成分以帮助明确诊断。本病例患者 CT 并没有出现明显的爆米花样钙化灶及脂肪组织密度影，因此即使 CT 检查未发现钙化灶或脂肪组织密度影也不能轻易排除肺错构瘤，确诊仍需组织病理学检查。也有学者认为，远端不张的肺组织内见到含气的支气管是其特征之一，应在梗阻部位进行高分辨率 CT（high resolution CT，HRCT）扫描以观察瘤内结构。本案例中的患者并没有发现这种表现。病变 CT 值及强化程度与组织成分相关，支气管错构瘤组织成分多样，若主要成分为成熟软骨组织或瘤体内含有钙化成分时，病灶平扫 CT 值较高，血供不丰富，故增强后无强化或轻度强化。

多层螺旋 CT（multi-slice CT，MSCT）是检测和对中央气道肿瘤进行分期的首选影像学检查方式。MSCT 成像结合多平面重建和三维重建后等图像后期处理技术，通过准确确定疾病的颅尾范围，提供更清晰的肿瘤显示及其与相邻结构的关系，从而对传统的轴向图像进行补充。同时，MSCT 的脂肪窗（窗位 50 Hu，窗宽 500 ~ 700 Hu）对具有脂肪成分的支气管内肿瘤（如支气管脂肪瘤或错构瘤）具有高度特异性和敏感性。这些影像学信息也可以确定肿瘤是否适合手术切除或其他治疗方法。

支气管镜是诊断支气管内型错构瘤的重要方法。支气管镜下支气管内型错构瘤通常表现为息肉样，带蒂或不带蒂，表面多光滑，黏膜无浸润，表面可有血管走行。因血管分布及脂肪成分组成的差异，瘤体可呈粉红色、淡黄色等，部分支气管内错构瘤可随呼吸运动，部分或完全阻塞气道。然而，支气管镜检查的阳性率并不高（15.0% ~ 29.5%）。一方面可能是由于支气管错构瘤的病变表面有炎症反应和鳞状化生对结果产生干扰；另一方面可能是由于支气管错构瘤质地较韧、成分多样、瘤体被覆正常黏膜或取材较少，从而难以取得足够的组织进行病理诊断。本案例中的患者 CT 表现并不明显，但是在病理组织穿刺的结果中对于诊断支气管错构瘤的证据明显，因此在实际的临床应用中，应该将 CT 和组织活检两者相互结合来诊断支气管错构瘤。

2. 支气管错构瘤应与哪些疾病进行鉴别诊断？由于支气管内错构瘤瘤体位于气道内，刺激黏膜产生炎性反应，使管壁增厚，导致瘤体与管壁分界不清，且影像学特征及临床表现不典型，加上部分错构瘤无脂肪成分和钙化灶，以及病灶形态不规则，往往难以明确诊断。在临床诊治过程中应特别注意与常见支气管内疾病相鉴别。①支气管恶性肿瘤：支气管内恶性肿瘤基底宽，边界不规则，病灶内无脂肪成分，增强 CT 扫描瘤体呈现不均匀明显强化，常有纵隔及肺门淋巴结肿大并侵及气管、支气管，出现管壁增厚及支气管截断征；错构瘤常表现为肺内孤立、边缘清晰、密度不均的结节影，由于其主要成分为软骨，血供不丰富，故增强扫描瘤体强化不明显；②支气管结核：病变在支气管壁，管壁不规则增厚扭曲，有斑点状钙化灶，管腔狭窄与扩张相间，但管腔内一般不出现息肉样肿物，患者肺部常伴有结核播散病灶，并常伴随全身结核中毒症状；③支气管异物：当错构瘤表现出钙化灶时常被误诊为异物，支气管异物有明显异物吸入史，于支气管镜下多可鉴别；④支气管脂肪瘤：MSCT 可以确定含脂肪支气管内肿瘤的正确诊断，即脂肪瘤或脂肪瘤性错构瘤。脂肪瘤性错构瘤中特征性出现脂肪堆积与钙化病灶交替出现。但是当脂肪瘤性错构瘤缺乏局灶性钙化时，根据 MSCT 将难以对两者明确地鉴别诊断。在这种情况下，需要对切除的标本进行病理分析，以便准确诊断。然而，支气管脂肪瘤性错构瘤与支气管脂肪瘤的区别意义不大，因为两者在临床实践中都是罕见的良性间充质肿瘤。

3. 支气管错构瘤的治疗方法有哪些？支气管错构瘤传统、标准的治疗方法为外科手术切除，包括外科手术切开气管、支气管摘除肿瘤或行支气管袖状切除、肺楔形切除等。手术治疗创伤大、费用高、术后恢复时间长，尤其对老年人、肺功能差者风险较大。近年来，随着介入呼吸病学的发展，支气管镜下应用套圈器、二氧化碳冷冻及氩等离子体凝固、活检钳、激光、电烧灼等技术综合治疗切除肿物已经部分取代了传统的外科手术。与传统手术相比，介入治疗具有安全性高、创伤小、成本低、术后并发症少等优点，且治疗效果与手术切除相当，已成为近些年来主要的治疗选择。支气管镜分为硬性支气管镜和柔软的纤维支气管镜两种。硬性支气管镜因质地较硬，患者耐受性低，往往需要全身麻醉，且只可到达气管和主支气管；而纤维支气管镜仅需局部麻醉，手术通常不需要插管，并可到达更远端的叶、段或亚段支气管。因此，推荐临床诊断和治疗时使用纤维支气管镜。

圈套器治疗带蒂管内型肺错构瘤优势明显。管内型肺错构瘤多为带蒂的良性肿瘤，应用高频圈套器对带蒂管内型肺错构瘤进行介入治疗简便、快捷、费用低。

如果镜下能看到蒂的位置,可在直视下套切,若不能确定时,可根据胸部 CT 及气道三维成像技术初步判断蒂的相应位置,尝试性地在肿物的游离端释放圈套器。若能深入下去,可逐渐收紧进行套切。在套切时尽可能应用电凝或凝切混合模式,以减少出血情况。管内型肺错构瘤经首次呼吸介入治疗后有一定的复发率,但经过再次介入治疗能够治愈。对于多次支气管镜下介入治疗无法完全摘除瘤体、远端出现支气管口狭窄的患者,应建议手术治疗。另外,应用介入技术治疗支气管错构瘤存在一定的并发症,比如气胸,但没有出现窒息、大出血、支气管壁穿孔等严重并发症。

四、病例点评

肺错构瘤起源于支气管的未分化间质细胞,根据具体生长部位又可分为支气管腔内型错构瘤和肺内型错构瘤,甚至两者可以合并存在。在病理上,两者来源相同,但组分稍有差异:支气管内型错构瘤常常含有更丰富的脂肪成分,因堵塞气道易继发肺部感染、肺不张等。本病例中第 1 例患者就因错构瘤阻塞主气道而有明显的呼吸困难症状;第 2 例患者因阻塞支气管引起远端分泌物排出不畅,胸部 CT 检查见气道内有痰栓形成表现。通常来说,肺内型错构瘤引起临床症状者更为少见,患者多因体检发现肺部类圆形结节影而就诊。肺错构瘤因内胚层与间胚层发育异常而形成,根据病理成分可分为软骨型及纤维型。软骨型肺错构瘤的主要成分为软骨及被覆纤毛柱状上皮裂隙;软骨型肺错构瘤为肺泡及呼吸性细支气管的发育异常,其主要成分为纤维组织及被覆立方上皮的裂隙或囊腔。李伟华等对确诊肺错构瘤的 21 例标本进行回顾性分析,见不同间叶成分均显示各自的正常免疫表型:波形蛋白(VIM)、梭形细胞平滑肌肌动蛋白(SMA)、类肌钙蛋白均阳性;内皮细胞标记(CD34)、雌激素受体(ER)、孕激素受体(PR)均阴性;夹杂的裂隙状腺体上皮 TTF-1 阳性,肿瘤的细胞增殖标记(Ki67)指数均 < 3%。其中 17 例患者平均随访(3.5±1.3)年,均未见复发及转移。这充分提示肺错构瘤的惰性生物学特征,故其也为肺部最常见的良性肿瘤。爆米花样钙化及脂肪密度为肺错构瘤的典型征象,但约 50% 的肺错构瘤 CT 扫描既不包含脂肪也不包含钙化,故 CT 检查存在一定程度的误诊率,术前 CT 诊断符合率在 70% 左右。刘庆宏等认为目前应用的 MSCT 平扫可提高检出率,其 CT 表现与病理组织结构密切相关:肺错构瘤瘤体成分多以软骨和纤维成分为主,血管含量少,尤其软骨核内无血管结构,这决定了病灶在 MSCT 检查时呈现有别于肺癌的以下特点:①周围型肺错构瘤 CT 检查多表现为边界清楚、光滑的圆形或类圆形混杂密度或软组织结节影;②多无明显分叶及短毛刺。若瘤体成分以软骨和纤维成分为主,则 CT 下可见边缘分叶和长

毛刺；③多呈轻度或无明显强化，大多数肺错构瘤强化值＜20 Hu；而多数肺内恶性肿瘤血供较丰富，强化值＞20 Hu且多为延迟强化。值得注意的是，发生在亚段支气管及远端气道的错构瘤需进一步与痰栓或其他气道内病变相鉴别。当肺错构瘤缺乏特异性CT表现时，需行气管镜检查或细针穿刺进一步明确诊断。对于无症状的肺错构瘤，可随访观察。既往外科医师常采用切开支气管壁行瘤体摘除术或袖状切除成形术治疗生长于气道内的错构瘤，以尽量保留患者肺功能，部分患者因术前与肺癌诊断不清或反复发生炎症而行肺叶切除术。因外科手术创伤大、费用高，气道介入逐步成为治疗气道内错构瘤的主要方法。以支气管镜下氩等离子体、高频电刀、圈套、冷冻等多种术式联合治疗支气管内型肺错构瘤，可以显著改善患者局部气道通畅情况、气促评分及一秒用力呼气量，术后偶有咯血、气胸，无管壁穿孔、气道内燃烧、窒息等严重并发症，适宜临床推广。

（病例提供者：黄旖旎　同济大学医学院）

（点评专家：曹月琴　泰州市第四人民医院）

参考文献

[1]Fiorelli A, D'Andrilli A, Carlucci A, et al.Pulmonary Hamartoma Associated With Lung Cancer (pHALC Study)：Results of a Multicenter Study[J].Lung, 2021, 199 (4)：369-378. doi：10.1007/s00408-021-00460-8. Epub 2021 Jul 24. PMID：34302497；PMCID：PMC8416857.

[2]Joshi HM, Page RD.Giant pulmonary hamartoma causing acute right heart failure[J].Ann Thorac Surg, 2014, 97 (1)：e21-22. doi：10.1016/j.athoracsur.2013.07.099. PMID：24384217.

[3]Galway U, Zura A, Khanna S, et al.Anesthetic considerations for bronchoscopic procedures：a narrative review based on the Cleveland clinic experience[J].J Thorac Dis, 2019, 11 (7)：3156-3170.

[4]黄文鹏，李莉明，梁盼，等.支气管内型错构瘤的临床影像分析 [J].临床放射学杂志，2021，40 (04)：698-702.

[5]Cao D, Sun Y, Yang S.Endobronchial lipoma：an unusual cause of bronchial obstruction[J].Case Rep Med, 2011, 2011：939808.

[6]Kim SA, Um SW, Song JU, et al.Bronchoscopic features and bronchoscopic intervention for endobronchial hamartoma[J]. Respirology, 2010, 15：150-154.

[7] Karabulut N, Bir F, Yuncu G, et al.Endobronchial lipomatous hamartoma：an unusual cause of bronchial obstruction[J].Eur Radiol，2007，17：2687-2690.

[8] 蔡潇潇，宁康，王光海，等．电子支气管镜下切除支气管内错构瘤1例并文献复习[J]．山东第一医科大学（山东省医学科学院）学报，2022，43（09）：707-710.

[9] Wang JW，Huang M，Zha WJ，et al.Flexible bronchoscopic intervention for endobronchial hamartoma[J].Zhonghua Jiehe He Huxi Zazhi，2013，36（12）：963-967. Chinese.PMID：24503432.

[10] 张兴强，李胜，葛鹏．肺错构瘤CT征象分析及鉴别[J]．医学影像学杂志，2015，25（06）：1006-1009.

[11] 李伟华，陈健，夏康，等．肺错构瘤的临床病理学分析[J]．温州医学院学报，2013，43（06）：391-393.

[12] 刘庆宏，许尚文，陈自谦，等．肺错构瘤18例CT诊断分析[J]．人民军医，2015，58（11）：1345-1347.

[13] 李军，何靖康，朱江，等．肺错构瘤30例临床分析[J]．临床肺科杂志，2012，17（01）：156-157.

[14] 高亭，刘小伟，何小鹏，等．支气管镜下氩等离子体联合冷冻治疗支气管内型肺错构瘤临床分析[J]．中国现代医学杂志，2018，28（25）：115-119.

[15] 王继旺，黄茂，查王健，等．经可弯曲支气管镜介入治疗管内型肺错构瘤疗效分析[J]．中华结核和呼吸杂志，2013，36（12）：963-967.

病例 20　支气管脂肪瘤

一、病历摘要

（一）基本资料

患者男性，73 岁。

主　诉：发现肺部结节 2 个月余。

现病史：患者 2 个月余前无明显诱因下出现咳嗽，无明显咳痰，无咯血，无气急，无胸闷、胸痛，无夜间阵发性呼吸困难，无盗汗、心悸。2019 年 4 月 23 日于外院就诊，行胸部 CT 检查，发现右肺下叶小结节，考虑炎性增殖灶。后续随访发现右肺上叶钙化灶及两肺散在炎性灶、纤维灶。2019 年 5 月 3 日行支气管镜检查，发现左固有前支开口新生物；病理学检查未找到癌细胞；5 月 7 日进行肺动脉 CTA 检查未见明显异常，附见肺内有少量炎性灶及左肺上叶支气管管腔内有一结节。外院给予左氧氟沙星抗感染、孟鲁司特钠（顺尔宁）改善气道。现为进一步治疗，以"肺占位性病变"收入我科。

病程中，患者无腹胀、腹痛、腹泻，无头痛，无咯血或痰中带血，无咳粉红色泡沫痰。无尿急、尿痛，无恶心、呕吐，无意识障碍。发病以来，精神可，食欲、睡眠可，大、小便正常，体重无明显变化。

既往史：有高血压病史，血压最高 160/100 mmHg，口服"安博维 1 片　qd ＋马来酸左旋氨氯地平（玄宁）1 片　qd"治疗。否认有肝炎、伤寒、结核病史；否认糖尿病病史；否认冠心病及脑卒中病史；否认哮喘、鼻窦炎及过敏性鼻炎病史。既往有前列腺恶性肿瘤病史，前列腺切除术后；双侧腹股沟疝术后；胆囊切除术后。否认外伤、手术、输血史；否认青霉素类、磺胺类、头孢类、喹诺酮类及其他药物过敏史；否认食物过敏史。预防接种史不详。

个人及婚育史：无特殊。

家族史：无特殊。

（二）体格检查

体温 36.9℃，脉搏 78 次 / 分，呼吸 19 次 / 分，血压 145/78 mmHg。神志清，呼吸平。全身皮肤无黄染，全身浅表淋巴结未及肿大，扁桃体无异常。胸廓未见畸形。呼吸运动两侧对称，肋间隙不宽，两侧触觉语颤对称，无胸膜摩擦感，双肺叩诊呈清音，两肺呼吸音粗，可闻及少量散在湿性啰音。心尖搏动正常，无震颤，心界不大，心率 60 次 / 分，律齐，各瓣膜区未闻及病理性杂音。腹部平坦、软，未

及压痛，未及包块，肝、脾肋下未及。双下肢无水肿。

（三）辅助检查

1. 实验室检查　血常规（2019 年 6 月 20 日）：白细胞 5.47×10⁹/L，红细胞 4.88×10¹²/L，血红蛋白 109 g/L ↓，红细胞比容 35.8% ↓，MCV 73.4 fL ↓，MCH 22.3 pg ↓，MCHC 304 g/L ↓，血小板 166×10⁹/L，中性粒细胞百分比 54.8%，淋巴细胞百分比 30.3%，单核细胞百分比 8.0%，嗜酸性粒细胞百分比 6.4%，嗜碱性粒细胞百分比 0.5%。

生化检查（2019 年 6 月 20 日）：谷丙转氨酶 11.7 U/L，超氧化物歧化酶 196 U/mL，5- 核苷酸酶 0.6 U/L，腺苷脱氨酶 6.9 U/L，α₁- 酸性糖蛋白 0.63 g/L，谷胱甘肽还原酶 50.1 U/L，触珠蛋白 0.68 g/L，α- 羟丁酸脱氢酶 123.6 U/L，单胺氧化酶 4.0 U/L，胆碱酯酶 7294 U/L。总胆汁酸 3.7 μmol/L，甘胆酸 2.1 mg/L。总蛋白 61 g/L ↓，白蛋白 41 g/L，球蛋白 20 g/L ↓，白 / 球 2.08，前白蛋白 227 mg/L，碱性磷酸酶 56.2 U/L，纤维结合蛋白 190 mg/L。直接胆红素 3.3 μmol/L，总胆红素 7.1 μmol/L，γ- 谷氨酸转肽酶 15.3 U/L，α-L- 岩藻糖苷酶 11.2 U/L，尿素 6.99 mmol/L，肌酐 67.0 μmol/l，估算肾小球滤过率 90.7 mL/（min·1.73 m²），尿酸 249.3 μmol/L，葡萄糖 4.6 mmol/L，线粒体谷草转氨酶 5.4 U/L，谷草转氨酶 12.3 U/L，亮氨酸氨肽酶 48 U/L。总胆固醇 3.48 mmol/L，甘油三脂 0.74 mmol/L，游离脂肪酸 0.284 mmol/L，高密度脂蛋白 1.27 mmol/L，低密度脂蛋白 1.79 mmol/L。钾 4.09 mmol/L，钠 142 mmol/L，氯 104 mmol/L，钙 2.20 mmol/L，磷 1.13 mmol/L，镁 0.93 mmol/L。

免疫检查（2019 年 6 月 20 日）：癌胚抗原 1.24 ng/mL，甲胎蛋白定量 1.91 ng/mL，糖类抗原 CA153 6.97 U/mL，糖类抗原 CA125 6.21 U/mL，糖类抗原 CA199 3.15 U/mL，糖类抗原 CA724 1.41 U/mL，细胞角蛋白 19 片段 1.37 ng/mL，神经元特异性烯醇化酶 12.45 ng/mL，前列腺特异抗原 0.007 ng/mL，游离前列腺特异抗原 <0.01%，铁蛋白 705.70 ng/mL ↑。乙肝表面抗原 0.281 ng/mL，乙肝表面抗体 22.570 U/L ↑，乙肝 e 抗原 0.092 ng/mL，乙肝 e 抗体 0.750 U/L ↑，乙肝核心抗体 0.006 U/L ↑，丙肝抗体 0.023 U/L。HIV 抗体检测 (−)，梅毒试验（TRUST）(−)，梅毒抗体（TPAB）(−)，肺炎支原体抗体 IGM（±）↑。

血凝（2019 年 6 月 20 日）：APTT 28.20 秒，D- 二聚体定量 1.08 mg/L ↑，纤维蛋白原 2.22 g/L，INR 0.94，PT 11.3 秒，TT 18.30 秒。

尿、粪常规无异常，心电图无异常。

2. 影像检查　支气管动脉 CTA（2019 年 6 月 27 日）：左肺上叶前段支气管分

支开口处软组织样密度影，与邻近左肺上叶静脉分支关系密切。

（四）初步诊断

肺占位性病变。

二、诊治过程

结合患者上述现病史、体征和实验室检查，临床入院诊断：肺占位性病变、支气管息肉（新生物）、前列腺恶性肿瘤、前列腺切除术后状态、胆囊切除术后状态、双侧腹股沟斜疝（术后）。患者在留好痰标本后，于入院 4 小时内给予头孢美唑进行抗感染治疗；盐酸氨溴索（兰苏）、桉柠蒎肠溶软胶囊（切诺）进行化痰治疗；多索茶碱进行解痉治疗；厄贝沙坦（安博维）、马来酸左旋氨氯地平（玄宁）进行降压治疗。告诫患者要戒烟并避免被动吸烟。

患者入院后于 2019 年 6 月 20 日逐渐完善其他相关检查，并于 2019 年 6 月 27 日行支气管镜检查及病理组织穿刺。支气管镜检查（2019 年 6 月 27 日）：左侧上叶固有段可见黄色息肉样新生物部分阻塞管腔，气管镜可通过，表面光滑，周围黏膜正常，质软。于病灶处行 EBUS 示低回声灶、无明显血管回声，并对病灶进行直视下活检、刷检、灌洗。其余支气管软骨环清晰，黏膜光滑，未见出血，未见新生物，管腔通畅。双侧支气管有扩张样改变，少许白色黏液分泌物。

患者经治疗后于 2019 年 6 月 28 日出院，出院时一般情况可，神志清，气平，精神尚可，两肺呼吸音粗，双肺叩诊呈清音，两肺未闻及明显干、湿性啰音。心率 78 次 / 分，律齐，各瓣膜区未闻及病理性杂音，双下肢无水肿。出院时嘱患者坚持服药，门诊随访并于 1 个月后复查胸部 CT、血凝，如有不适需及时随诊。给患者药物治疗：①马来酸左旋氨氯地平片（玄宁）（国基）每日 1 次，每次 1 粒；②厄贝沙坦（安来）片（上基）每日 1 次，每次 1 粒；③头孢呋辛酯片（巴欣）（国基）每日 2 次，每次 1 粒。

病理检查报告于 2019 年 7 月 1 日出结果，诊断：（左肺上叶固有段活检）气管黏膜下，纤维脂肪瘤样增生。免疫组化：上皮 CK-p（+），CK7（+）；脂肪细胞 s-100（+），vimentin（+），cdk4（-），mdm2（-），Ki67（-）。因此，可以诊断患者的支气管息肉为支气管脂肪瘤。

三、病例讨论

1. 如何诊断支气管脂肪瘤？脂肪瘤是人体最常见的良性肿瘤，可发生于身体的任何部位，常见于脂肪组织丰富的身体表浅部位及腹腔和腹膜后。而支气管内脂肪瘤是一种非常罕见的良性肿瘤，其发病率仅占所有支气管肿瘤的 0.1% ～

0.4%。该病通常发生于 50～60 的老年人群，其中男性占大多数，多数患者有长期吸烟史或体形肥胖。脂肪瘤通常边界清晰且柔软，主要出现在支气管黏膜下层。

支气管脂肪瘤的临床症状与肿瘤大小、部位和管腔阻塞程度等相关。由于瘤体生长缓慢，不易在短时间内完全阻塞气管或支气管管腔，所以肿瘤小或无支气管阻塞者可以无症状。但随着瘤体的增长而导致管腔部分或全部阻塞时，很容易引起支气管远侧肺反复感染，临床上酷似支气管扩张、肺化脓症、慢性支气管炎，还可以出现反复发作的同一部位肺炎、肺不张等。其余常见症状包括持续咳嗽、胸痛、呼吸困难、反复发热和肺炎。咯血并不常见，但偶尔也可由梗阻后感染引起。但这些临床症状缺乏特异性，难以与其他疾病相鉴别，因此影像学检查对于支气管脂肪瘤的识别尤为重要。

由于气管、支气管前后有纵隔、软组织和骨骼影重叠，普通 X 线胸片不能很好地显示气管、支气管内肿瘤，其胸片通常提示正常或非特异性梗阻后改变，如肺不张或肺炎。CT 在检测脂肪方面具有高度特异性和敏感性，CT 扫描可以发现均质肿块伴脂肪密度，有特征性的均匀脂肪衰减，CT 值约为 -100 Hu，增强 CT 无明显强化，具有诊断意义。CT 和 MRI 扫描可以精确预测脂肪密度并将脂肪组织与其他恶性或良性肿瘤病变区分开来，脂肪瘤密度与正常脂肪组织相似，CT 值为 -40～ -120 Hu，瘤体边缘光滑、密度均匀，通过精确测量肿物薄层层面 CT 值，可与其他软组织肿物鉴别，MRI 能更进一步验证病变是否为脂肪组织。

MSCT 是检测和对中央气道肿瘤进行分期的首选影像学检查方式。MSCT 成像结合多平面重建和三维重建后等图像后期处理技术，通过准确确定疾病的颅尾范围，提供更清晰的肿瘤显示及其与相邻结构的关系，从而对传统的轴向图像进行补充。同时，MSCT 的脂肪窗（窗位 50 Hu，窗宽 500～700 Hu）对具有脂肪成分的支气管内肿瘤（如支气管脂肪瘤或错构瘤）具有高度特异性和敏感性。这些影像学信息也可以确定肿瘤是否适合手术切除或其他治疗方法。

支气管镜也是气管支气管脂肪瘤主要诊断手段之一，镜下可观察到支气管内新生物位置、大小、形状、性质、活动度、表面情况、周围状况和堵塞支气管腔程度，为治疗方案的选择提供参考；还可以通过活检、毛刷、针吸、灌洗取得病理标本，明确病变性质。本病在内镜下多呈球形，淡黄色，表面光滑，可活动，带蒂，部分或完全堵塞管腔。但由于支气管脂肪瘤瘤体光滑柔软、不易钳取，且表面常常被覆正常的支气管黏膜纤毛柱状上皮或炎性病变的鳞状上皮，气管镜活检阳性率并不高，仅 1/3 病例通过支气管镜活检确诊。在支气管镜活检受到限制的情况下，MSCT 则会成为术前支气管脂肪瘤的有效诊断工具。如果气管镜活检标本病理检查仅见到支气管黏膜上皮，临床又很难除外恶性肿瘤的诊断，这时只能依靠手术病理进行确诊。本案例中的患者 CT 表现并不明显，但是在病理组织穿刺的结果中对于诊断支气管脂肪瘤的证据明显，因此在实际的临床应用中，应该将 CT 和组织活检两者相互结合诊断支气管脂肪瘤。

2. 对于无明显特异性临床表现的气道内肿瘤，应如何与支气管脂肪瘤进行鉴别诊断？气管、支气管树的大多数肿瘤是恶性的。良性肿瘤非常罕见（约占所有肺部肿瘤的 1.9%）。与恶性肿瘤不同，许多良性肿瘤生长缓慢，并出现支气管阻塞相关症状。气管的良性病变通常数月甚至数年未被发现。而恶性肿瘤一般临床表现较为明显，会出现痰中带血、胸痛、消瘦等症状，再结合相应的实验室检查和影像学检查，良、恶性肿瘤之间一般不难鉴别。

在支气管良性肿瘤中，最需要与支气管脂肪瘤鉴别诊断的是支气管错构瘤。支气管错构瘤也是一种罕见的良性肿瘤，占所有肺错构瘤的 3% ～ 20%。错构瘤可能含有软骨、脂肪、纤维组织和上皮成分，但支气管错构瘤通常比实质组织含有更多的脂肪组织。MSCT 可以对含脂肪支气管内肿瘤进行正确诊断，即脂肪瘤或脂肪瘤性错构瘤。脂肪瘤性错构瘤中特征性出现脂肪堆积与钙化病灶交替出现。但是当脂肪瘤性错构瘤缺乏局灶性钙化时，根据 MSCT 将难以对两者明确地鉴别诊断。在这种情况下，需要对切除的标本进行病理分析，以便准确诊断。然而，支气管内脂肪瘤性错构瘤与脂肪瘤的区别意义不大，因为两者在临床实践中都是罕见的良性间充质肿瘤。

在和其他支气管良性肿瘤的鉴别诊断中，病理组织活检是最能明确诊断的方式，更简单、快速的鉴别诊断方式则是 CT 和 MRI，支气管脂肪瘤有特征性的均匀脂肪衰减，CT 值约为 -100 Hu。

3. 支气管脂肪瘤的治疗手段是什么？手术是治疗本病的主要方法，对于气道内型脂肪瘤，支气管镜介入治疗是首选方式，其适应证为腔内肿瘤，向内膜生长有限并且处于中央位置，根据瘤体大小及特点可选择高频电灼、APC、冷冻、微波、激光、光动力、腔内局部放疗、圈套器套扎或氩气刀治疗或联合使用。治疗过程主要包括 3 个主要步骤：一是充分暴露新生物；二是明确其基底部位，切除新生物；三是对病变基底部位进行处理，防止复发。此外，对于病变大的患者，还可以采用分次清理切除。对于瘤体主要部分切除后还应仔细观察病变基底部位，尽量清除，但不宜过深。此外，对于病变大的患者，还可以采用分次清理切除。对于瘤体主要部分切除后还应仔细观察病变基底部位，尽量清除，但不宜过深。针对不宜行气管镜治疗的患者，如管外型支气管脂肪瘤、易造成远端不可逆的支气管及肺组织损害的管内型支气管脂肪瘤、多发病灶、合并有肺部或纵隔其他病变者，内镜手术后剩余的外周肺将无法恢复，应考虑手术治疗，手术方式可以选择肺叶切除术、楔形切除术或全肺切除术等，术中应尽量保留肺组织，保护肺功能，完全切除病变组织后预后患者通常良好。既往接受过支气管干预的患者和氧需求量高的患者也应选择手术进行治疗。

四、病例点评

肺部脂肪瘤极为少见，占所有肺肿瘤的 0.1%～0.5%。在肺脂肪瘤中支气管脂肪瘤是最常见的一种，占肺脂肪瘤的 80% 左右，其他肺脂肪瘤可发生于肺实质、脏层胸膜下，发生位置左肺较右肺常见。支气管脂肪瘤好发于中年男性，特别是吸烟及体形肥胖者。其病情发展较慢，病程较长，自出现症状到临床确诊的时间几个月到数年，早期症状常不典型且缺乏特异性，后期因肿块逐渐增大会出现气道阻塞症状，常出现气促、肺不张、肺部感染等临床表现，易误诊为慢性支气管炎、哮喘、支气管扩张、肺炎等疾病。

以本案例的患者为例，患者无明显咳痰、咯血、气急、胸闷胸痛等阳性体征，临床表现并无特征性。胸部 CT 提示有肺占位性病变，无法明确其具体的类型。

因此，由于支气管脂肪瘤发病率的罕见及不典型的临床表现，极易误诊，常常在手术后经由术后病理明确诊断。但随着影像学技术的发展，多层螺旋 CT、气管镜技术的普及，近年来术前确诊的支气管脂肪瘤病例逐渐增多。脂肪瘤密度与脂肪相似，CT 值为 40～20 Hu，瘤体边缘光滑、密度均匀。气管镜对于支气管脂肪瘤诊断也具有重要价值。因此，在实际的临床应用中，对于难诊断的支气管息肉，结合其不典型的临床表现，我们应当将支气管脂肪瘤纳入考虑当中，并尝试用脂肪窗与组织活检结合来诊断支气管脂肪瘤。

手术治疗是该病的主要治疗方法。近年来，经电子支气管镜介导高频电凝圈套、电切、冷冻、激光等介入治疗方法切除部分早期支气管脂肪瘤方面也有报道及较好疗效，早期气管内良性肿瘤，经气管镜摘除，能够最大限度减少手术创伤，保留患者肺功能。支气管脂肪瘤患者，如果病灶基底范围较广，支气管阻塞远端肺病变较重，气管镜下摘除有困难或随访复发者，需行开胸手术治疗，包括支气管节段切除重建、肺叶切除甚至全肺切除。

（病例提供者：周诚睿　同济大学医学院）

（点评专家：张　景　泰州市第四人民医院）

参考文献

[1]Muraoka M, Oka T, Akamine S, et al.Endobronchial lipoma：review of 64 cases reported in Japan[J].Chest, 2003, 123：293-296.10.1378/chest.123.1.293

[2]Raymond GS, Barrie JR.Endobronchial lipoma：helical CT diagnosis[J].AJR Am J Roentgenol, 1999, 173：1716.10.2214/ajr.173.6.10584832

[3]Azhar W, Zaidi F, Hannan A.(March 03, 2020)Whistling Lipoma：Bronchial Obstruction Caused by a Lipoma[J].Cureus 12（3）：e7167. doi：10.7759/cureus.7167

[4]Ko JM, Jung JI, Park SH, et al.Benign tumors of the tracheobronchial tree：CT-pathologic correlation[J].AJR Am J Roentgenol, 2006, 186：1304-1313.10.2214/ajr.04.1893

[5]Basoglu A, Celik B, Akdag AO, et al.Endobronchial lipoma：a rare cause of bronchial occlusion[J].Interact Cardiovasc Thorac Surg, 2004, 3：263-264.10.1016/j.icvts.2003.11.014.

[6]杨翼萌,蒲纯,李毅,等.气管支气管脂肪瘤误诊文献分析[J].临床误诊误治,2012,25（11）：19-22.

[7]Cao D, Sun Y, Yang S.Endobronchial lipoma：an unusual cause of bronchial obstruction[J].Case Rep Med, 2011, 2011：939808. 10.1155/2011/939808

[8]姜华,辛涛,蒲文娟,等.支气管脂肪瘤诊断治疗及预后分析[J].陕西医学杂志,2022,51(10)：1206-1209.

[9]Jensen MS, Petersen AH.Bronchial Lipoma[J].Scand J Thorac Cardiovasc Surg, 1970, 4（2）：131-134.

[10]Moran AM, Bo J, Htun M, et al.Peripheral intrapulmonary lipoma in a 26-year-old woman -a case report[J].Polish J Pathology, 2011, 62（2）：113-115.

[11]欧阳若芸, 陈平.支气管脂肪瘤2例临床分析[J].基础医学与临床, 2011, 31（04）：445-446.

[12]谢冬,费苛,姜格宁,等.不切除肺的支气管节段切除术[J],中华外科杂志,2013,51（10）：942-944.

病例 21　支气管热成形术

一、病历摘要

（一）基本资料

患者女性，53 岁。

主　诉：反复发作性喘息 40 年余，加重 2 天。

现病史：患者从 40 年前起开始出现反复发作性咳嗽、喘息、气急，多为冷空气诱发，有少量咳嗽，咳少量白痰，可咳出，无异味，喘息明显时伴胸闷不适，约每年发作 2 次，曾于我院及外院住院诊治，予以抗感染、平喘等治疗（具体不详）后好转出院。平时常规吸入布地奈德福莫特罗（信必可）9.0 μg/320 μg，口服泼尼松等药物平喘，效果欠佳。2 天前因再次出现喘息来我院就诊，行血液检查（结果未归），今为进行支气管热成形术（bronchial thermoplasty，BT）来我院诊治，拟"支气管哮喘"收入院。本次病程中无头痛、头晕，无黑矇、晕厥，无视物不清及旋转，无畏寒、发热，无胸痛、咯血，无咳粉红色泡沫痰，无低热、消瘦、盗汗，有夜间喘息咳嗽，无夜间阵发呼吸困难，夜间平卧，无恶心、呕吐，无腹痛、腹泻，无尿频、尿急、尿痛，无少尿、水肿，无皮疹及关节肿痛。

患者自发病以来，精神一般，食纳可，睡眠可，大、小便正常，体重无改变。

既往史：否认高血压、糖尿病、心脏病病史；否认肝炎、结核、伤寒等传染病史；否认外伤史、输血史；否认食物及药物过敏史。预防接种史随社会。

个人及婚育史：已婚已育，子女体健。

家族史：否认家族遗传病史。

（二）体格检查

体温 36.5℃，脉搏 89 次 / 分，呼吸 21 次 / 分，血压 123/78 mmHg，血氧饱和度 97%。神志清，精神可，胸廓无畸形，两肺语颤对称，两肺呼吸音粗，两肺可闻及散在哮鸣音。心率 89 次 / 分，律齐，各瓣膜听诊区未闻及病理性杂音。腹平软，无压痛、反跳痛，肝、脾肋下未及，肝、肾区无叩击痛，移动性浊音阴性，双下肢无水肿。

（三）辅助检查

1. 实验室检查　血常规（2020 年 3 月 21 日）：平均红细胞血红蛋白含量 29.1 pg，红细胞平均血红蛋白浓度 324 g/L，白细胞 4.99×10⁹/L，红细胞 4.70×10¹²/L，单核细胞百分比 4.9%，单核细胞 0.25×10⁹/L，红细胞比容 42.3%，淋巴细胞百分比 27.3%，嗜酸性粒细胞百分比 11.8%，嗜碱性粒细胞百分比 1.5%，淋巴细胞 1.36×10^9/L，嗜酸性粒细胞 0.59×10^9/L，血红蛋白 137 g/L，血小板 160×10^9/L。血凝检查（2020 年 3 月 21 日）：D- 二聚体定量 0.30 mg/L，PT 11.2 秒，APTT 27.10 秒，纤维蛋白原 2.610 g/L，TT 18.00 秒，INR 0.96。生化检查（2020 年 3 月 21 日）：线粒体谷草转氨酶 4.2 U/L，γ- 谷氨酸转肽酶 21.2 U/L，白蛋白 40.8 g/L，谷丙转氨酶 16.9 U/L，钙 2.21 mmol/L，白 / 球 1.77，碱性磷酸酶 61.7 U/L，谷草转氨酶 19.0 U/L，氯 104 mmol/L，肌酐 79 mmol/L，钾 4.40 mmol/L，镁 0.90 mmol/L，钠 144 mmol/L，磷 1.38 mmol/L，尿素 3.48 mmol/L，直接胆红素 2.8 μmol/L，葡萄糖 3.9 mmol/L↓，总胆红素 9.7 μmol/L，总蛋白 63.9 g/L，尿酸 337 μmol/L，估算肾小球滤过率 73.959 mL/（min·1.73 m²），球蛋白 23.1 g/L。免疫检查（2020 年 3 月 23 日）：梅毒抗体（-），HIV 抗体（-），乙肝 e 抗体 0.003 U/L↑，乙肝 e 抗原 0.077 ng/mL，乙肝表面抗体 2.000 U/L，丙肝抗体 0.014 U/mL，乙肝核心抗体 0.009 U/L↑，乙肝表面抗原 2754.000 ng/mL↑。变应原检测（2020 年 3 月 23 日）:狗毛皮屑（-），粉尘螨（-），猫毛皮屑（-），蟑螂（-），牛奶（-），热带无爪螨（-），蚕丝（-），矮豚草（-），蒿（-），葎草（-），藜、反枝苋（-），刺柏、桦（-），悬铃木、白蜡（-），杨、柳、山毛榉、桤、橡、胡桃（-），六月禾、黑麦草、梯牧草（-），复叶槭、桑洋槐、榆、柏、构树（-），烟曲霉（-），念珠菌、点青霉、分枝孢霉、交链孢霉、黑曲霉（-），鸡蛋黄（-），鸡蛋白（-），花生、黄豆（-），芝麻（-），小麦、荞麦（-），腰果、开心果、榛子、杏仁、核桃（-），牛肉、羊肉（-），鱼（-），虾、蟹（-），桃、苹果、芒果、荔枝、草莓（-）。

2. 影像检查　心电图（2020 年 3 月 9 日）：大致正常。影像学检查（病例 21 图 1）：气管三维重建（2020 年 3 月 28 日）。气管管腔通畅，未见异常密度影。两侧主支气管及其诸叶、段形态、分布正常，管腔未见明显扩张、狭窄，其内未见明显异常密度影。放射学诊断：气管三维重建未见明显异常征象。

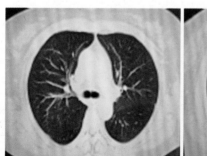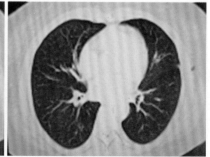

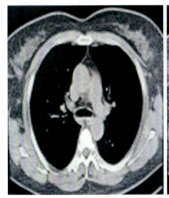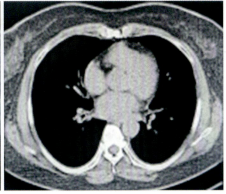

病例 21 图 1 影像学检查

（四）初步诊断

支气管哮喘。

二、诊治过程

入院后予盐酸莫西沙星（拜复乐）抗感染治疗，口服孟鲁司特平喘、特布他林（博利康尼）＋布地奈德雾化等治疗。通过相关检查排除手术禁忌后，2020 年 3 月 25 日行支气管热成形术。13：55 进境，入气管见气管管腔通畅，软骨环清晰，黏膜光滑，隆凸锐利，未见出血、新生物；左主支气管、左肺上叶、左肺下叶及各段支气管管腔通畅，黏膜光滑，未见出血、新生物；右主支气管、右肺上叶、右肺中叶、右肺下叶及各段支气管管腔通畅，黏膜光滑，未见出血、新生物（病例 21 图 2）；于右肺下叶基底段行活检，于右肺下叶背段、内基底段、前基底段、外基底段、后基底段行支气管热成形术，总消融点数 46 次，成功 33 次，失败 13 次，能量 18 W，热量 120 J，温度 65℃；结束时间 14：47。

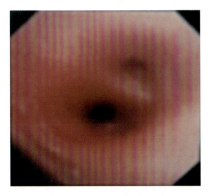

病例 21 图 2 右肺下叶

出院医嘱：定期复查胸部 CT、肺功能；带药：布地奈德福莫特罗粉吸入剂（信必可）4.5μg/160μg，吸入，2次／天；孟鲁司特钠片 10mg，口服，每晚 1 次。

三、病例讨论

1. 什么是 BT？ BT 是一种新型支气管镜技术，通过支气管镜介导对气道平滑肌（ASM）进行射频消融，减少 ASM 含量，从而减少哮喘患者急性发作；BT 是将射频导管通过支气管镜送入气道内指定部位并张开，使支气管管壁与电极紧密贴合；然后通过对能量释放、作用时间及所需温度进行控制，将高频电波传输入支气管管壁，管壁组织中的带电离子发生高频震荡并产生热能，热损伤使增厚的 ASM 凝固、坏死，最终达到减少 ASM 的数量、降低气道高反应、减弱气道收缩力，并逆转气道重构的目的。

手术需在全身麻醉后进行，可采取经鼻腔或口腔入路，将导管通过支气管镜插入支气管管腔，当支气管镜到达预定位置时，伸入特质的导丝并撑开其头端电极，使其呈"篮状"，尽量将其与支气管管壁黏膜紧密接触；然后通过踩踏脚踏板控制能量释放，使局部烧灼温度保持在 65℃，持续烧灼 10 秒后回缩电极，后退导丝 5mm。反复重复上述操作步骤，逐一烧灼内径为 3 ～ 10mm 的大多数气道。研究证实，经过上述操作治疗后，可去除掉支气管管壁内约 50% 的 ASM。需要注意的是操作中的给氧浓度不应高于 40%，以避免氧气在气管内燃烧灼伤气道。BT 治疗常分为 3 期进行，首先处理右下叶，其次是左下叶，最后为双上叶。由于右肺中叶气道长而窄，BT 后可能出现局部支气管管壁损伤、水肿、分泌物增加堵塞气道，有诱发右肺中叶综合征的可能，不予 BT 治疗。每次操作时间为 30 ～ 60 分钟，两次 BT 治疗之间应至少间隔 3 周。

支气管热成形术是一种以非药物方式治疗重度哮喘的新技术，该患者平时常规吸入布地奈德福莫特罗 9.0μg/320μg，口服泼尼松等药物平喘，效果欠佳，故进行支气管热成形术治疗，后随访症状控制良好。

2. 支气管热成形术的禁忌证有哪些？

（1）体内有除颤器或起搏器及其他电子植入装置者。

（2）对支气管镜检查中需要应用的药物如利多卡因、阿托品、镇静剂等过敏者。

（3）心肌梗死 6 周以内者。

（4）严重心肺疾病无法进行支气管镜操作者。

（5）对近期有急性呼吸系统感染、2 周内有哮喘急性发作、正在应用抗凝剂或抗血小板药物的患者需暂缓 BT 治疗者。

四、病例点评

支气管热成形术作为一种非药物方式治疗重度哮喘的新技术，正逐步被人们所认识。它通过射频消融技术改变气道结构，削减增殖的气道平滑肌，减轻平滑肌痉挛，减少因气道收缩引起的气道狭窄，从而达到控制和减少哮喘急性发作的目的。该项技术于 2013 年 10 月获得我国 CFDA 批准用于重度哮喘患者的治疗，并已于 2014 年成为 GINA 指南推荐的第 5 级药物治疗仍无法达到良好控制的哮喘患者的附加治疗选择。

支气管热成形术可直接对哮喘患者的气道平滑肌进行消融，进而达到治疗性哮喘的目的，这被认为是 BT 作用的主要机制。但是有研究者发现在右肺中叶，即未行治疗的部位，也可以观察到气道平滑肌的持续减少，这说明在 BT 治疗哮喘中还存在着其他可能机制。有研究者发现在 BT 后较早期气道中神经内分泌上皮细胞、黏膜下神经就已经有改变发生，其减少可减弱引起支气管痉缩的神经反射，而且这种作用也可持续存在。

BT 的安全性尚可，上海市第十人民医院 BT 术后无呼吸系统相关严重不良事件发生，患者不良反应大多为 3 天内发生的非特异性症状，1 周可自行缓解，肺炎、哮喘急性发作的严重不良反应可通过对症治疗和加强围术期管理避免。下呼吸道感染是 BT 治疗后较为常见的不良反应，个别病例甚至出现肺不张，与治疗后气道局部损伤、黏膜水肿、分泌物增多引起的引流不畅、长期应用糖皮质激素等因素相关。患者可表现为咳嗽加重，痰量增多或黄脓痰、痰栓形成，伴有或不伴有发热。需教育患者将治疗部位抬高，加强体位引流，并加用祛痰药物，促进分泌物的排出，以减少下呼吸道感染及肺不张的发生。

支气管热成形术治疗难治性哮喘在术后早期可有明显的临床改善，我院李寰等将 26 例难治性哮喘患者分为两组，其中一组 8 例行 BT 治疗，另一组 18 例行常规药物治疗，比较治疗后两组患者肺功能、血嗜酸性粒细胞和高分辨率 CT 下管腔面积（lumen area，LA）的差异。结果显示，BT 组 FEV_1/FVC、FEV_1 和 1 秒用力呼气容积占预计值的百分比（$FEV_1\%$）负值明显减少，BT 组患者段支气管 LA、小支气管 LA、总支气管 LA 均明显扩大，这证明 BT 能够减缓重症哮喘患者的肺功能下降速度，明显扩张支气管 LA，重症哮喘通过该项治疗措施可获益。

（病例提供者：王婷梅　蚌埠市第一人民医院）

（点评专家：丁　荣　泰州市第四人民医院）

参考文献

[1]Chung KF, Wenzel SE, Brozek JL, et al. International ERS/ATS guidelines on definition,evaluation and treatment of severe asthma[J]. Eur Respir J,2014,43(2): 343-373.

[2]Pretolani M, Bergqvist A, Thabut G, et al. Effectiveness of bronchial thermoplasty in patients with severe refractory asthma：clinical and histopathologic correlations[J]. J Allergy Clin Immun01, 2017, 139 (4)：1176-1185.

[3]Facciolongo N, Di Stefano A, Pietrini V, et al. Nerve ablmion after bronchial thermoplasty and sustained improvement in severe asthma[J]. BMC Pulmonary Medicine, 2018, 18 (1)：29.

[4]Wilson SJ, Ward JA, Sousa AR, et al. Severe asthma exists despite suppressed tissue inflammation：findings of the U-BIOPRED study[J]. European Respiratory Journal, 2016, 48 (5)：1307-1319.

[5]Mandovra NP, Leuppi JD, Herth FJF, et al. Interventions inasthma ad COPD[J].Ther Umschau, 2019, 76 (6)：328-336. DOI：10.1024/0040-5930/a001097.

[6]Miller JD, Cox G, Vincic L, et al. A prospective feasibility study of bronchial thermoplasty in the human airway[J].Chest, 2005, 127 (6)：1999-2006. DOI：10.1378 /chest.127.6.1999.

[7]Kaukel P, Herth FJ, Schuhmann M.Bronchial thermoplasty：interven tional therapy in asthma[J].Ther Adv Respir Dis, 2014, 8 (1)：22-29.

[8] 李謓，谢栓栓，段洪霞，等. 支气管热成形术对难治性哮喘患者肺功能、血嗜酸性粒细胞数及 HRCT 下管腔面积的影响 [J]. 同济大学学报（医学版），2020，41（03）：325-330.

病例 22　肺癌免疫治疗心肌损害

一、病历摘要

（一）基本资料

患者男性，63 岁。

主　诉：确诊肺部恶性肿瘤 3 个月余。

现病史：患者 2022 年 12 月 4 日无明显诱因下出现咯血，呈鲜红色，伴咳嗽、咳痰，遂于外院就诊。行胸部 CT 检查：左肺下叶背段肺门占位，肺癌可能性大伴周围感染。两肺肺气肿伴两肺上叶肺大疱，纵隔内散在小淋巴结显示，主动脉壁及冠状动脉壁钙化灶。附见胸椎部分密度欠均匀伴小斑片状低密度灶，双肾结石，肝内囊肿。于急诊抗感染后患者自觉症状有所缓解。12 月 14 日 PET-CT：左下肺门肿块伴糖代谢增高，考虑中央型肺癌，病变远端阻塞性炎症，建议行纤维支气管镜检查。纤维支气管镜检查：纵隔部分，淋巴结糖代谢增高，转移待排除。12 月 21 日行气管镜检查：左上肺取组织，术后病理报告提示：（左肺肺穿刺）肺浸润性腺癌。免疫组化：肿瘤细胞 CK7（+），TTF-1（+），napsin-a（+），Ki67（30%+），pd-11（tps：70%），PD-1（-），p40（-），p63（-）。（备注：PD-1 克隆号）（基因科技公司、2e5）：pd-11 克隆号（cell signaling，eil3 n），pd-11 采用肿瘤细胞阳性比例（TPS）评分系统，基因检测均阴性，2023 年 1 月 9 日第一次行信迪利单抗 200 mg 免疫治疗。2023 年 1 月 11 日第一次行 "培美曲塞 0.8 g ＋奈达铂 120 mg 化疗"。2023 年 2 月 3 日行 "信迪利单抗＋培美曲塞＋奈达铂免疫化疗"，患者目前偶有咳嗽、少痰，无咯血及痰中带血，无胸闷、气喘，无胸痛、心悸。现为进一步诊治，以 "左肺恶性肿瘤" 收入我科。

既往史：患痛风数年，未服药物治疗，病情控制不佳。否认高血压、糖尿病病史；否认肝炎、结核、伤寒等传染病史；否认外伤史、输血史；有青霉素过敏史；否认食物过敏史。

个人及婚育史：已婚已育，子女体健。

家族史：否认家族遗传病史。

（二）体格检查

体温 36.5℃，脉搏 98 次 / 分，呼吸 21 次 / 分，血压 144/78 mmHg，血氧饱和度 97%。神志清，精神可，两肺呼吸音粗，两肺未闻及干、湿性啰音。心率 98 次 / 分，律齐，各瓣膜听诊区未闻及病理性杂音。腹平软，无压痛、反跳痛，肝、脾肋下未及，肝、肾区无叩击痛，移动性浊音阴性，双下肢无水肿。

（三）辅助检查

1. 实验室检查　血常规（2023年3月9日）：白细胞 5.23×10⁹/L，红细胞 3.64×10¹²/L↓，血红蛋白 104 g/L↓，红细胞比容 33.1%↓，MCV 90.9 fL，MCH 28.6 pg，MCHC 314 g/L↓，血小板 232×10⁹/L，中性粒细胞百分比 70.1%，淋巴细胞百分比 15.9%↓，单核细胞百分比 11.1%，嗜酸性粒细胞百分比 1.9%，嗜碱性粒细胞百分比 1.0%，中性粒细胞 3.67×10⁹/L，淋巴细胞 0.83×10⁹/L↓，单核细胞 0.58×10⁹/L，嗜酸性粒细胞 0.10×10⁹/L。血生化检查（2023年3月9日）：总蛋白 47.0 g/L↓，白蛋白 25.5 g/L↓，球蛋白 21.5 g/L，白／球 1.19↓，直接胆红素 2.4 μmol/L，总胆红素 5.7 μmol/L；丙氨酸氨基转移酶 165.4 U/L，天门冬氨酸氨基转移酶 403.6 U/L↑，线粒体谷草转氨酶 157.9 U/L↑，γ-谷氨酸转肽酶 19.3 U/L，纤维结合蛋白 222 mg/L↓，尿素 3.7 mmol/L，肌酐 70 μmol/L，估算肾小球滤过率 95.7 mL/（min·1.73 m²）；尿酸 329 μmol/L，钾 3.10 mmol/L↓，钠 144 mmol/L，氯 112 mmol/L，钙 2.01 mmol/L↓，磷 1.32 mmol/L，镁 0.81 mmol/L，总二氧化碳 21.0 mmol/L。血凝（2023年3月9日）：PT 12.7秒，INR 1.09，正常人 PT 11.70秒，APTT 27.80秒，正常人 APTT 29.10秒，纤维蛋白原 3.980 g/L，TT 17.40秒，正常人 TT 18.00秒，D-二聚体定量 2.27 mg/L↑，FDP 7.89 μg/mL↑。心肌标志物（2023年3月9日）（病例22表1）：肌钙蛋白 0.294 ng/mL，肌红蛋白＞3000 ng/mL，肌酸激酶同工酶 53.21 ng/mL，N末端脑利钠肽 440.10 pg/L。

病例22表1　心肌标志物

	3月9日	3月10日	3月12日	3月13日	3月17日	3月19日	3月23日	3月26日
肌钙蛋白（ng/mL）	0.294	0.378	0.384	0.385	0.69	0.772	0.724	0.708
肌红蛋白（ng/mL）	＞3000	＞3000	＞3000	＞3000	＞3000	＞3000	＞3000	＞3000
肌酸激酶同工酶（ng/mL）	53.21	54.09	66.02	62.28	106.3	95.14	98.39	72.6
pro-B型利钠肽（pg/mL）	440.1	1860	3805	2408	530.9	243.7	420.5	224.2

2023 年 3 月 9 日降钙素原＜ 0.05 ng/mL。呼吸道九联检（2023 年 3 月 9 日）：军团菌抗体（－），肺炎支原体抗体 IGM（－），立克次体抗体（－），肺炎衣原体抗体 IGM（－），腺病毒抗体 IGM（－），呼吸道合胞病毒抗体 IGM（－），甲型流感病毒试验（－），乙型流感病毒试验（－），副流感病毒抗体（－）。病原学检查（2023 年 3 月 9 日）：柯萨奇 B 组病毒 IgM（－），柯萨奇 B 组病毒 IgG（－）。核医学科（2023 年 3 月 9 日）：血清游离 T_3 4.69 pmol/L，血清游离 T_4 17.01 pmol/L，促甲状腺素 0.338 U/L↓，TPO 抗体＜ 2.00 U/mL。

免疫检查（2023 年 3 月 9 日）：抗线粒体抗体＜ 2.00 RU/mL，抗肝、肾微粒体抗体＜ 2.00 RU/mL，抗可溶性肝抗原＜ 2.00 RU/mL，肝细胞溶质抗原＜ 2.00 RU/mL，环瓜氨酸肽抗体 0.5 RU/mL，类风湿因子 IgG 5.71 AU/mL，类风湿因子 IgM ＜ 4.00 U/mL。免疫检查（2023 年 3 月 9 日）：免疫球蛋白 G 8.36 g/L，IgG（4 亚型）2.430 g/L↑，免疫球蛋白 A 1.57 g/L，免疫球蛋白 M 0.477 g/L，免疫球蛋白 E 525.0 U/mL↑，铜蓝蛋白 0.237 g/L，补体 C3 1.130 g/L，补体 C4 0.245 g/L，抗 "O" ＜ 56 U/mL，类风湿因子＜ 11.6 U/mL，轻链 KAPPA 1.85 g/L，轻链 LAMBDA 1.40 g/L，KAPPA/LAMBDA 1.32↓，β_2- 微球蛋白 6.98 mg/L↑，糖缺失性转铁蛋白 26.000 mg/L↓。免疫检查（2023 年 3 月 9 日）：抗核抗体（ENA）（－），ENA（dsDNA）（－），ENA（核小体）（－），ENA（组蛋白）（－），ENA（SM）（－），ENA（nRNP）（－），ENA（核糖体 P 蛋白）（－），ENA（PCNA）（－），ENA（SS-A）（－），ENA（SS-B）（－），ENA（着丝点）（－），ENA（Scl-70）（－），ENA（Jo-1）（－），ENA（PM-Scl）（－），ENA（AMA M2）（－）。免疫检查（2023 年 3 月 9 日）：抗核抗体：ANA 主要核型弱阳性（胞质型），ANA 次要核型弱阳性（颗粒型），抗线粒体抗体（－），抗平滑肌抗体（－），抗心肌抗体（－），P-ANCA（－），C-ANCA（－），MPO-ANCA 2.0 AU/mL，PR3-ANCA 2.0。

2. 影像检查　心电图（2023 年 3 月 9 日）：窦性心动过速，顺钟向转位。心脏超声（2023 年 3 月 24 日）：左室舒张功能欠佳。胸部 CT（2023 年 3 月 9 日）（病例 22 图 1）：①左肺下叶背段恶性肿瘤，伴远端阻塞性肺炎，较前（2023 年 2 月 3 日）病灶有所缩小，远端炎症有所吸收，请结合临床随诊；②两肺肺气肿、多发肺大疱；左肺上叶后段部分支气管轻度扩张，伴周围慢性炎症；③纵隔内多发淋巴结，部分轻度增大，请结合临床随诊；④主动脉及冠状动脉壁局部钙化；⑤左侧后下胸膜增厚，左侧胸腔少量积液；⑥附见：肝脏多发低密度灶，请进一步检查。

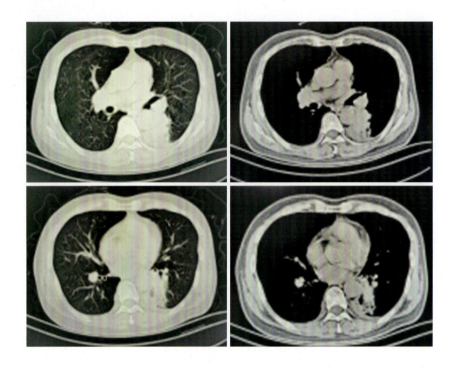

病例 22 图 1   2023 年 3 月 9 日胸部 CT

（四）初步诊断

左肺恶性肿瘤。

二、诊治过程

患者此次入院后查肌钙蛋白 T、肌红蛋白、肌酸激酶同工酶、N 末端脑利钠前体多项指标偏高。考虑心肌损伤为免疫药物（信迪利单抗）等因素引起，2023 年 3 月 10 日予盐酸曲美他嗪保护心肌，激素 80 mg bid 治疗。后多次复查心肌酶呈进行性升高，请风湿免疫科会诊，3 月 17 日予吗替麦考酚酯 0.75 g bid，3 月 27 日甲泼尼龙加量至 80 mg tid，入院多次行床边心电图检查均无明显异常，生命体征平稳，患者无胸闷、胸痛等不适主诉。

治疗经过：①入院后给予盐酸曲美他嗪保护心肌治疗；②调节免疫：3 月 10 日至 3 月 21 日甲泼尼龙 80 mg bid，3 月 21 日至 3 月 27 日甲泼尼龙 80 mg tid，3 月 17 日予吗替麦考酚酯 0.75 g bid；③保肝护胃：阿拓莫兰、泮托拉唑。

出院医嘱：2023 年 3 月 27 日出院，带药泼尼松 80 mg bid，剂量据病情调整；奥美拉唑 20 mg bid；吗替麦考酚酯 0.75 g bid。

注意监测心肌标志物、血常规、肝功能、肾功能。

复查及随访：2023 年 4 月 19 日心肌标志物：肌钙蛋白 0.063 ng/mL，肌红蛋白 677.6 ng/mL，肌酸激酶同工酶 22.5 ng/mL，N 末端脑利钠肽 18.0 pg/L。

三、病例讨论

1. ICIs 相关心肌炎如何诊断？接受 ICIs 治疗后患者出现以下一种或多种情况时需警惕心肌炎可能：①无法用其他原因解释的新发症状，如胸痛、呼吸困难、心悸、下肢水肿和不明原因心源性休克等；②与基线比较，心脏损伤生物标志物明显异常，如 Mb、肌酸激酶及肌酸激酶同工酶、乳酸脱氢酶、天门冬氨酸氨基转移酶、肌钙蛋白、脑利钠肽升高等；③心电图出现新发的各种类型传导阻滞、ST-T 改变、QRS 波群增宽或心动过速等；④超声心动图新出现节段运动异常、左室壁增厚或心室扩张或左心室射血分数（LVEF）下降等；⑤胸部影像检查（X 线或 CT）新出现的心影增大；⑥免疫性心肌炎或重症肌无力。

该患者为肿瘤患者，既往使用两次免疫检查点抑制剂（信迪利单抗），此次为行第 3 次抗肿瘤治疗入院，无胸痛、呼吸困难、心悸、下肢水肿等不适症状。入院后检查多项心肌损伤生物标志物明显异常，心电图示窦性心动过速，顺钟向转位，心内科会诊建议监测心电图、心肌酶动态变化，若出现明显动态变化，需进一步排除急性冠脉综合征，行冠脉 CTA 或冠状动脉造影术（coronary angiography，CAG）检查，后动态监测，心电图无明显改变，且患者无不适。由于 ICIs 相关心肌炎病例报道数量的不断增长，大家关注度不断提高，故该患者考虑 ICIs 相关心肌炎可能。

ICIs 相关心肌炎的诊断分层：

明确的心肌炎：符合以下任何一条。

（1）心肌炎的组织病理学诊断［伊红美蓝培养基（eosin-methylene blue medium，EMB）或尸检］。

（2）心脏磁共振（CMR）表现符合心肌炎并伴有符合心肌炎的临床综合征和以下其中一项：①心脏损伤生物标志物升高；②心肌 - 心包炎的心电图证据。

（3）超声心动图新出现不能用其他疾病［如急性冠脉综合征（ACS）、应激性心肌病、脓毒症］解释的室壁运动异常并满足以下所有条件：①临床综合征符合心肌炎；②心脏损伤标志物升高；③心肌 - 心包炎的心电图证据；④血管造影或其他检查排除阻塞性冠状动脉疾病。

可能性较大的心肌炎：符合以下任何一种情况且不能用其他疾病（如 ACS、外伤、应激性心肌病）解释。

（1）CMR 表现符合心肌炎但无以下任何一项：①临床综合征符合心肌炎；②心

脏损伤生物标志物升高；③心肌-心包炎的心电图证据。

（2）CMR非特异性表现：提示心肌炎，伴以下任何一项：①临床综合征符合心肌炎；②心脏损伤生物标志物升高；③心肌-心包炎的心电图证据。

（3）超声心动图：新出现室壁运动异常伴符合心肌炎的临床综合征，并有以下中的一项：①心脏损伤生物标志物升高；②心肌-心包炎的心电图证据。

（4）符合有可能的心肌炎诊断标准（见下文）：18-氟脱氧葡萄糖正电子发射断层显像发现不完整的心脏氟脱氧葡萄糖摄取，且不能用其他疾病解释。

有可能的心肌炎：符合以下任何一种情况且不能用其他疾病（如ACS、创伤、应激性心肌病）解释。

（1）CMR非特异性表现：提示心肌炎，但不伴以下任何一项：①临床综合征符合心肌炎；②心脏损伤生物标志物升高；③心肌-心包炎的心电图证据。

（2）超声心动图：新出现室壁运动异常伴以下任何一项：①临床综合征符合心肌炎；②心肌-心包炎的心电图证据。

（3）新升高的心脏损伤生物标志物（超过基线）和以下任何一项：①临床综合征符合心肌炎；②心肌-心包炎的心电图证据。

亚临床心肌损伤：仅有心脏损伤生物标志物升高（排除其他疾病所致），伴或不伴利钠肽升高，而无临床症状、心电图、超声心动图或CMR改变。

2. ICIs相关心肌炎需要与哪些疾病鉴别诊断？

（1）ACS：部分ICIs相关心肌炎的临床表现、心电图和心脏损伤标志物变化等方面与ACS（包括不稳定型心绞痛、非ST段抬高型心肌梗死和ST段抬高型心肌梗死）相似，如无法区分，需请心血管内科医师会诊。心电图符合ST段抬高型心肌梗死时需要呼叫胸痛中心进行急诊冠脉造影明确诊断。

（2）肺栓塞（pulmonary embolism，PE）：肿瘤患者是PE高危人群，其症状、心电图表现和心脏生物标志物异常与ICIs相关心肌炎也存在诸多相似之处。D-二聚体阴性有助于排除PE，如D-二聚体阳性，则根据PE可能性评分，遵循PE诊断流程图，结合血气分析、超声心动图、静脉超声、必要时肺动脉CTA检查进行鉴别诊断。

（3）其他原因所致的心功能不全或心力衰竭：遗传性心肌病、先天性心脏病、既往心血管疾病进展、存在其他导致心力衰竭的药物或毒素（如铂剂、蒽环类药物、酒精等），此时通常脑利钠肽明显升高，而肌钙蛋白无升高或轻度升高，结合家族史、个人史、疾病史和CMR有助于鉴别。

（4）其他原因所致的心律失常：其他抗癌药物、离子紊乱、自身心血管疾病进展、邻近肿瘤压迫等可引起室上性早搏、室性早搏、心房颤动等心律失常，此时通常肌钙蛋白无升高，部分心律失常患者可能伴有脑利钠肽轻度升高。

（5）其他疾病所致的肌钙蛋白和脑利钠肽轻度升高：肾衰竭、原有心血管疾病、败血症等。

（6）其他原因所致的心肌炎：病毒、细菌、真菌、螺旋体、立克次体、原虫、蠕虫等感染性心肌炎，或结缔组织病、巨细胞心肌炎或结节病等非感染性心肌炎。鉴于患者接受 ICIs 治疗这一明确的致心肌炎因素，除非患者有确切的病毒感染史或临床信息提示其他原因所致心肌炎可能，否则无须常规鉴别其他原因所致的心肌炎。

3．ICIs 相关心肌炎如何治疗？

（1）除亚临床心肌损伤外，患者均需卧床休息。对有心律失常和血流动力学不稳定的患者进行心电、血压、血氧监护，临时起搏指征可适当放宽，存在心力衰竭的患者按照心力衰竭指南进行处理。

（2）糖皮质激素：该方法是 ICIs 相关心肌炎治疗的首选及核心方案，对稳定的亚临床心肌损伤（肌钙蛋白保持相对稳定），推荐继续监测，部分患者可能并不发展为临床心肌炎。

对不稳定的亚临床心肌损伤（肌钙蛋白进行性升高），推荐口服泼尼松 $1\sim2$ mg/（kg·d），$5\sim7$ 天后开始减量，首次减量 25%～40%，以后每周减量 1 次，减量过程不宜短于 4 周，直至心脏损伤生物标志物恢复到基线水平后停用。

对轻症型心肌炎推荐静脉注射甲基泼尼松龙 $1\sim2$ mg/（kg·d），或视情况口服等效泼尼松 $5\sim7$ 天（甲基泼尼松龙 4 mg ＝泼尼松 5 mg），病情改善后开始减量，每 $1\sim2$ 周减量 1 次，减量过程不宜短于 $4\sim6$ 周，直至心脏损伤生物标志物恢复到基线水平后停用。

对重症型和危重型心肌炎患者推荐静脉注射甲基泼尼松龙（1 g/d）冲击治疗 $3\sim5$ 天，病情改善后甲基泼尼松龙改为 $1\sim2$ mg/（kg·d）（视情况缓慢过渡到口服等效泼尼松），待传导阻滞及心功能恢复后开始减量，每 $1\sim2$ 周减量 1 次，减量过程可能持续 $6\sim8$ 周，甚至更长，直至心脏损伤生物标志物恢复到基线水平后停用。

（3）其他治疗方案的选择：免疫调节药物吗替麦考酚酯或他克莫司需要与糖皮质激素联合使用，抗胸腺细胞球蛋白、英夫利昔单抗、免疫球蛋白等也可考虑使用。非药物治疗手段有血浆置换、淋巴细胞清除等。

四、病例点评

肺癌是全球发病率第二、死亡率第一的恶性肿瘤。其可分为 NSCLC 和 SCLC 两大病理组织学类型，其中 NSCLC 最为常见，占所有肺癌的 85%。在过去 10 年中，肺癌死亡率有所下降，部分原因在于靶向治疗和免疫治疗的进步。免疫检查点抑制剂（ICIs）已从研究药物迅速发展成为治疗转移性 NSCLC 的标准治疗药物。特别是阻断抑制性免疫检查点的抗体，如 PD-1 和 PD-L1，在单独给药或与化疗联合给药时，彻底改变了晚期 NSCLC 的治疗。与传统的细胞毒性化疗相比，免疫疗法具有更高的反应率、更高的 OS 和更高的耐受性。

随着免疫检查点抑制剂临床应用病例的增多，其为患者带来显著生存获益的同时，其对各器官的免疫毒性成为需要关注的问题。不同的 ICIs 具有不同的毒性特征，涉及多个器官，如心肌炎、结肠炎、垂体炎症、皮疹、肺炎、神经肌肉毒性、甲状腺功能减退和关节疼痛。虽然 ICIs 相关的心脏毒性很少见，但由于其死亡率最高，受到关注。有研究显示 81% 的心肌炎出现在用药后 3 个月以内，该患者使用信迪利单抗两个周期后出现心肌损伤标志物及脑利钠肽前体物质的增高，且初始甲泼尼龙 160 mg 治疗后仍在不断升高，然后选择免疫调节药物吗替麦考酚酯联合甲泼尼龙，最终获益。关于是否可以再次使用 ICIs 治疗，需遵循个体化的原则，平衡患者肿瘤治疗的风险和获益，避免出现治疗肿瘤的过程中加速患者死亡的风险。

（病例提供者：刘　洋　上海市第十人民医院）

（点评专家：丁　荣　泰州市第四人民医院）

参考文献

[1] Bonaca MP, Olenchock BA, Salem JE, et al.Myocarditis in the setting of cancer therapeutics：proposed case definitions for emerging clinical syndromes in cardio-oncology[J].Circulation, 2019, 140 (2)：80-91.

[2] 中国抗癌协会整合肿瘤心脏病学分会，中华医学会心血管病学分会肿瘤心脏病学学组，中国医师协会心血管内科医师分会肿瘤心脏病学专业委员会，等. 免疫检查点抑制剂相关心肌炎监测与管理中国专家共识（2020 版）[J]. 中国肿瘤临床，2020，47（20）：1027-1029.

[3] 中华医学会呼吸病学分会. 肺血栓栓塞症诊治与预防指南 2018[J]. 中华医学杂志，2018，98（14）：1060-1087.

[4] Lee Chuy K, Oikonomou EK, Postow MA, et al.Myocarditis surveillance in patients

with advanced melanoma on combination immune checkpoint inhibitor therapy：The Memorial Sloan Kettering Cancer Center experience[J].Oncologist，2019，24（5）：e196-e197.

[5]Brahmer JR, Lacchetti C, Schneider BJ, et al.Management of immunerelated adverse events in patients treated with immune checkpoint inhibitor therapy：American society of clinical oncology clinical practice guideline[J].J Clin Oncol，2018，36（17）：1714-1768.

[6]Zimmer L，Goldinger SM，Hofmann L，et al.Neurological，respiratory，musculoskeletal，cardiac and ocular side-effects of anti-PD-1 therapy[J].Eur J Cancer，2016，60：210-225.

[7]Mahmood SS, Fradley MG, Cohen JV, et al.Myocarditis in patientstreated with immune checkpoint inhibitors[J].J Am Coll Cardiol，2018，71（16）：1755-1764.

[8]Thompson JA, Schneider BJ, Brahmer J, et al.NCCN guidelines insights：management of immunotherapy-related toxicities，version1.2020[J].J Natl Compr Canc Netw，2020，18（3）：230-241.

[9]Kang J，Zhang C，Zhong WZ.Neoadjuvant immunotherapy for non-small cell lung cancer：State of the art[J].Cancer Commun（Lond），2021，41（4）：287-302.

病例 23 经支气管镜活瓣（EBV）植入肺减容术治疗重度肺气肿

一、病历摘要

（一）基本资料

患者男性，62 岁，于 2019 年 7 月 18 日入院。

主　诉：反复咳嗽、咳痰 10 余年，气急 6 年，加重 10 余天。

现病史：患者 10 余年前开始反复出现发作性咳嗽、咳痰，不易咳出，多发作于季节交替或气温明显变化期间。6 年前开始逐渐出现胸闷、气急，当地医院行肺功能检查提示：重度阻塞性通气功能障碍，一氧化碳弥散量重度降低，支气管舒张试验阴性，诊断为"慢性阻塞性肺疾病急性加重"，给予抗感染、平喘等治疗后好转。2017 年底，患者出现呼吸衰竭，入住当地重症监护室，给予气管切开、有创通气等治疗，后好转出院，平素长期在家进行氧疗，规则吸入"沙美特罗氟替卡松粉吸入剂 50μg/250μg 2 次 / 天、噻托溴铵粉吸入剂 1 次 / 天"。2019 年 1 月 31 日患者无诱因下出现咳嗽、咳痰，胸闷、气急加重。在当地医院行胸部 CT 检查：①慢性支气管炎、肺气肿伴散在感染；②两肺多发结节；③两肺多发肺大疱；④主动脉管壁少许钙化。患者自行口服抗生素，具体不详，症状稍好转。2019 年 7 月 2 日患者无明显诱因下再次出现咳嗽、咳黄脓痰，不易咳出，伴活动后胸闷、气急，在当地医院再次行胸部 CT 检查：①慢性支气管炎、肺气肿伴散在感染；②两肺多发结节，对比 2019 年 1 月 31 日影像片，两者相仿；③两肺上叶多发纤维灶，两肺多发肺大疱；④主动脉管壁少许钙化。给予抗炎、平喘等治疗后未见明显好转，故于 2019 年 7 月 18 日收入院。病程中，患者神志清，精神一般，大、小便正常。

既往史：有高血压病史，最高血压 160/100 mmHg，口服硝苯地平控释片。有 2 型糖尿病病史，血糖控制可，已停药。曾有肺结核，并行正规的抗结核治疗。曾有支气管哮喘，未予药物治疗。否认手术、外伤史；否认食物、药物过敏史；否认鼻窦炎病史。

家族史：家族中无遗传性疾病史。

个人及婚育史：吸烟指数 40 包 / 年，已戒烟 6 年。婚育史无特殊。

家族史：无特殊。

（二）体格检查

血压 182/110 mmHg，体温 36.8℃。神志清，精神可，呼吸促，口唇不绀，桶状胸，呼吸运动两侧减弱，肋间隙增宽，两侧触觉语颤减弱，无胸膜摩擦感，双肺叩诊过清音，两肺呼吸音粗，未闻及干、湿性啰音。律齐，未及杂音。腹平软，无压痛、反跳痛。双下肢无水肿。

（三）辅助检查

1. 实验室检查　血气分析（2019 年 7 月 19 日）：吸氧浓度 21%，乳酸 1.4 mmol/L，pH 7.393，PCO_2 41.7 mmHg，PO_2 93.3 mmHg，碳酸氢根浓度 24.9 mmol/L，实际剩余碱 0.4 mmol/L，标准碳酸氢盐 24.7 mmol/L。

血常规（2019 年 7 月 19 日）：白细胞 7.16×10^9/L，红细胞 4.07×10^{12}/L，血红蛋白 124 g/L，血小板 208×10^9/L，中性粒细胞 4.71×10^9/L，嗜酸性粒细胞 0.25×10^9/L，C- 反应蛋白 8.95 mg/L。

超敏肌钙蛋白 T 0.007 μg/L，肌红蛋白 34.11 ng/mL，肌酸激酶同工酶 1.26 ng/mL，脑利钠肽前体 21.36 pg/mL，糖化血红蛋白 5.8%，血沉 46 mm/h，D-二聚体 0.56 mg/L。

结核抗体阴性，肺炎支原体抗体阴性，军团菌抗体阴性。

痰培养阴性，痰找抗酸杆菌阴性。

癌胚抗原、甲胎蛋白、细胞角蛋白 19 片段、神经元特异性烯醇化酶、铁蛋白：正常。鳞癌相关抗原 2.2 ng/mL。

2. 影像检查　心电图：窦性心律，ST 段改变。心脏超声：主动脉瓣微量反流，二尖瓣少量反流，左心功能正常低值，轻度肺动脉高压。

（四）初步诊断

慢性阻塞性肺病急性加重。

二、诊治过程

结合病史、体征和实验室检查，患者诊断为：①慢性阻塞性肺病急性加重；②3 级高血压，高危；③陈旧性肺结核；④2 型糖尿病。

治疗经过：入院后予头孢美唑 2.0 g 2 次 / 天抗感染；盐酸氨溴索 30 mg 2 次 / 天、厄多司坦 0.3 g 3 次 / 天 化痰；布地奈德 2 mg、乙酰半胱氨酸 300 mg 2 次 / 天 平喘、化痰。

2019 年 7 月 20 日治疗后复查血气分析：吸氧浓度 21%，乳酸 1.5 mmol/L，pH 7.372，PCO_2 47.8 mmHg，PO_2 98.8 mmHg，碳酸氢根浓度 27.2 mmol/L，实际剩余碱 1.8 mmol/L，标准碳酸氢盐 26 mmol/L。

患者仍然气喘明显。

肺功能（2019 年 7 月 24 日）：重度限制性通气功能障碍，残气增加，弥散功能丧失，支气管舒张试验阴性。

气管三维重建 CT（2019 年 7 月 24 日）：气管管腔通畅，两侧主支气管及诸叶及段支气管形态、分布正常，管腔未见明显狭窄、扩张，其内未见明显异常密度影（病例 23 图 1）。

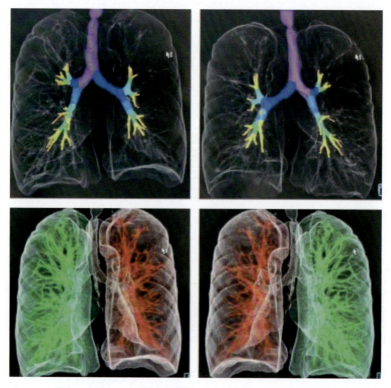

病例 23 图 1　气管三维重建 CT（2019 年 7 月 24 日）

患者经正规药物治疗后效果不佳，气喘明显，不能下床活动。肺功能：FEV_1/FVC 30.69%，FEV_1 实测值为 0.4 L。胸部 CT 提示不均质型肺气肿，左上叶肺组织密度更低，肺纹理更稀疏，肺气肿明显，有经气管镜肺减容术适应证。我们设定左上叶为靶区肺叶，应用 Chartis 系统进一步明确靶区肺叶不存在明显的侧支通气。2019 年 7 月 30 日全身麻醉下行支气管镜内单向活瓣植入肺减容术，分别于左侧上叶固有段、舌段置入三枚 EBV 活瓣。活瓣直径：尖后段 5.5 mm、前段 4.0 mm、舌段 5.5 mm，三枚活瓣均开闭良好（病例 23 图 2）。手术顺利。

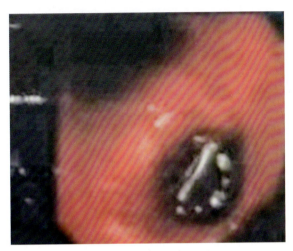

病例 23 图 2　左肺上叶 EBV 植入术后

2019 年 7 月 31 日复查胸片：左上纵隔及肺尖有致密影，考虑慢性支气管炎病变。

血气分析（2019 年 7 月 31 日）：吸氧浓度 21%，乳酸 2.3 mmol/L，pH 7.394，PCO_2 44.6 mmHg，PO_2 92.4 mmHg，碳酸氢根浓度 26.7 mmol/L，实际剩余碱 1.8 mmol/L，标准碳酸氢盐 26 mmol/L。

血常规（2019 年 7 月 31 日）：白细胞 12.35×10^9/L，红细胞 4.22×10^{12}/L，血红蛋白 129 g/L，血小板 219×10^9/L，中性粒细胞 9.86×10^9/L，嗜酸性粒细胞 0.14×10^9/L。C- 反应蛋白 35.4 mg/L。

术后给予头孢地尼 0.1 g　3 次 / 天　抗感染；乙酰半胱氨酸 0.3 g、特布他林 2 mg，雾化，2 次 / 天，化痰治疗。

血常规（2019 年 8 月 2 日）：白细胞 7.71×10^9/L，红细胞 3.78×10^{12}/L，血红蛋白 115 g/L，血小板 192×10^9/L，中性粒细胞 5.35×10^9/L，嗜酸性粒细胞 1.35×10^9/L。

患者气喘明显好转，可下床活动。

复查胸部 CT（2019 年 8 月 6 日）：①左肺上叶支气管镜减容术后改变；②气管及左肺上叶支气管内痰栓形成（病例 23 图 3）。

2019 年 8 月 7 日出院。继续规范吸入沙美特罗氟替卡松粉吸入剂 50 μg/250 μg 2 次 / 天、噻托溴铵粉吸入剂 18 μg 1 次 / 天。

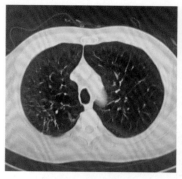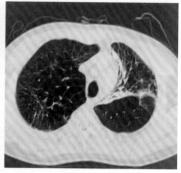

病例 23 图 3　术前及术后胸部 CT

注：左图为术前胸部 CT；右图为术后胸部 CT。

三、病例讨论

1. 对于类似该患者的疾病，如何进行诊断和鉴别诊断？

（1）诊断：该患者为老年男性，有吸烟史，反复出现咳嗽、咳痰、气喘。肺部体征：桶状胸，呼吸运动两侧减弱，肋间隙增宽，两侧触觉语颤减弱，双肺叩诊过清音。胸部 CT 显示慢性支气管炎、肺气肿表现。肺功能：吸入支气管舒张剂后，$FEV_1/FVC < 70\%$，初步符合慢性阻塞性肺病的诊断标准。

（2）鉴别诊断

1）支气管哮喘：多在儿童或青少年期起病，以发作性喘息为特征，发作时两肺布满哮鸣音，缓解后症状消失，常有家庭或个人过敏史。哮喘发作时，FEV_1 虽下降，但支气管舒张试验常阳性。该患者中年起病，无过敏史，肺功能舒张试验阴性，哮喘依据不足。

2）支气管扩张：主要表现为反复咳嗽、咳大量脓痰和（或）反复咯血。查体常有肺部固定而持久的局限性湿性啰音。部分胸部 X 线片显示肺纹理粗乱或呈卷发状，高分辨 CT 可见支气管扩张改变。该患者无反复咳脓痰或咯血病史，胸部 CT 未见支气管扩张改变，依据不足。

3）肺结核：可有午后低热、乏力、盗汗等，痰检可发现结核分枝杆菌，胸部 X 线检查可发现病灶。患者既往曾有肺结核，正规抗结核治疗，目前无结核毒血症状，结核抗体阴性，血沉正常，胸部 CT 未见肺结核征象，痰找抗酸杆菌阴性，依据不足。

4）弥漫性泛细支气管炎：大多数为男性非吸烟者，几乎所有患者均有慢性鼻窦炎；胸部 X 线片和高分辨 CT 可显示弥漫性小叶中央结节影和充气征，晚期可出现支气管扩张。红霉素治疗有效。该患者有吸烟史，无慢性鼻窦炎病史，胸部 CT 所示肺结节非弥漫性分布。2019 年 1 月与 2019 年 7 月影像检查显示，肺部结节无变化，无支气管扩张征象，诊断依据不足。

5）支气管肺癌：患者可有反复咳嗽、咳痰症状，尤其是近期有痰中带血，或出现刺激性咳嗽等症状。胸部 X 线片及 CT 可发现占位病变或阻塞性肺不张或肺炎。痰细胞学检查、纤维支气管镜检查及肺活检，有助于该病的诊断。该患者无咯血及痰中带血症状，胸部 CT 未见肺癌表现，肺癌肿瘤指标正常，气管镜灌洗液未见恶性肿瘤指标，诊断依据不足。

2. 如何诊断慢阻肺？慢阻肺的诊断主要依据危险因素暴露史、症状、体征及肺功能检查等临床资料，并排除可引起类似症状和持续气流受限的其他疾病，经综合分析后确定。肺功能检查表现为持续气流受限是确诊慢阻肺的"金标准"，吸入支气管舒张剂后 $FEV_1/FVC < 70\%$ 即明确存在持续的气流受限。

3. 该疾病的主要类型和治疗方法有哪些？慢阻肺的特征是由慢性细支气管炎和肺气肿共同引起的持续性呼吸道症状。按发病相关机制，慢阻肺可分为六大类。Ⅰ型：与遗传相关，如 alpha- 抗胰蛋白酶缺乏、TERT（端粒酶转录酶）基因突变；Ⅱ型：与早期生活事件有关，如早产、幼年时期罹患哮喘等；Ⅲ型：与感染相关，如儿童时期肺部感染、肺结核、HIV 相关慢阻肺；Ⅳ型：与吸传统烟、水烟或电子烟相关。这些烟草或烟草类似产品的吸入可以导致慢阻肺、肺气肿的发生；Ⅴ型：环境相关的慢阻肺，如环境污染、室内生物燃料、工作环境中各类污染物的暴露等；Ⅵ型：不明原因。治疗方法包括戒烟、药物［如支气管扩张剂、抗炎药物、抗感染药物、磷酸二酯酶 4（PDE-4）抑制剂、祛痰剂等］、非药物治疗（包括呼吸康复、氧疗、家庭无创通气、接种疫苗、内科介入、外科干预）。经支气管镜肺减容术（bronchoscopic lung volume reduction, BLVR）是一种新兴的介入治疗方法，主要应用于无旁路通气的重度异质性肺气肿，包括支气管镜下单向活瓣、弹簧圈植入或热蒸汽消融，以及生物聚合物封堵等。支气管内单向活瓣技术是经支气管镜将 Zephyr 单向活瓣植于患者肺气肿较严重区域的支气管开口处，随着呼吸，活瓣会在呼气时打开，吸气时闭合，逐渐排出肺段远端的残余气体，减少肺容积，从而达到肺减容的目的。EBV 能减轻重度慢阻肺患者的临床症状，改善生活质量，提高运动耐量。

4. 患者的预后如何？如何进行随访和评估？EBV 是目前研究最多的活瓣，疗效较为肯定，安全性好，可回收。术后患者也会出现一些并发症，包括气胸、肺炎、咯血、支架移位、慢性阻塞性肺病急性加重等。未发现 EBV 植入致死病例。

术后需定期随访，建议术后 1 个月、3 个月、6 个月、12 个月，此后年度随访，评估包括患者的生活质量，如改良版英国医学研究委员会呼吸问卷 mMRC 评分，或

COPD 患者自我评估测试（CAT）问卷、肺功能、胸部 CT、6 分钟步行试验等，密切随访患者并发症情况。

四、病例点评

该患者系中老年慢阻肺患者，病程长达 10 余年，2013 年肺功能就显示重度阻塞性通气功能障碍，平素规范吸入沙美特罗氟替卡松、噻托溴铵，但是效果不佳，活动后气喘明显，生活质量严重下降。对于此类经过规范药物治疗仍然无效的重度慢阻肺患者，我们考虑可以采取经支气管镜肺减容术的方法。

2023 年慢性阻塞性肺疾病全球倡议（Global Initiative Chronic Obstructive Lung Disease，GOLD）指南推荐，对于最佳药物治疗效果仍不佳的部分晚期慢阻肺患者，可选择经支气管镜肺减容术（lung volume reduction surgery，LVRS）治疗。其中，经支气管镜单向活瓣植入肺减容术研究最为广泛，术式成熟，操作简单，可改善肺过度充气及肺、胸壁、膈肌力学，从而改善患者运动耐力和肺功能。

目前上市的活瓣有两种：EBV（Zephyr®，Pulmonx，瑞士），应用最多，是柱状鸭嘴形单向活瓣，活瓣直径范围为 4.0 ～ 8.5 mm；IBV（Spiration®，Olympus，日本）是伞状的单向活瓣，直径分别有 5 mm、6 mm、7 mm。

适应证：① 40 ～ 75 岁患者；②患者戒烟时间＞ 6 个月，且慢性阻塞性肺疾病处于稳定期；③肺功能显示:FEV_1 为 15% ～ 45% 预计值，肺总量＞ 100%，残气量＞ 150%；④海平面大气环境下，血气分析：$PaCO_2$ ＜ 50 mmHg，PaO_2 ＞ 45 mmHg；⑤康复后 6 分钟步行距离＞ 140 m；⑥影像学表明患者为非均质性肺气肿。

禁忌证：有下述情况的患者不适于此种治疗方法。①患者未戒烟，慢性阻塞性肺疾病处于急性加重期；②肺动脉高压（mPAP ＞ 35 mmHg）；③肺功能：FEV_1 ＜ 15% 预计值,肺一氧化碳弥散量(diffusion capacity for oxygen of lung,DLCO)＜ 20% 预计值；④患者血气分析示严重低氧血症或高碳酸血症；⑤肺叶不完整或存在侧支通气；⑥有既往开胸手术史，痰液过多，重症肺动脉高压，活动性感染，不稳定性心脏病。

术前准备：术前 3 个月要求戒烟，并进行为期 4 ～ 10 周的呼吸康复训练，包括氧疗、呼吸方法训练、营养支持及呼吸症状控制等。

术前评估：结合两种评估方法可以提高手术患者获益率。①影像评估：肺减容靶区应选择高度异质性肺气肿、肺裂完整或不存在明显侧支通气的肺叶；②应用 Chartis 系统评估：Chartis 系统由一个一次性的终末端带有球囊的导管和主机构成。球囊充气后可以阻塞目标支气管开口，靶区内的气体只能通过 Chartis 导管流出，当目标支气管的流速渐渐降低而负压渐渐增大时，说明靶区肺叶不存在明显侧支通气。

操作过程：麻醉后，通过支气管镜确定单向活瓣的预置部位，并将装有单向活瓣覆膜支架的鞘管送到预置靶区支气管开口处，观察病变情况，确定治疗所需的活瓣型号、数量，在气管镜直视下确定靶区无误后，释放支架，需植入至适当深度并与支气管管腔保持同轴性。术中监测血压、血氧饱和度、心率等生命体征。放置活瓣后，立即进行胸部 X 线片检查，以了解活瓣位置及是否发生气胸等并发症。

术后近期并发症包括气胸、肺炎、慢阻肺急性加重和活瓣移位等。60% 的患者在手术当天出现气胸，23% 的患者发生在第 2 天，14% 的患者发生在第 2～4 天，因此术后密切观察，尽早识别，必要时可行胸腔置管引流。发生肺炎者可根据药敏试验选择抗生素治疗。

远期并发症包括慢阻肺急性加重、肺炎、胸膜炎、咯血、活瓣移位、呼吸衰竭等。对形成肉芽肿者，取出活瓣，冷冻消融肉芽组织，6 周后，若肉芽组织消失，重新植入活瓣。

经气管镜单向活瓣技术目前除应用于药物治疗效果不佳的重度肺气肿患者外，还被用于难治性复发性气胸、支气管胸膜瘘及等待行肺移植的晚期肺气肿患者。

（病例提供者：周诚睿　同济大学医学院）

（点评专家：隆　玄　上海市第十人民医院）

参考文献

[1]Wienker J, Karpf-Wissel R, Funke F, et al.Predictive value of Chartis measurement for lung function improvements in bronchoscopic lung volume reduction[J].Ther Adv Respir Dis, 2020, 14：1-13.

[2] 中华医学会呼吸病学分会慢性阻塞性肺疾病学组，中国医师协会呼吸医师分会慢性阻塞性肺疾病工作委员会 . 慢性阻塞性肺疾病诊治指南（2021 年修订版）[J]. 中华结核和呼吸杂志，2021，44（3）：170-205.

[3]Global initiative for Chronic Obstructive Lung Disease.Global Strategy for the Diagnosis, Management, and Prevention of Chronic Obstructive Lung Disease（2023 Report），2023, www.goldcopd.org/2023-gold-report-2/.

[4]Sciurba FC, Ernst A, Herth FJ, et al.A randomized study of endobronchial valves for advanced emphysema[J].N Engl J Med, 2010, 363（13）：1233-1244.

[5]Davey C, Zoumot Z, Jordan S, et al.Bronchoscopic lung volume reduction with

endobronchial valves for patients with heterogeneous emphysema and intact interlobar fissures (the believer-hifi study): a randomised controlled trial[J].Lancet, 2015, 386 (9998): 1066-1073.

[6]Sciurba FC, Criner GJ, Strange C, et al.Effect of endobronchial coils vs usual care on exercise tolerance in patients with severe emphysema: the renew randomized clinical trial[J].JAMA, 2016, 315 (20): 2178-2189.

[7]Herth FJF, Valipour A, Shah PL, et al.Segmental volume reduction using thermal vapour ablation in patients with severe emphysema: 6-month results of the multicentre, parallel-group, open-label, randomised controlled STEP-UP trial[J].Lancet Respir Med, 2016, 4 (3): 185-193.

[8]Bakeer M, Abdelgawad TT, El-Metwaly R, et al.Low cost biological lung volume reduction therapy for advanced emphysema[J].Int J Chron Obstruct Pulmon Dis, 2016, 11: 1793-1800.

[9]Kemp SV, Slebos DJ, Kirk A, et al.A multicenter randomized controlled trial of Zephyr endobronchial valve treatment in heterogeneous emphysema (transform) [J]. Am J Respir Crit Care Med, 2017, 196 (12): 1535-1543.

[10]Low SW, Lee JZ, Desai H, et al.Endobronchial valves therapy for advanced emphysema: a meta-analysis of randomized trials[J].J Bronchology Interv Pulmonol, 2019, 26 (2): 81-89.

[11]Skowasch D, Fertl A, Schwick B, et al.A Long Term Follow-Up Investigation of Endobronchial Valves in Emphysema (the live Study): Study Protocol and Six-Month Interim Analysis Results of a Prospective Five-Year Observational Study[J].Respiration, 2016, 92 (2): 118-126.

[12]Eric Daniel Tenda. A Multicenter Randomized Controlled Trial of Zephyr Endobronchial Valve Treatment in Heterogeneous Emphysema (liberate) [J]. American journal of respiratory and critical care medicine, 2018, 198 (9): 1151-1164.

[13]孙康, 潘蕾, 金发光. 经支气管镜活瓣置入肺减容术研究进展 [J]. 国际呼吸杂志, 2020, 40 (23): 1835-1840.

[14]王海, 于冬梅, 顾晔, 等. 支气管单向活瓣在支气管胸膜瘘治疗中的效果及安全性分析 [J]. 中华医学杂志, 2022, 102 (44): 3520-3524.

病例 24　肺部炎性肌纤维母细胞瘤

一、病历摘要

(一)基本资料

患者男性，63 岁。

主　诉：反复咳嗽、咳痰 6 个月，发热 2 周，于 2016 年 6 月 29 日入院。

现病史：患者 2016 年 6 月前无明显诱因下出现咳嗽、咳痰，痰为白色黏痰，50 mL/d，于夜间加重，无夜间阵发性呼吸困难，无发热、盗汗、心悸、胸痛。入院前 2 周患者因着凉后出现咳嗽、咳痰加重，为黄白黏痰，伴咳嗽时右前胸疼痛，每日多于 18 时开始出现发热，最高温度达 38.4℃，伴有夜间盗汗，无气促，无咯血、粉红色泡沫痰，无夜间阵发性呼吸困难，无头晕、心悸、黑矇。自服"日夜百服咛 [氨酚伪麻美芬片（日片）氨麻美敏片Ⅱ（夜片）]"后体温可恢复正常，但仍反复。曾就诊于当地中医院、社区医院门诊，行血常规及胸部 CT 检查，诊断为"支气管炎"，予头孢菌素类抗生素及中药治疗，症状无明显好转。2016 年 6 月 28 日于我院就诊，查胸部 CT 示：①右肺下叶团片状实变灶，下叶分支支气管远端截断；②右侧胸腔中等量积液；③右肺上叶后段及左肺上、下叶多发粟粒结节灶及斑片状模糊影，可能为肿瘤性病变或炎症性改变。为进一步诊治收入院。发病以来，患者精神可，睡眠可，小便正常，大便不成形、次数增多（4 次 / 天），体重无明显改变。

既往史：患者否认有肝炎、伤寒、结核史；否认高血压、糖尿病病史；否认冠心病及脑卒中病史；否认哮喘、鼻窦炎及过敏性鼻炎病史；否认外伤、手术、输血史；否认药物、食物过敏史。预防接种史随社会。

个人及婚育史：患者出生后居住于原籍。否认疫水、疫地接触史；否认放射线物质接触史；否认吸烟史；饮酒史 30 年，6 两 / 周；否认性病冶游史。已婚已育，配偶体健，家庭和睦，有一女，体健；无兄弟姐妹。

家族史：否认高血压、糖尿病等家族遗传病史。

(二)体格检查

体温 37℃，脉搏 80 次 / 分，呼吸 20 次 / 分，血压 130/80 mmHg。神志清楚，呼吸平，呼吸运动两侧对称，肋间隙正常，右侧触觉语颤减弱，无胸膜摩擦感，右下肺叩诊呈浊音，左肺叩诊清音，右下肺呼吸音低，未闻及明显干、湿性啰音，左肺呼吸音清，未闻及呼吸音。心率 80 次 / 分，律齐，各瓣膜区未闻及杂音。腹部平坦，未见胃肠型、蠕动波，腹软，无压痛、反跳痛，未及包块，肝、脾肋下未及，肠鸣音正常。脊柱生理弯曲存在,棘突无压痛。双下肢无水肿,足背动脉搏动存在。

(三)辅助检查

1. 实验室检查 血常规:白细胞 $8.04×10^9$/L,血红蛋白 129 g/L,血小板 $353×10^9$/L,C-反应蛋白 50.6 mg/L。肿瘤标志物:前列腺特异抗原 13.410 ng/mL,癌胚抗原、细胞角蛋白 19 片段、鳞癌相关抗原、甲胎蛋白、糖类抗原均正常。D-二聚体定量 1.16 mg/L,纤维蛋白原 5.73 g/L。血生化:白蛋白 37 g/L,碱性磷酸酶、谷丙转氨酶、谷草转氨酶、肌红蛋白、肾功能、电解质等均正常。尿、粪常规:正常。

2. 影像检查 胸部 CT:右肺下叶团片状实变灶,下叶分支支气管远端截断。右侧胸腔中等量积液。右肺上叶后段及左肺上、下叶多发粟粒结节灶及斑片状模糊影,可能为肿瘤性病变或炎症性改变。颅脑 MRI 平扫:颅内未见明确肿瘤征象;两侧额顶叶白质区、放射冠区多发小缺血灶;两侧筛窦、左侧上颌窦慢性炎症。支气管镜检查:EBUS 探查发现右肺下叶基底段及背段异常回声灶,于右肺下叶背段行 EBUS-GS-TBLB。病理:肺泡腔充血,间质淋巴浆细胞浸润。免疫组化:CK-p (+),CK7 (+),TTF-1 (+),p63 (−);组织细胞 CD68 (+),ae1/ae3 (−),CK7 (−),vimentin (+),ema (−),TTF-1 (−),Ki67 (+) 1%。全身骨显像:胸部断层融合骨显像未发现明确骨转移征象;胸腰椎退行性改变。心电图、心脏超声:均正常。

(四)初步诊断

支气管炎。

二、诊治过程

患者曾就诊于当地中医院、社区医院门诊,行血常规及胸部 CT 检查,诊断为"支气管炎",予头孢及中药治疗,症状无明显好转。入院后,考虑肺部阴影,感染性病变,恶性肿瘤可能,予以左氧氟沙星抗感染治疗、复方甲氧那明胶囊止咳、氨溴索化痰治疗。2016 年 7 月 5 日行支气管镜检查:EBUS 探查发现右肺下叶基底段及背段异常回声灶,于右肺下叶背段行 EBUS-GS-TBLB。病理:肺泡腔充血,间质淋巴浆细胞浸润。免疫组化:CK-p (+),CK7 (+),TTF-1 (+),p63 (−);组织细胞 CD68 (+),ae1/ae3 (−),CK7 (−),vimentin (+),ema (−),TTF-1 (−),Ki67 (+) 1%。2016 年 7 月 11 日行胸部增强 CT 提示:右肺下叶病灶,恶性肿瘤可能;两肺多发粟粒、结节灶,转移瘤可能;右侧中等量胸腔积液。

该患者入院后积极抗感染治疗,行支气管镜检查未提示恶性病变,复查 CT 肺部阴影无吸收,且提示恶性可能,遂于 2016 年 7 月 12 日行 CT 引导性经皮肺穿刺活检。2016 年 7 月 15 日病理结果回报:纤维母细胞增生伴血管增生充血,淋巴浆细胞浸润，考虑为纤维母细胞／肌纤维母细胞性病变。最终诊断为肺部炎性肌纤维母细胞瘤。

三、病例讨论

1. 对于 CT 提示肺部团片状阴影的患者，应该如何进行鉴别诊断？该患者为老年男性，以咳嗽、咳痰、胸痛、发热为主要临床表现，肺部查体右下肺叩诊呈浊音，右下肺呼吸音低，化验 C- 反应蛋白升高。胸部 CT 显示右肺下叶团片状实变灶，下叶分支支气管远端截断，右侧胸腔中等量积液。右肺上叶后段及左肺上、下叶多发粟粒结节灶及斑片状模糊影。首先需考虑肺部感染性病变。该患者入院后予以左氧氟沙星经验性抗感染治疗，复查肺 CT 肺部炎症无吸收。此时需诊断是否正确，若为感染性病变，是否存在特殊病原菌感染、耐药菌感染，抗菌药物是否覆盖病原菌等。但该患者行支气管镜肺活检及肺泡灌洗液培养均未发现结核菌、真菌等特殊病原菌，且抗感染治疗肺部阴影无吸收，故需考虑非感染性疾病。该患者为老年男性，咳嗽、咳痰症状持续半年，抗感染治疗肺部阴影无吸收，需高度注意肺癌，但患者癌胚抗原、鳞癌相关抗原等正常，支气管镜肺活检病理未提示肺癌。患者咳嗽、咳痰、胸痛、发热，化验血 D- 二聚体升高；还需注意除外肺栓塞，可行肺动脉 CTA 鉴别。最后，还需注意与结缔组织疾病、血管炎等疾病相鉴别。但该患者无关节、皮肤、肾脏等多系统受累，抗核抗谱、抗中性粒细胞胞质抗体均正常。

该患者最终经 CT 引导下经皮肺穿刺活检明确诊断为炎性肌纤维母细胞肿瘤（inflammatory myofibroblastic tumor，IMT）。这提示我们对于肺部病变性质不明，需积极取得病变组织，有时需经多种手段获取病变组织，如支气管镜检查、经皮肺穿刺、内科胸腔镜等。

2. 如何诊断 IMT？

IMT 为一种间质肿瘤，好发于肺部和腹盆腔。其影像学检查可能显示有界限模糊的浸润性病变，也可能显示周界清晰的软组织肿块。该患者胸部 CT 示右肺下叶团片状实变灶，下叶分支支气管远端截断；右侧胸腔中等量积液，右肺上叶后段及左肺上、下叶多发粟粒结节灶及斑片状模糊影。

患者临床表现一般为咳嗽、胸痛、发热。IMT 患者的血常规检查呈现红细胞沉降率增高、血小板增多，可能与白介素 -6 过度分泌有关。该患者血常规结果符合此特征。

炎症性肌纤维母细胞瘤存在三种组织学形态：第一种形式是在水肿组织中出现松散的星状块状纺锤形细胞，炎症浸润具有多形性，有淋巴细胞、中性粒细胞、嗜酸性粒细胞。第二种形式是紧密的纺锤形细胞增生，表现为独立的病灶，或为胶原蛋白密集沉积区域中不规则的病灶。第三种是类似瘢痕或类脂样纤维瘤病的板状胶原。

炎症性肌纤维母细胞瘤形态多样，需与其他肿瘤相区分，荧光原位杂交检测（ALK断裂探针）和免疫组织化学（抗体ALKp80、ALKD5F3）可以辅助其诊断。

3. IMT的治疗方法有哪些？ IMT为一种罕见病，其治疗方法仍有待进一步研究。有研究对患者进行肺切除术、肺叶切除术、非典型肺段切除术等，所有病例均实现完全切除，在之后49个月的中位随访中，未发现局部或远处复发。可见大多数情况下，手术具有诊断和治疗双重作用。根据对ALK相关肿瘤通路的了解，目前使用克唑替尼等特异性酪氨酸激酶抑制剂治疗晚期或无法切除的炎症性肌纤维母细胞瘤。

四、病例点评

IMT作为一个独特的病理实体，肺部和肺外的IMT特征都涉及2 p23上间变性淋巴瘤激酶（ALK）基因位点的重排，导致酪氨酸激酶的组成性激活。

IMT在诊断方面是有迹象可寻的，以本病例患者为例，其临床表现为咳嗽、胸痛。影像学表现为右肺下叶团片状实变灶，右肺上叶后段及左肺上、下叶多发粟粒结节灶及斑片状模糊影；支气管镜肺活检病理提示肺泡腔充血，间质淋巴浆细胞浸润；红细胞沉降率增高、血小板增多；经皮肺穿刺病理结果显示，经皮肺穿刺纤维母细胞增生伴血管增生充血，淋巴浆细胞浸润。以上检测结果均符合IMT的特征。

IMT治疗方面有待进一步研究，肺切除手术具有诊断和治疗双重作用。对于晚期或者无法切除的IMT患者，目前使用克唑替尼等药物进行治疗，主要是针对其ALK相关肿瘤通路，利用特异性酪氨酸激酶抑制剂进行治疗。

（病例提供者：王莹虹　同济大学医学院）

（点评专家：张云凤　上海市普陀区利群医院）

参考文献

[1]Surabhi VR，Chua S，Patel RP，et al.Inflammatory Myofibroblastic Tumors：Current Update[J].Radiol Clin North Am，2016，54（3）：553-563. doi：10.1016/j.rcl.2015.12.005. Epub 2016 Mar 12. PMID：27153788.

[2]Coffin CM，Humphrey PA，Dehner LP.Extrapulmonary inflammatory myofibroblastic tumor：a clinical and pathological survey[J].Semin Diagn Pathol，1998，15（2）：85-101. PMID：9606801.

[3]Coffin CM，Watterson J，Priest JR，et al.Extrapulmonary inflammatory myofibroblastic tumor（inflammatory pseudotumor）[J].A clinicopathologic and immunohistochemical study of 84 cases.Am J Surg Pathol，1995，19（8）：859-872. doi：10.1097/00000478-199508000-00001． PMID：7611533.

[4]Zhu Y，Ding Y，Song GX，et al.Clinicopathological features of inflammatory myofibroblastic tumor[J].Zhonghua Binglixue Zazhi，2021，50（3）：194-200. Chinese.doi：10.3760/cma.j.cn112151-20200806-00627. PMID：33677881.

[5]Surabhi VR，Chua S，Patel RP，et al.Inflammatory Myofibroblastic Tumors：Current Update[J].Radiol Clin North Am，2016，54（3）：553-563. doi：10.1016/j.rcl.2015.12.005． Epub 2016 Mar 12. PMID：27153788.

[6]Carrasco Rodríguez R，García Fontán EM，Blanco Ramos M，et al.Inflammatory pseudotumor and myofibroblastic inflammatory tumor.Diagnostic criteria and prognostic differences[J].Cir Esp（Engl Ed），2022，100（6）：329-335.doi：10.1016/j.cireng.2022.05.012. Epub 2022 May 13. PMID：35577280.

病例 25　肺结节病

一、病历摘要

（一）基本资料

患者女性，55 岁，上海人，于 2021 年 9 月 27 日入院。

主　诉：发现肺部阴影 4 天。

现病史：患者 4 天前于外院体检发现右肺多发结节，遂来我科就诊，门诊行肺部 CT 提示纵隔及两肺门多发肿大淋巴结，右肺上叶尖、前段及后段小结节灶。为进一步诊治，门诊拟"肺部阴影"收入院。病程中，患者偶有咳嗽，咳少量白痰，清晨症状显著。无畏寒、发热，无头痛、头晕，无气喘、胸闷，无咯血、胸痛，无腹痛、腹泻，无尿急、尿痛，无意识障碍。饮食、睡眠正常，大、小便正常，近期体重无明显变化。

既往史：有高血压 2 年，平素口服"坎地沙坦酯片 4 mg，1 次 / 天"治疗，血压控制良好。否认有肝炎、伤寒、结核病史；否认糖尿病、冠心病、脑卒中病史；否认过敏性鼻炎、哮喘病史。有甲状腺腺瘤手术史。否认外伤史、输血史。有青霉素、头孢菌素类抗生素过敏史。否认其他抗菌药物及食物过敏史。预防接种史不详。

个人及婚育史：否认有疫区疫水接触史，否认放射线接触史，否认吸烟史，否认冶游史。已婚已育，家人体健。月经史：已绝经，否认绝经后阴道流血。

家族史：否认家族遗传病史。

（二）体格检查

体温 36.3℃，脉搏 78 次 / 分，呼吸 18 次 / 分，血压 126/97 mmHg。神志清，呼吸平稳，步入病房，自主体位，查体合作，对答切题。全身皮肤无黄染，无瘀点、瘀斑，巩膜无黄染，无皮下出血，无肝掌、蜘蛛痣。全身浅表淋巴结未及肿大。头颅无畸形。球结膜无水肿，巩膜无黄染，瞳孔等大等圆，对光反射存在，耳鼻无异常分泌物，口唇无发绀，颈软，气管居中，颈动脉搏动正常，两侧颈静脉无怒张，双侧甲状腺不大。胸廓未见畸形。呼吸运动两侧对称，肋间隙不宽，两侧触觉语颤对称，无胸膜摩擦感，双肺叩诊呈清音，两肺呼吸音粗，双肺未闻及干、湿性啰音。心率 78 次 / 分，律齐，各瓣膜区未闻及病理性杂音。腹部平坦，未扪及压痛，未及包块，肝、脾肋下未及。输尿管压痛点无压痛，肠鸣音正常，双下肢无水肿，足背动脉搏动存在。生理反射存在，病理反射未引出。

（三）辅助检查

胸部平扫CT（2021年9月24日）：纵隔及两肺门多发肿大淋巴结，右肺上叶尖、前段及后段小结节灶，两肺上胸膜、右斜裂胸膜略厚（病例25图1）。

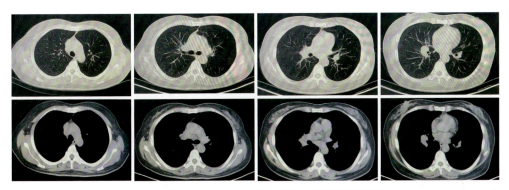

病例 25 图 1　2021 年 9 月 24 日患者胸部平扫 CT

（四）初步诊断

肺部阴影待查。

二、诊治过程

患者无显著临床症状，结合患者入院前胸部平扫CT（病例25图1）表现，初步诊断为纵隔淋巴结肿大（肺结节病可能）。住院后予以"氨溴索"祛痰等对症治疗，同时进一步完善相关检查。2021年9月27日血常规：白细胞4.64×10^9/L，中性粒细胞2.73×10^9/L，淋巴细胞1.09×10^9/L，嗜酸性粒细胞0.17×10^9/L，嗜碱性粒细胞0.01×10^9/L，红细胞4.29×10^{12}/L，血红蛋白134 g/L，血小板261×10^9/L，血C-反应蛋白1.68 mg/L。2021年9月27日血凝：INR 0.98，APTT 27.50秒，纤维蛋白原3.260 g/L，TT 18.40秒，D-二聚体0.37 mg/L。2021年9月27日心肌酶谱：肌钙蛋白I 0.0006 ng/mL，肌红蛋白109.20 ng/mL。2021年9月28日免疫检查：免疫球蛋白G 14.90 g/L，免疫球蛋白A 0.83 g/L，免疫球蛋白M 2.770 g/L，免疫球蛋白E 1070.0 U/mL，铜蓝蛋白0.24 g/L，补体C3 0.840 g/L，补体C4 0.179 g/L，轻链KAPPA 2.84 g/L，轻链LAMBDA 1.65 g/L，β_2-微球蛋白2.78 mg/L，糖缺失性转铁蛋白33.2 mg/L。2021年9月28日白介素-4 1.92 pg/mL，白介素-5 0.88 pg/mL，白介素-6 13.73 pg/mL，白介素-8 123.08 pg/mL，白介素-1β 1.85 pg/mL，白介素-17A 16.63 pg/mL，白介素-10 1.29 pg/mL，α-干扰素1.96 pg/mL，肿瘤坏死因子-α 6.54 pg/mL，白介素-12p70 2.71 pg/mL，γ-干

扰素 3.65 pg/mL。2021 年 9 月 28 日肿瘤标志物：鳞癌相关抗原 1.25 ng/mL，胃泌素释放肽前体 38.27 pg/mL，癌胚抗原 0.61 ng/mL，甲胎蛋白 2.39 ng/mL，糖类抗原 CA153 7.49 U/mL，糖类抗 CA125 3.07 U/mL，糖类抗 CA199 2.97 U/mL，糖类抗原 CA724＜1.50 U/mL，细胞角蛋白 19 片段 2.26 ng/mL，铁蛋白 152.00 ng/mL，肿瘤特异生长因子 47.1 U/mL，甲胎蛋白 2.39 ng/mL。2021 年 9 月 27 日血气分析：pH 7.359，氧分压 102.0 mmHg，二氧化碳分压 38.1 mmHg，氧饱和度 98.3%，碳酸氢根 20.9 mmol/L。2021 年 9 月 27 日乙肝表面抗原（-），HIV 抗体（-）。2021 年 9 月 27 日肝功能：谷丙转氨酶 19.5 U/L，总蛋白 85 g/L，白蛋白 46 g/L，结合胆红素 2.0 μmol/L，非结合胆红素 12.2 μmol/L，γ 谷氨酰转肽酶 76.8 U/L，碱性磷酸酶 86.8 U/L，天门冬氨酸氨基转移酶 36.7 U/L，乳酸脱氢酶 208 U/L，磷酸肌酸激酶 167.5 U/L。2021 年 9 月 27 日肾功能：尿素 6.0 mmol/L，肌酐 55.3 μmol/L，尿酸 261.6 μmol/L。2021 年 9 月 27 日电解质：钾 4.02 mmol/L，钠 136 mmol/L，氯 105 mmol/L，钙 2.41 mmol/L，磷 1.25 mmol/L，镁 0.82 mmol/L。2021 年 9 月 28 日糖化血红蛋白 6.19%。2021 年 9 月 28 日降钙素原＜0.05 ng/mL。2021 年 9 月 28 日甲状腺功能：血清游离 T_3 4.84 pmol/L，血清游离 T_4 16.22 pmol/L，血清总 T_3 118 nmol/L，血清总 T_4 81.50 nmol/L，促甲状腺素 1.201 mIU/mL，甲状腺球蛋白抗体 202.71 U/mL，TPO 抗体＜2.00 U/mL，甲状腺球蛋白 2.10 ng/mL。2021 年 9 月 28 日结核抗体（+）。2021 年 9 月 28 日肺炎支原体抗体（-）。2021 年 9 月 28 日心电图：窦性心律，QRS 波群正常。2021 年 9 月 28 日肺功能检测：肺通气功能正常，残气正常，残气总比例增加，肺弥散功能轻度减退；FeNO 值 10 ppb；支气管舒张试验阴性。2021 年 9 月 28 日超声心动图：左室舒张功能欠佳。

排除禁忌证后，行超声支气管镜检查，于纵隔内 7 组、4R、10 组淋巴结处行经支气管针吸活检术（transbronchial needle aspiration，TBNA）。纵隔淋巴结穿刺病理提示淋巴组织间见类上皮细胞结节状聚集，考虑为非干酪性肉芽肿病变。免疫组化：CD68（组织细胞 +），CK-p（-），vim（+），CD20（部分淋巴细胞 +），CD3（少量淋巴细胞 +），CD5（少量淋巴细胞 +），des（-），Ki67（2%+），抗酸（-）。

结合纤维支气管镜检查及 TBNA 病理、免疫组化结果，经诊疗组及科室医师讨论，诊断考虑为肺结节病（Ⅱ 期）。此患者住院给予对症处理，未予系统性糖皮质激素治疗。出院后定期随访，患者复查胸部平扫 CT（病例 25 图 2）。

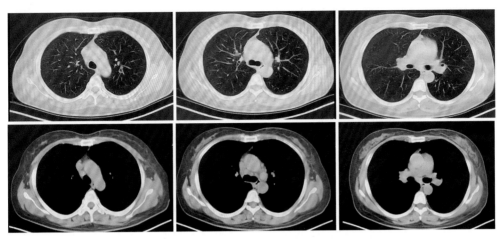

病例 25 图 2　2022 年 2 月 10 日患者胸部平扫 CT

三、病例讨论

1. 对该疾病如何进行诊断和鉴别诊断？肺结节病属于除外性诊断，尚无客观诊断标准，主要根据临床症状、影像学特征、受累部位的病理活检结果（非干酪样坏死性上皮样细胞肉芽肿），结合病史、血清学及支气管镜检查等，除外其他原因引起的肉芽肿性疾病后，可确诊结节病。简而言之，结节病的诊断主要依据：①具有相应的临床和（或）影像学特征；②组织学显示非干酪样坏死性上皮样细胞肉芽肿；③除外有相似的组织学或临床表现的其他疾病。

若无病理学依据，可以结合胸部影像学、支气管镜的相关检查结果，除外其他肉芽肿性疾病后，临床拟诊肺结节病，但需要密切临床随诊、动态观察病情变化。

鉴别诊断方面：不同分期的肺结节病临床及影像学表现不同，应根据其不同分期分别进行相应的鉴别诊断：① Ⅰ、Ⅱ 期结节病。需要与结核感染、淋巴增殖性疾病、IgG_4 相关性疾病、恶性肿瘤等鉴别；② Ⅲ 期结节病则需要与多种职业性肺病、肺结核等相鉴别；③ Ⅳ 期结节病需要与多种病因所致的肺纤维化鉴别，比如多种职业性肺纤维化、特发性肺纤维化、其他多种原因引起的继发性肺纤维化等。

2. 肺结节病临床是如何分期的？肺结节病的临床分期主要依靠胸部影像学表现，几乎 90% 及以上的结节病患者都有不同类型、不同程度的肺、胸内淋巴结（纵隔淋巴结、肺门淋巴结）肿大，胸部影像学异常是不少结节病患者就医的主要原因。目前的结节病分期还是 20 世纪 60 年代提出的根据胸部 X 线表现进行的 Scadding 分期，即，0 期：双肺正常，Ⅰ 期：双肺门淋巴结肿大，Ⅱ 期：双肺门淋巴结肿大伴肺内浸润影，Ⅲ 期：仅有肺内浸润影，Ⅳ 期：肺纤维化。

但 X 线胸片对于胸内淋巴结及肺内病灶的诊断价值很有限，建议对于胸片表现疑诊结节病的患者常规使用胸部 CT 检查。鉴于 90% 以上的结节病患者都有肺、胸内淋巴结受累，而 2/3 以上的结节病患者都有纵隔、肺门等部位的胸内淋巴结肿大，增强 CT 可以更好地评价这些部位的淋巴结受累情况。此外，HRCT 检查可以很好地反映包括肺间质在内的肺部受累情况。建议对初诊、疑诊结节病患者使用胸部增强 CT + HRCT 检查，以详细评价呼吸系统影像学表现。对于有生育要求的年轻患者，必要时可以采用低剂量胸部 CT 进行肺结节病的初筛、随诊。

PET-CT 有助于发现体内活动性的结节病病灶，但鉴于 PET-CT 费用较高、且不能单凭 PET-CT 表现来鉴别结节病、其他炎症性疾病和肿瘤性疾病，不建议结节病患者常规进行 PET-CT 扫描。对于高度疑诊孤立性心脏结节病、脑结节病的患者，因受累部位不易取得活检组织，可通过 PET-CT 定位活检部位；对确诊上述疾病的患者，可通过 PET-CT 协助评估病情程度及疗效。推荐以下情况安排 PET-CT 扫描：①活动性结节病患者血清学指标阴性，但临床症状一直未缓解；②评价Ⅳ期肺结节病患者的纤维化病灶内炎症水平；③评价胸外活动性结节病病灶，或评价心脏结节病患者的病情程度，尤其适用于已安装起搏器的心脏结节病患者；④经常规检查未发现可供活检的病变部位；⑤复发性 / 难治性结节病患者的疗效评估。

3. 确诊肺结节病后，该如何治疗呢？肺结节病有一定的自发缓解率，且因影像学分期不同而不同：Ⅰ期肺结节病的自发缓解率为 55% ～ 90%；Ⅱ期肺结节病的自发缓解率为 40% ～ 70%；Ⅲ期肺结节病的自发缓解率为 10% ～ 20%；Ⅳ肺结节病不能自发缓解。故而结节病的治疗需要根据临床表现、受累部位和其严重程度、患者治疗意愿及基础疾病，制订个体化治疗方案，以改善患者临床症状、降低器官功能受损、提高生活质量、延长生存期、减少复发。

无症状的 0 期或Ⅰ期胸内结节病无须进行系统性糖皮质激素治疗。无症状的Ⅱ期或Ⅲ期肺结节病，若疾病稳定且仅有轻度肺功能异常，也不主张系统性激素的治疗。

需要系统性激素治疗时：

（1）适应证：①有明显的呼吸系统症状，如咳嗽、呼吸困难、胸痛等，以及（或）明显的全身症状，如乏力、发热、体重下降等；②肺功能进行性恶化；③肺内阴影进行性加重；④有肺外重要脏器的受累，如心脏、神经系统、眼部、肝脏等。

（2）激素的用法及用量：对于肺结节病，通常起始剂量为泼尼松（或相当剂量的其他激素）0.5 mg/（kg·d）或 20 ～ 40 mg/d；2 ～ 4 周后逐渐减量，5 ～ 10 mg/d 维持，总疗程 6 ～ 24 个月。同其他需要接受激素治疗的疾病类似，迄今尚无结节病患者的激素减量的具体方案，建议针对不同患者的病情程度、临床医师的用药习惯、激素相关的不良反应等制订个体化减量方案。激素应用期间，对于无高钙血症的患者，可以加用双磷酸盐和钙剂，以减少激素所导致的骨质疏松。

吸入激素的治疗可以减轻咳嗽、气短等呼吸系统症状，尤其适用于气管镜下表现为支气管黏膜多发结节，且不需要给予全身激素治疗的胸内结节病患者。

免疫抑制剂治疗：①适应证。激素治疗不能控制疾病进展、激素减量后复发或不能耐受激素治疗；②用法用量。一般建议选择甲氨蝶呤，10～15 mg/W。若患者不能耐受可选择硫唑嘌呤、来氟米特及霉酚酸酯等。

生物制剂如肿瘤坏死因子（tumor necrosis factor, TNF）-α 拮抗剂对于激素联合免疫抑制剂治疗后仍无效、反复复发或合并神经系统受累的患者，可以考虑使用英夫利西单抗或阿达木单抗。

肺移植是终末期肺结节病可以考虑的唯一有效的治疗方法。移植指征是活动耐力下降（NYHA 功能Ⅲ级或Ⅳ级），符合下列任意一条：①静息状态下低氧血症；②肺动脉高压；③右心房压力增高，> 15 mmHg（1 mmHg = 0.133 kPa）。

4. 如何评估肺结节病严重程度，如何随访肺结节病患者？ 在确诊结节病后，建议全面评价结节病患者的病情，明确结节病患者临床症状的严重程度、受累范围、受累脏器的病情程度等，以全面评价结节病患者的疾病活动性、严重程度，为制订合理的治疗方案、判断预后提供依据；并建议在治疗过程中，密切随诊、动态评价病情程度，以便于及时判断疗效、指导治疗方案的调整。

由于临床症状是否明显也是影响结节病治疗策略的一个重要因素，所以建议临床医生要仔细询问患者的临床表现，尤其是患者是否有乏力、消瘦等非特异性症状，以及是否有呼吸困难、活动后气短、心悸、晕厥等临床表现。

肺纤维化、合并肺动脉高压、心脏结节病、神经系统结节病及多脏器受累是结节病预后不良的因素，建议确诊结节病后，进行全面的病情评价：①胸部增强 CT + HRCT、肺功能（包括通气＋容量＋弥散功能）、心电图、肝功能及肾功能全项；②若患者有视力下降、结膜充血等眼部不适，建议及时就诊眼科，以明确是否有结节病眼部受累；③若胸部 CT 上有肺动脉段增宽，肺功能显示弥散功能下降，建议进一步行心脏彩超，必要时行右心漂浮导管检查、肺动脉压力检测；④若心电图提示房室传导阻滞、室性心动过速等心律失常，和（或）心脏彩超提示左心功能不全，不能用常见的冠心病等来解释，建议及时到心内科就诊，完善 24 小时动态心电图监测、心脏磁共振，必要时行 PET-CT、心肌活检，以明确是否有心脏结节病；⑤若有神经系统症状，建议到神经内科就诊，并完善头颅增强磁共振、腰椎穿刺等检查，以明确是否有神经系统结节病；⑥若有皮疹，建议皮肤科就诊，必要时活检；⑦若有血清碱性磷酸酶、γ-谷氨酰转肽酶升高为主的肝功能损害，建议到消化科就诊，进行腹部彩超、肝增强 CT 或磁共振检查，必要时行 PET-CT 及肝活检。

自发缓解的结节病很少复发（约 8%），但激素治疗缓解的结节病的复发率高达 37%～74%，且复发多在激素停用后 2～6 个月，3 年后复发罕见。因此，结节病每 3～6 个月复查 1 次，治疗停止后随访至少 3 年。对于Ⅳ期结节病患者及有心脏、中枢神经系统等重要肺外组织/脏器受累的严重结节病患者，建议长期随访。

四、病例点评

结节病是一种病因及发病机制尚未明确的系统性肉芽肿性疾病，以中青年发病为主，女性发病率略高于男性，目前我国缺乏结节病的流行病学资料。典型的肺结节病表现为纵隔及对称性双肺门淋巴结肿大，伴或不伴有肺内阴影；常伴有眼、皮肤病变，也可累及肝、脾、淋巴结、涎腺、心脏、神经系统、骨骼和肌肉等组织和（或）器官。

本病例中，患者因体检发现肺部结节，无明显临床症状，进一步检查发现合并纵隔淋巴结肿大，经纤维支气管镜检查气道内未见异常，纵隔淋巴结 TBNA 病理诊断为非干酪样坏死性上皮样细胞肉芽肿，综合考虑诊断为肺结节病，临床分期为Ⅱ期。根据《中国肺结节病诊断和治疗专家共识》，未给予系统激素治疗。后期定期随访，复查发现患者未出现明显临床症状，且纵隔淋巴结缩小。

《中国肺结节病诊断和治疗专家共识》指出，结节病的诊断主要依靠临床、影像和病理学资料进行综合判断。在受累部位组织活检明确为非干酪样坏死性上皮样细胞肉芽肿的基础上，结合患者的临床、影像学表现，除外其他病因后可确诊为结节病。不同结节病患者的受累组织和（或）器官、临床表现、治疗反应及预后都具有较大的异质性，大多数患者预后良好，部分呈自限性病程，约 25% 左右的患者表现为慢性、进展性病程，最终导致肺纤维化、肝硬化、致死性心律失常、失明等不可逆病变，严重影响患者的生活质量和寿命。

结节病是系统性肉芽肿性疾病，可以累及肺、眼、皮肤、心脏、肝脏、肾脏、神经系统等多个脏器和组织，希望通过建立全国多中心的结节病的前瞻性队列，进一步认识中国结节病患者的临床表型、流行病学特征、转归，从而开展高质量的研究，提高我国结节病的诊断、治疗及科研水平。

（病例提供者：曹大龙　蚌埠市第一人民医院）

（点评专家：刘　洋　上海市第十人民医院）

参考文献

[1]Hunninghake GW, Costabel U, Ando M, et al.ATS/ERS/WASOG statement on sarcoidosis. American Thoracic Society/European Respiratory Society/World Association of Sarcoidosis and other granulomatous disorders[J].Sarcoidosis Vasc Diffuse Lung Dis, 1999, 16 (2): 149-173.

[2]Scadding JG.Prognosis of intrathoracic sarcoidosis in England: a review of 136 cases after five years' observation[J].Br Med J, 1961, 4: 1165-1172.

[3]Spagnolo P, Rossi G, Trisolini R, et al.Pulmoanry sarcoidosis[J].Lancet Respir Med, 2018, 6 (5): 389-402.

[4]Spagnolo P, Sverzellati N, Wells AU, et al.Imaging aspects of the diagnosis of sarcoidosis[J].Eur Radiol, 2014, 24: 807-816.

[5]Iannuzzi MC, Rybicki BA, Teirstein AS.Sarcoidosis[J].N Engl J Med, 2007, 357 (21): 2153-2165.

[6]Baughman RP, Culver DA, Judson MA.A concise review of pulmonary sarcoidosis[J]. Am J Respir Crit Care Med, 2011, 183 (5): 573-581.

[7]Treglia G, Annunziata S, Sobic-Saranovic D, et al.The role of ^{18}F-FDG-PET and PET-CT in patients with sarcoidosis: an updated evidence-based review[J].Acad Radiol, 2014, 21 (5): 675-684.

[8]Baughman RP, Nunes H.Therapy for sarcoidosis: evidence-based recommendations[J]. Expert Rev Clin Immunol, 2012, 8 (1): 95-103.

[9]Zhou Y, Lower EE, Li H, et al.Clinical management of pulmonary sarcoidosis[J]. Expert Rev Respir Med, 2016, 10 (5): 577-591.

[10]Baughman RP, Lower EE.Treatment of sarcoidosis[J].Clin Rev Allergy Immunol, 2015, 49 (1): 79-92.

[11]Walsh SL, Wells AU, Sverzellati N, et al.An integrated clinicoradiological staging system for pulmonary sarcoidosis: a case-cohort study[J].Lancet Respir Med, 2014, 2 (2): 123-130.

[12]Kirkil G, Lower EE, Baughman RP.Predictors of mortality in pulmonary sarcoidosis[J].Chest, 2018, 153 (1): 105-113.

[13]Sauer WH, Stern BJ, Baughman RP, et al.High-risk sarcoidosis. Current concepts and research imperatives[J].Ann Am Thorac Soc, 2017, 14 (S6): S437-S444.

[14]Baughman RP, Shlobin OA, Wells AU, et al.Clinical features of sarcoidosis associated pulmonary hypertension: Results of a multi-national registry[J]. Respir Med, 2018, 139: 72-78.

[15]Birnie DH, Sauer WH, Bogun F, et al.HRS expert consensus statement on the diagnosis and management of arrhythmias associated with cardiac sarcoidosis[J]. Heart Rhythm, 2014, 11：1305-1323.

[16]Judson MA, Costabel U, Drent M, et al.The WASOG sarcoidosis organ assessment instrument：an update of a previous clinical tool[J].Sarcoidosis Vasc Diffuse Lung Dis, 2014, 31（1）：19-27.

[17]Krumholz A, Stern BJ.Neurologic manifestations of sarcoidosis[J].Handb Clin Neurol, 2014, 119, 305-333.

[18]Modaresi Esfeh J, Culver D, Plesec T, et al.Clinical presentation and protocol for management of hepatic sarcoidosis[J].Expert Rev Gastroenterol Hepatol, 2015, 9（3）：349-358.

[19]Ungprasert P, Crowson CS, Simonetto DA, et al.Clinical characteristics and outcome of hepatic sarcoidosis：a population-based study 1976-2013[J].Am J Gastroenterol, 2017, 112（10）：1556-1563.

[20]Rizzato G, MontemurroL, Colombo P.The late follow-up of chronic sarcoid patients previously treated with corticosteroids[J].Sarcoidosis Vasc Diffuse Lung Dis, 1998, 15：52-58.

病例 26 肺炎型肺癌

一、病历摘要

（一）基本资料

患者男性，74 岁，于 2023 年 4 月 28 日入院。

主　诉：反复咳嗽、咳痰 3 个月余，加重 1 个月。

现病史：患者 3 个月前感染新型冠状病毒后至今反复出现咳嗽、咳痰，为白色泡沫样痰，量不多，无异味，偶伴胸闷。患者自服止咳、化痰药物，效果不佳。近 1 个月来，患者痰量明显增多，活动后气急，无咯血，无胸痛，无夜间阵发性呼吸困难，无发热、盗汗，无心慌、心悸，无反酸、烧心。患者曾于当地医院就诊，行胸部 CT 示两肺炎症，予以抗感染治疗（具体不详）。患者仍有咳嗽、咳痰，活动后气急，现为进一步治疗，以"肺部感染"收入我科。病程中，患者无腹胀、腹痛，无头痛，无咯血或痰中带血，无咳粉红色泡沫痰，无尿急、尿痛，无呕吐、意识障碍。患者发病以来，精神、食欲、睡眠可，大、小便正常，体重无明显变化。

既往史：既往有高血压，血压控制尚可；有胆囊炎病史。否认糖尿病、冠心病、脑梗死等慢性病史；否认肝炎、伤寒、结核病史；否认哮喘、鼻窦炎及过敏性鼻炎病史。有垂体瘤手术史，否认其他手术及外伤史；否认输血史；否认青霉素过敏史；否认头孢类及其他抗菌药物过敏史；否认食物过敏史。预防接种史不详。

个人及婚育史：患者出生后居住于原籍。否认有疫区疫水接触史；否认放射线接触史；否认吸烟史；否认冶游史；否认饮酒史。已婚已育，家人体健。

家族史：否认家族遗传病史。

（二）体格检查

体温 36.6℃，脉搏 88 次 / 分，呼吸 20 次 / 分，血压 159/99 mmHg。神志清楚，呼吸平，步入病房，自主体位，查体合作，对答切题。全身皮肤无黄染，无瘀点、瘀斑，无皮下出血，无肝掌、蜘蛛痣。全身浅表淋巴结未及肿大。球结膜无水肿，巩膜无黄染，瞳孔等大等圆，对光反射存在，耳鼻无异常分泌物。口唇无发绀，咽不红，扁桃体无异常。颈软，气管居中，颈动脉搏动正常，两侧颈静脉无怒张，双侧甲状腺不大。胸廓未见畸形。呼吸运动两侧对称，肋间隙不宽，两侧触觉语颤对称，无胸膜摩擦感，双肺叩诊呈清音，双肺可呼吸音粗，闻及少许湿性啰音，未闻及干性啰音。心前区无异常隆起及抬举样搏动，心尖搏动正常。腹部平坦，未见胃肠型蠕动波，腹软，未及压痛，未及包块，肝、脾肋下未及。输尿管压痛点无压痛，肝浊音界存在，无移动性浊音，无肾区叩击痛，肠鸣音正常。

（三）辅助检查

血常规：白细胞 $6.55×10^9/L$，血红蛋白 172 g/L，血小板 $153×10^9/L$，中性粒细胞百分比 66.1%。C- 反应蛋白 < 3.41 mg/L。

血生化：尿素 5.2 mmol/L，肌酐 69 μmol/L，估算肾小球滤过率 89.5 mL/(min·1.73 m²)，总胆固醇 5.74 mmol/L，低密度脂蛋白 4.22 mmol/L。肝功能、电解质正常。

血凝功能正常，D- 二聚体 0.33 mg/L。

血气分析：氧饱和度 91.3%，二氧化碳分压 41.7 mmHg，氧分压 64.4 mmHg，pH 7.384，乳酸 2.10 mmol/L，肺泡动脉间氧压差 38.1 mmHg，碳酸氢根离子浓度 24.4 mmol/L。

尿常规、粪常规均正常。

（四）初步诊断

肺部感染待查。

二、诊治过程

患者咳嗽、咳痰，活动后气急；听诊两肺呼吸音粗，两肺闻及少许湿性啰音；外院胸部 CT 提示两肺炎症。首先考虑患者为社区获得性肺炎，非重症。入院后予以二级护理，辅以健康宣教。给予头孢唑肟钠以抗感染、氨溴索化痰、多索茶碱平喘。

入院后进一步完善相关检查，结核抗体阴性，结核菌素 IFN-γ 检查结果为阴性。抗核抗体、抗中性粒细胞胞质抗体均阴性。肿瘤标志物：癌胚抗原 3.97 ng/L，细胞角蛋白 19 片段 3.21 ng/L，神经元特异性烯醇化酶 20.30 ng/L，糖类抗原均正常。痰找抗酸杆菌阴性，呼吸道感染病原体抗体 9 项均阴性。痰细菌、真菌培养阴性。

患者于 2023 年 5 月 4 日行胸部增强 CT 提示：两肺纹理增多、模糊，两肺见多发斑片状渗出、片状结节样实变影，边缘模糊，左肺为部分病灶内可见支气管充气征，部分远端支气管囊样扩张，壁增厚，内见等高密度影积聚；诸叶段支气管通畅；两肺门影清晰，无明显增大，纵隔内见多发小淋巴结影，增强后强化均匀；两侧胸腔内无积液。主动脉及冠脉钙化（病例 26 图 1）。

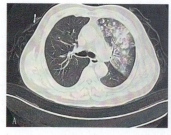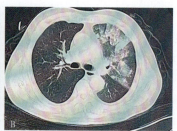

病例 26 图 1　2023 年 5 月 4 日胸部增强 CT

2023 年 5 月 6 日行支气管镜检查提示左主支气管及各叶段支气管较多分泌物，予以吸除，管腔通畅，黏膜充血，未见出血及新生物，于左肺下叶行超声探头检查，见异常回声区，于该处行 EBUS-TBLB、刷检及灌洗检查。病理回报：腺癌。免疫组化：肿瘤细胞 CK7（+），TTF-1（+），napsina（+），Ki67（30%+）；特殊染色：ab-pas（+），PD-1（-），PD-L1（-）。该患者明确诊断为双肺腺癌，行 EGFR、ROS1、ALK 等基因检查均未阴性，完善肿瘤分期评估检查，最终诊断：双肺腺癌 $cT_4N_2M_L$（双肺、纵隔淋巴结）Ⅳ期，PS 1 分。遂调整治疗方案为"替雷利珠单抗＋培美曲塞二钠、奈达铂＋重组人血管内皮抑制素（恩度）治疗"。治疗后患者咳嗽、咳痰症状明显好转，无活动后气急症状。患者 2023 年 8 月 22 日复查胸部 CT：较 2023 年 5 月 4 日影像片，左肺多发结节、下叶基底段为著，部分结节缩小、密度减低；左肺上下叶炎症样病变部分吸收；左肺门和纵隔淋巴结大小与前影像片大致相仿；右肺内小结节较前减少；左肺下叶背段小肺大疱。两侧胸膜增厚。胸廓构成骨骨质疏松，左侧第 7 肋腋缘部不完全性骨折（病例 26 图 2）。化疗对其病情有所改善。

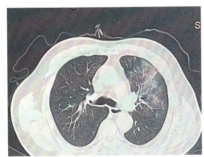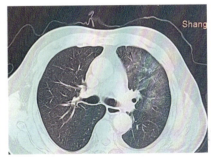

病例 26 图 2　2023 年 8 月 22 日胸部增强 CT

三、病例讨论

1. 对于肺炎型肺腺癌，如何进行鉴别诊断？肺炎型肺腺癌是肺腺癌中的一种特殊类型，它与肺炎症性病变十分相似，常常被延误诊断。该患者感染新型冠状病毒后至今反复出现咳嗽、咳痰，为白色泡沫样痰，量不多，无异味，偶伴胸闷，不易与肺部其他疾病区分。

首先，需与肺炎鉴别。与肺炎型肺癌相比较，肺炎好发于中青年，临床起病急，有寒战、高热、咳黄色黏液痰等症状。实验室检查常表现为中性粒细胞明显升高。CT 表现为大片模糊影及实变影，其内可见空气支气管征，但支气管走行自然，无支气管狭窄、僵硬，经抗感染治疗后很快消失。该患者病程长，积极抗感染治疗，症状无好转，肺部阴影无吸收，病原学检测阴性，故可除外肺炎。

其次，需与肺结核相鉴别。肺结核常有低热、盗汗等典型症状。好发部位：两肺上叶尖后段、下叶背段。CT 表现常呈斑片状、斑点状及索条状高密度影，周围常有卫星灶。痰找抗酸杆菌阳性，结核菌素 IFN-γ、肺泡灌洗液 mNGS 检测可提示结核杆菌阳性，病理提示干酪样坏死，经抗结核治疗可好转。

2. 如何诊断肺腺癌？肺腺癌是非小细胞性肺癌中的一种，可以从影像学检查、组织学检查、免疫组织化学检查等对它进行诊断。肺炎型肺癌特点：病程较长，有肺部感染、咳痰病史；抗感染治疗无效；病变广泛，累及多个肺叶，下叶为主；实变区内大量黏液，平扫、增强密度不均，有低密度区；实变区内支气管充气征，走行僵硬，管腔狭窄；实变区周围磨玻璃影，边界清晰；病情进展，病灶增大、增多，磨玻璃影及结节影融合，向实变影发展，后期两肺多形态病灶融合，包括实变、磨玻璃影、多发结节及囊腔。

通过影像学检查，包括 X 线、CT 扫描、MRI 等，可以观察肿瘤的位置和大小。肺腺癌有 AIS、MIA、浸润性黏液腺癌、鳞状占优势的非黏液腺癌等类型。每种组织形态在 CT 扫描上有典型表现：AIS 通常是小的磨玻璃结节；MIA 通常是非实性的，也可能有小的中央实性成分；浸润性黏液腺癌表现多样，完全非实性到完全实性，单灶多灶等；浸润性非黏液腺癌的组织学亚型通常为实性，可能含有少量非实性成分。

表皮生长因子受体（EGFR）突变、间变性淋巴瘤激酶 6 和编码酪氨酸蛋白激酶 ROS1 重排的检测是诊断肺腺癌的重要依据。有研究表明，表皮生长因子受体的突变导致致癌信号通路激活。根据统计数据，10% ～ 16% 的肺腺癌病例中表皮生长因子受体发生突变。

使用免疫组织化学技术也可以鉴别不同类型的癌症，腺癌通常表达一些特定的标志物，如一些特定的腺上皮标志物，通过检测这些标志物可以更准确地确定癌细胞的类型。

患者肺穿刺活检免疫指标显示，肿瘤细胞 CK7 阳性，TTF-1 阳性，napsina 阳性，Ki67（30%+），最终确诊为腺癌。

3. 肺腺癌的主要类型和治疗方法有哪些？AIS、MIA、浸润性黏液腺癌、鳞状占优势的非黏液腺癌等类型。

早期患者可以采取手术切除的治疗方法。

肺腺癌对于传统放疗和化疗的高度耐药性是对于治疗效果的巨大挑战。有研究针对驱动肺腺癌进展的分子通路探究相关的靶向疗法。第一代 EGFR-TKI（吉非替尼和厄洛替尼）与 ATP 结合位点可逆结合，阻断表皮生长因子受体诱导的下游信号激活。有随机试验表明，第一、第二代 EGFR-TKI 是晚期肺腺癌患者的较优一线治疗选择，具有较高的应答率和无进展生存期。

除了靶向疗法，免疫疗法也在腺癌治疗中起着重要的作用，针对 CTLA-4、PD-1、PD-L1 的抗体导向疗法在肺腺癌治疗中取得显著成功。患者使用的替雷利珠单抗免疫治疗，培美曲塞二钠和奈达铂免疫治疗对于病情有较大改善。

四、病例点评

肺腺癌是目前原发性肺癌中最常见的组织学亚型，占病例数的 40% 以上，而且其相对发生率正在上升。本病例患者所患的肺腺癌是肺炎型癌症，因为它与肺部炎症性病变症状类似，都有咳嗽、胸痛、发热等症状，诊断时需要将其与肺结核、大叶性肺炎、机化性肺炎等肺部炎症性病变疾病作鉴别诊断，避免误诊。肺组织穿刺活检是辅助医生做出最终精准判断的关键步骤。

肺腺癌治疗包括靶向治疗、免疫治疗、联合治疗等疗法。对于传统放、化疗，高度耐药性是对治疗效果的一大挑战。另外，有新研究表明，环状 RNA 是一种新的与癌症发生、发展有关的非编码 RNA，这些 RNA 可作为新的生物标志点和疾病诊断与预后的重要靶点，为肺腺癌基因治疗领域开辟广阔的生物医学应用。

（病例提供者：胡　峰　上海交通大学医学院附属同仁医院）

（点评专家：谈　敏　上海市第十人民医院）

参考文献

[1]Xiang Y, Zhang M, Zhao W, et al.Differentiation of localized pneumonic-type lung adenocarcinoma from localized pulmonary inflammatory lesion based on clinical data and multi-slice spiral computed tomography imaging features[J].Transl Cancer Res, 2023, 12（1）：113-124. doi：10.21037/tcr-22-2525. Epub 2022 Dec 19.PMID：36760374；PMCID：PMC9906051.

[2]Austin JHM, Garg K, Aberle D, et al.Radiologic implications of the 2011 classification of adenocarcinoma of the lung[J].Radiology, 2013, 266：62-71.

[3]Sholl L.Molecular diagnostics of lung cancer in the clinic[J].Transl Lung Cancer Res, 2017, 6：560-569.

[4]Chalela R, Curull V, Enriquez C, et al.Lung adenocarcinoma：From molecular basis to genome-guided therapy and immunotherapy[J].J Thorac Dis, 2017, 9：2142-2158.

[5]Denisenko TV, Budkevich IN, Zhivotovsky B.Cell death-based treatment of lung adenocarcinoma[J].Cell Death Dis, 2018, 9 (2): 117. doi: 10.1038/s41419-017-0063-y. PMID: 29371589; PMCID: PMC5833343.

[6]Mok TS, Wu YL, Thongprasert S, et al.Gefitinib or carboplatin-paclitaxel in pulmonary adenocarcinoma[J].N Engl J Med, 2009, 361 (10): 947-957. doi: 10.1056/NEJMoa0810699.Epub 2009 Aug 19.PMID: 19692680.

[7]Sequist LV, Yang JC, Yamamoto N, et al.Phase III study of afatinib or cisplatin plus pemetrexed in patients with metastatic lung adenocarcinoma with EGFR mutations[J].J Clin Oncol, 2013, 31 (27): 3327-3334. doi: 10.1200/JCO.2012.44.2806. Epub 2013 Jul 1. Corrected and republished in: J Clin Oncol, 2023, 41 (16): 2869-2876. PMID: 23816960.

[8]Topalian SL, Weiner GJ, Pardoll DM.Cancer immunotherapy comes of age[J].J. Clin. Oncol, 2011, 29: 4828-4836. doi: 10.1200/JCO.2011.38.0899. [PMC free article] [PubMed][CrossRef] [Google Scholar]

[9]Hutchinson BD, Shroff GS, Truong MT, et al.Spectrum of Lung Adenocarcinoma[J]. Semin Ultrasound CT MR, 2019, 40 (3): 255-264. doi: 10.1053/j.sult.2018.11.009. Epub 2018 Nov 30. PMID: 31200873.

[10]Su L, Zhao J, Su H, et al.CircRNAs in Lung Adenocarcinoma: Diagnosis and Therapy[J].Curr Gene Ther, 2022, 22 (1): 15-22. doi: 10.2174/1566523221666621120 2095258. PMID: 34856899.

病例 27　骨化性气管支气管病

一、病历摘要

（一）基本资料

患者男性，67 岁，于 2017 年 10 月 11 日入院。

主　诉：间断咯血 15 天。

现病史：患者于入院前 15 天无明显诱因下出现咯血，为鲜血，量少，约 5 mL，未见明显血凝块，无咳嗽、咳痰，无发热。2017 年 9 月 27 日患者于我院急诊就诊，查胸部 CT 示：①右肺上叶中叶内侧段及左肺上叶舌段多发炎性病变，伴左肺上叶舌段支气管扩张；②气管内壁多发小结节灶；③肝脏多发低密度灶。急诊予头孢呋辛、左氧氟沙星抗感染治疗。患者隔日再次出现少量咯血，后未再出现咯血。追问病史，患者 30 年前出现咯少量鲜血，期间偶有发作，未予重视。发病前，无服用阿司匹林等抗血小板聚集药物；无饮酒；无食用刺激性食物。现为进一步诊治，拟"支气管扩张伴咯血"收治入院。发病以来，患者精神、食欲、睡眠可，大、小便正常，近期体重未见明显变化。

既往史：否认高血压、糖尿病病史；否认冠心病及脑卒中病史；否认哮喘病史；否认肝炎、伤寒、结核史；否认手术、外伤及输血史；否认药物过敏史；否认食物过敏史。预防接种史不详。

个人及婚育史：出生居住于原籍，否认有疫区疫水接触史；否认放射线接触史；否认吸烟史；否认冶游史；否认饮酒史。已婚已育，家人体健。

家族史：否认家族遗传病史。

（二）体格检查

体温 37.0℃，脉搏 88 次 / 分，呼吸 20 次 / 分，血压 136/79 mmHg。神志清楚，呼吸平，步入病房，自主体位，查体合作，对答切题。

皮肤黏膜：全身皮肤无黄染，无瘀点、瘀斑，无皮下出血，无肝掌、蜘蛛痣。淋巴结：全身浅表淋巴结未及肿大。头颅：头颅无畸形。结膜无水肿，巩膜无黄染，瞳孔等大等圆，对光反射存在，耳鼻无异常分泌物。口唇无发绀，咽不红，扁桃体无异常。颈部：颈软，气管居中，颈动脉搏动正常，两侧颈静脉无怒张，双侧甲状腺未触及肿大。胸廓：胸廓未见畸形，呼吸运动两侧对称，肋间隙不宽，两侧触觉语颤对称，无胸膜摩擦感，两肺呼吸音粗，未闻及明显干、湿性啰音。心脏：心前区无异常隆起及抬举样搏动，心尖搏动正常，无震颤，心界不大，心率 88 次 / 分，各瓣膜区未闻及杂音。周围血管征：无毛细血管搏动征。腹部：腹部平坦，未见胃肠型、蠕动波，腹软，未触及压痛及包块，肝、脾肋下未及，肝浊音界存在，无移动性浊音，无肾区叩击痛，肠鸣音正常。肛门直肠：肛门直肠未查。外生殖器未查。脊柱四肢：脊柱生理弯曲存在，棘突无压痛。双下肢无水肿，足背动脉搏动存在。神经系统：生理反射存在，病理反射未引出。

（三）辅助检查

1. 实验室检查　血常规（2017年10月4日）：白细胞 5.75×10^9/L，中性粒细胞百分比 65.0%，C-反应蛋白 16.22 mg/L。血气分析（2017年10月11日）动脉血气分析：pH 7.411，二氧化碳分压 42.0 mmHg，氧分压 88.7 mmHg。生化（2017年10月11日）：谷丙转氨酶 38.8 U/L，总蛋白 74 g/L，白蛋白 37 g/L，结合胆红素 3.0 μmol/L，非结合胆红素 5.8 μmol/L，γ谷氨酰转肽酶 16.1 U/L，碱性磷酸酶 54.0 U/L，谷草转氨酶 46.8 U/L，乳酸脱氢酶 512 U/L，磷酸肌酸激酶 98.2 U/L，尿素 6.5 mmol/L，肌酐 69.8 μmol/L，尿酸 249.0 μmol/L，钾 3.9 mmol/L，钠 146 mmol/L，氯 105 mmol/L，钙 2.17 mmol/L。血常规（2017年10月11日）：C-反应蛋白 126 mg/L，白细胞 4.21×10^9/L，红细胞 3.77×10^{12}/L，血红蛋白 121 g/L，血小板 185×10^9/L，中性粒细胞百分比 67.2%。凝血功能（2017年10月11日）：PT 11.0秒，INR 0.96，APTT 23.6秒，纤维蛋白原 2.88 g/L，TT 19.6秒，D-二聚体定量 0.25 mg/L。心肌标志物（2017年10月11日）：超敏肌钙蛋白-T 0.06 μg/L，肌红蛋白 32.81 ng/mL，肌酸激酶同工酶 66 ng/mL，脑利钠肽前体 40.99 pg/mL。肿瘤标志物（2017年10月12日）：癌胚抗原 1.96 ng/mL，甲胎蛋白定量 1.35 ng/mL，糖类抗原 CA153 6.02 U/mL，糖类抗原 CA125 7.35 U/mL，糖类抗原 CA199 20.15 U/mL，糖类抗原 CA724 0.88 U/mL，细胞角蛋白19片段 2.33 ng/mL，神经元特异性烯醇化酶 14.08 ng/mL，前列腺特异抗原 0.930 ng/mL，鳞癌相关抗原 1.8 ng/mL，糖类抗原 242 9.87 U/mL，糖类抗原 CA50 7.00 U/mL。降钙素原（2017年10月12日）：＜0.05 ng/mL。结核抗体（2017年10月12日）（-）。肺炎支原体抗体（-）。感染六项（2017年10月12日）：乙肝表面抗原 0.398 ng/mL，肝表面抗体 2.000 U/L，乙肝e抗原 0.104，乙肝e抗体 1.320 U/L，乙肝核心抗体 1.910 U/L。丙肝抗体 0.036 U/L。HIV抗体检测（-），梅毒试验（TRUST）（-），梅毒抗体（TPAB）（-）。微生物（2017年10月12日）痰液：抗酸杆菌未找到。病原体抗体（2017年10月13日）（血）：军团菌抗体（-），肺炎支原体抗体（-），立克次体抗体（-），肺炎衣原体抗体（-），腺病毒抗体（-），呼吸道合胞病毒抗体（-），甲型流感病毒试验（-），乙型流感病毒试验（-），副流感病毒抗体（-）。微生物（2017年10月12日）（痰

液）：黄曲霉。（2017 年 10 月 13 日）痰液：真菌培养未检出；口咽部正常菌群检出。（2017 年 10 月 13 日）痰液：抗酸杆菌未找到。

2．影像检查　胸部 CT（2017 年 10 月 13 日）（病例 27 图 1）：①右肺中叶炎性病变，左肺上叶舌段支气管扩张伴炎症性改变；②气管及主支气管壁钙化；③右肺上叶尖段、右肺中叶外侧段粟粒灶。肝、胆、胰、脾彩超（2017 年 10 月 12 日）：肝囊肿，胰、脾未见明显异常。颈动脉 B 超（2017 年 10 月 12 日）：双侧颈动脉硬化伴右侧颈动脉斑块形成，双侧椎动脉显示段未见明显异常。双肾、输尿管、膀胱彩超：双肾、膀胱未见明显异常，双输尿管未见明显扩张。前列腺 B 超：前列腺增大。下肢血管 B 超：双下肢动脉轻度硬化、双侧下肢深静脉血流通畅。

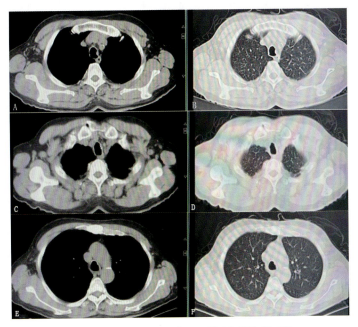

病例 27 图 1　2017 年 10 月 13 日胸部 CT

（四）初步诊断

支气管扩张。

二、诊治过程

结合患者症状、体征及 CT 表现，入院后考虑支气管扩张伴感染，予莫西沙星抗感染、氨溴索化痰、多索茶碱平喘。于 2017 年 10 月 13 日行支气管镜检查：气管表面不规则隆起，息肉？于该处行活检及刷检；左肺上叶舌段狭窄。细胞学（2017 年 10 月 13 日）：涂片中未见癌细胞。组织病理（2017 年 10 月 18 日）：组织被覆支气管上皮增生伴部分鳞状上皮化生，其下纤维组织增生伴骨化，未见明确恶性证据。免疫组化结果：被覆上皮 CK-p（+），CK5/6（+），CK7（部分+），TTF-1（-），CK8/18（+），p40（-）。最终诊断：骨化性气管支气管病（tracheobroncheopathia osteochondroplastica，TO），支气管扩张伴感染。建议患者行冷冻治疗，患者及家属表示暂不行该治疗，故予出院随访。

复查及随访：2018年1月17日复查胸部CT：①两肺上叶、右肺中叶炎症性病变，左肺上叶舌段支气管扩张；②右肺上叶尖段、中叶外侧段粟粒灶。

三、病例讨论

1. 对于类似病变，如何进行诊断和鉴别诊断？

（1）诊断：TO是一类病因未明的少见病。一般认为可能与慢性感染、代谢障碍、化学或机械刺激、先天因素等有关。国内病例提及的有明确的粉尘接触史或职业危险因素（化学性或刺激性物质），可能与发病有关。国外有学者曾提出化学烟雾、油烟可能是致病因素。胸部CT结合支气管镜镜下表现及病理学结果可确诊TO。有关分析指出黏膜鳞状上皮化生在TO的患者十分常见，国内外资料统计黏膜鳞状上皮化生者占41%～48%。提示黏膜鳞状上皮化生并出现软骨和骨的化生可能是TO发病的一种机制或步骤。但支气管镜对TO具有特定的诊断价值，这是由于TO在支气管镜下具有特征性的改变，主要表现为：管壁有多发大小不等、分布不均的结节突向管腔，结节为白色或黄色，直径1～6 mm，可散发或融合成片，质硬，不易钳取，很少累及声门及声门以上组织。较大的结节融合后突向管腔会导致明显的气道阻塞，可能出现活动后气促症状。TO患者黏膜可正常、充血、灰白、小血管显露或呈粉红色"钟石"样改变，管腔可变窄或不规则改变。文献报道结节多见于气管前、侧壁，未发现气管膜部累及，但也有文献报道气管膜部及喉部存在结节。未查见文献报道是否累及肺泡等换气组织。

（2）TO的鉴别诊断

1）气管-支气管淀粉样变：该病与TO只有通过支气管镜才能鉴别。该病在胸部CT表现为管腔不同程度增厚，管壁弥漫性钙化及支气管肿块钙化。一般该病在支气管镜下可见气管管壁多灶或单灶隆起，或肥厚变形致管腔普遍狭窄，病理表现为气管-支气管黏膜下层淀粉样物质沉积。

2）老年性气管-支气管软骨钙化：本病与年龄有关，几乎没有临床症状，不会导致气管壁增厚，镜下未见结节改变。

3）气管-支气管结核：大部分伴有结核中毒症状，胸部CT表现为管腔狭窄，部分病例可伴钙化形成。支气管镜下可见白色干酪坏死组织或纤维增殖、瘢痕形成致管腔不同程度狭窄，甚至闭塞；也可表现为大量褐色色素沉着。可取材行细胞学、组织病理学和细菌学检查，具有诊断价值。

4）复发性多软骨炎：是一种少见的累及全身多系统的疾病，表现为多部位软骨和结缔组织反复炎症表现。胸部 CT 一般表现为气管和支气管壁的增厚钙化。与 TO 的广泛结节状钙化影有明显区别。支气管镜下表现为气管‑支气管黏膜普遍增生、肥厚致管腔狭窄，软骨破坏者可见呼气时相应气道塌陷导致患者通气困难。

5）支气管结石症：临床常表现为迁延性严重的咳嗽、通常持续数年，伴或不伴痰血或咯血。胸部 CT 下表现为支气管腔内外的钙化灶。支气管镜下表现为淡黄色、质硬小石块状新生物。结合胸部影像学检查和支气管镜检查较易诊断。

6）喉乳头状瘤病：5%～10% 患者气管、支气管受侵，常发生于喉部疾病 10 年后，也可累及肺部。胸部增强 CT 可见软组织小结节突入气道腔。可在支气管镜下取材行细胞学、组织病理学和细菌学检查，具有诊断价值。

2. 该疾病的主要类型和治疗方法有哪些？（对 TO 的内镜治疗策略概括如下。）

（1）物理治疗：球囊扩张、气管支架置入、硬镜铲切、冷冻。对于 TO 的病变导致气道出现较明显的狭窄时，可以考虑采用物理治疗。由于 TO 的结节质地偏硬，同时结合我院已发现的病例，一般情况下以冻融处理为主。

（2）热消融治疗：APC、高频电治疗、激光、微波等。对于 TO 未导致明显狭窄的患者，针对局部病变可采用 APC 及高频电治疗为主。其中经支气管镜激光气化治疗是近期疗效最确切的，其长期疗效尚有待评价。

若患者气道出现严重狭窄，内镜下姑息治疗无效时，可考虑行气管节段性切除重建以提高患者生存质量，即气管环形切除端‑端吻合术。目前公认最多可以切除气管全长的一半并行一期吻合。为安全起见，临床上通常切除 4～5 cm 已属大段切除，罕有超过此界限者。若该患者气管狭窄程度超过 50%，根据病变实际范围可考虑该手段治疗，气管环形切除端‑端吻合术应用在气管狭窄患者安全有效，并发症及死亡率低。

3. 患者的预后如何？如何进行随访和评估？骨化性气管支气管病的预后良好，但通常取决于结节病变的位置和范围大小。55% 的患者随访至少 1 年后病情仍稳定，无疾病恶化，但有 17% 的患者出现了较明显的疾病进展，主要表现气道狭窄。骨化性气管支气管病能治愈，部分患者可能仍会有气管狭窄。骨化性气管支气管病一般不会影响自然寿命。骨化性气管支气管病治疗后需复诊检查有无肺部感染情况。

四、病例点评

TO 是一种病因不明的少见良性疾病，截至 2018 年，全球报道 TO 病例约 600

例，其中 144 例来自中国，TO 发病率约为 0.5%，其发病年龄通常在 50 岁左右，儿童也有发病的报道。该病特征是在气管或支气管的黏膜下层形成多个软骨或骨性结节突向管腔，典型病例通过胸部 CT、支气管镜下表现即可诊断。但典型表现并不常有，孤立病灶更少见，且该病无特异性症状，症状的严重程度取决于气管或支气管阻塞的程度。有症状者可表现为咳嗽、咳痰、活动后气促、咯血、声嘶，引起气道狭窄变形者可出现喘息、气急，以及反复呼吸道感染，故易误诊、漏诊。有研究发现国内 TO 误诊率达 20%。部分患者可无症状，偶然气管镜检查被发现。TO 活检组织病理学检查表现为支气管黏膜被覆正常上皮或化生的鳞状细胞，黏膜下层可见骨组织或软骨组织沉积、钙化。本病例在症状、辅助检查、病理方面均符合 TO 的特点。下面对该病的诊断、治疗、预后及研究进展进行详细的叙述。

1. 诊断　结合该病症状、辅助检查（胸部 CT、胸部增强 CT、气管镜等）、气管镜下表现、组织活检病理几个方面可做出疾病诊断。

2. 治疗　根据典型的支气管镜检查及组织病理学检查，将 TO 分为 3 个阶段：Ⅰ 期主要表现为黏膜表面散在的黄白色斑块，炎性细胞浸润；Ⅱ 期为软骨结节和（或）骨结节逐渐形成，突向管腔；Ⅲ 期大量结节融合，充满了骨细胞及层状骨，气道结构发生了改变。分期对于临床选择治疗手段具有重要意义。Ⅰ 期 TO 患者可长期临床随访观察，Ⅱ/Ⅲ 期 TO 患者气道病变部位充满炎性细胞，气道病变无法完全逆转，可长期规律吸入糖皮质激素控制症状，支气管镜下介入治疗在一定程度上可缓解 Ⅱ/Ⅲ 期 TO 患者的症状。

3. 预后　TO 大多进展缓慢，预后较好。

4. 研究进展　近年来自发性荧光支气管镜、共聚焦激光显微内镜检查可更好地辅助该疾病的诊断，有利于临床医生早期诊断，采取相应的治疗措施，减轻患者医疗负担。

5. 未来展望　目前该疾病的发病机制尚不明确，未来需要进一步研究。

（病例提供者：郭志华　上海第十人民医院崇明分院）

（点评专家：李　萍　上海市第十人民医院）

参考文献

[1]Guo R, Zhou M, Wei X, et al. Clinical Characteristics of Six Cases of Tracheobronchopathia Osteochondroplastica. Can Respir[J], 2020, 2020 : 8685126.

[2]Li D，Jin F，Nan Y，et al.Multi-noduleoflarge airway：tracheo-bronchopathia osteochondroplastica[J].AnnPalliat Med，2021，10（2）：1115.

[3] 冯家欣，周子青，李时悦. 共聚焦激光显微内镜在呼吸系统疾病中的应用研究进展 [J]. 中华结核和呼吸杂志，2021，44（03）：260.

[4]Newton R，Kemp S，Zoumot Z，et al.Anunusual case ofhae-moptysis[J].Thorax ，2010，65（4）：309，353.

病例 28　气管镜冷冻治疗气管肿物

一、病历摘要

（一）基本资料

患者女性，70 岁，于 2021 年 12 月 12 日入院。

主　诉：咳嗽 1 周，加重伴咳痰、胸闷、气促 4 天。

现病史：患者 1 周前无明显诱因下出现咳嗽，未在意，4 天前咳嗽加重，较剧烈，伴咳痰，咳黄白色痰，痰量少，偶有痰中带血，伴胸闷、气促，就诊于社区医院，未予特殊处理，自服止咳糖浆后未见明显好转。2021 年 12 月 11 日就诊于我院急诊，查肺部 CT：①两肺胸膜下少许间质性改变，请随访；②气管（分叉上方水平）左侧腔内外局部软组织密度灶伴钙化，请进一步检查；③主动脉及冠脉钙化灶；④肝 S7 段低密度灶。予头孢呋辛、阿奇霉素、氨溴索、喘定静脉滴注治疗 1 天。现为进一步治疗，拟"气管肿物"收治入院。病程中，患者无胸痛，无发绀，无盗汗，无腹痛、腹泻，无尿急、尿痛，无意识障碍等。

发病以来，患者精神一般，胃纳可，睡眠可，大、小便正常，近期体重无明显变化。

既往史：高血压病史 30 余年，口服门冬氨酸氢氯噻嗪、缬沙坦氢氯喹嗪片控制。高脂血症 6 年，口服普伐他丁钙片控制。早搏病史 4 年，口服盐酸普罗帕酮控制。否认有肝炎、伤寒、结核史。否认糖尿病病史。否认哮喘病史。

个人及婚育史：无特殊。

家族史：无特殊。

（二）体格检查

体温 36.4℃，脉搏 91 次 / 分，呼吸 21 次 / 分，血压 152/89 mmHg。神志清，两肺呼吸音粗，未闻及明显干、湿性啰音。心率 91 次 / 分，律齐，各瓣膜区未闻及病理性杂音。腹平软，无压痛、反跳痛。四肢肌力可，双下肢无水肿。

（三）辅助检查

1. 实验室检查　急诊血常规（2021 年 12 月 11 日）：C- 反应蛋白 16.11 mg/L ↑，血小板平均体积 9.1 fL ↓。急诊血生化（2021 年 12 月 11 日）：白蛋白 42.7 g/L，结合胆红素 2.0 μmol/L，非结合胆红素 9.3 μmol/L，谷丙转氨酶 50.7 U/L，尿素 3.69 mmol/L，肌酐 53.5 μmol/L，葡萄糖 7.77 mmol/L ↑，血总淀粉酶 55.8 U/L，钾 3.70 mmol/L，钠 141 mmol/L。血凝（2021 年 12 月 11 日）：D- 二聚体定量 0.23 mg/L。急诊心肌标志（2021 年 12 月 11 日）：肌钙蛋白 T 0.007 ng/mL，肌

红蛋白 36.63 ng/mL，肌酸激酶同工酶（质量）2.14 ng/mL，N 末端脑利钠前体 46.71 pg/L，白介素 -6 7.67 pg/mL ↑，降钙素原 0.03 ng/mL。

2. 影像检查　肺部 CT（2021 年 12 月 11 日）：①两肺胸膜下少许间质性改变；②气管（分叉上方水平）左侧腔内外局部软组织密度灶伴钙化；③主动脉及冠脉钙化灶；④肝 S7 段低密度灶。心电图（2021 年 12 月 11 日）：窦性心律，QRS 波群正常范围。

（四）初步诊断

气管肿物。

二、诊治过程

结合患者上述现病史、体征和实验室检查，首先考虑患者为：①气管肿物；②肺部感染；③高血压；④高脂血症。遂给予：①一级护理，普食；②抗感染：患者咳嗽、咳痰，予头孢唑肟抗感染（留好痰标本后，入院 4 小时内）；③化痰：盐酸氨溴索（兰苏）、厄多司坦（坦通）；④解痉：复方甲氧那明（阿斯美）、多索茶碱；⑤测定脉氧，2 次 / 天，雾化吸入：布地奈德、吸入用乙酰半胱氨酸溶液（富露施）；⑥健康教育：戒烟、避免被动吸烟；⑦排除禁忌，择期行气管镜检查。

同时入院后进一步完善相关检查。血气分析示乳酸 1.90 mmol/L ↑，肺泡动脉间氧压差 24.6% ↑。血常规示 C- 反应蛋白 9.97 mg/L ↑，中性粒细胞百分比 76.0% ↑，淋巴细胞百分比 117.4% ↓，嗜酸性粒细胞百分比 0.1% ↓，酸性粒细胞 0.00×10^9/L ↓，血小板平均体积 8.5 fL ↓，血小板比容 0.29% ↑。免疫指标示细胞角蛋白 19 片段 5.80 ng/mL ↑，神经元特异性烯醇化酶 17.80 ng/mL ↑，铁蛋白 372.00 ng/mL ↑。鳞癌相关抗原正常。结核抗体（-），肺炎支原体抗体（-）。支气管动脉 CTA 示两侧支气管动脉清晰显示，右侧支气管动脉与肋间动脉共干。气管（分叉上方水平）左侧壁区占位，考虑恶性肿瘤性病变可能大。

完善各项检查后，患者于 2021 年 12 月 13 日行气管内新生物气管镜下肿物冻切和支气管镜 APC 治疗。有创操作包括超声支气管镜检查、支气管镜下支气管活检、支气管镜下诊断性支气管肺泡灌洗（BAL）、气管镜刷检术、支气管镜下肺活检。术后石蜡病理报告示该患者的气管肿物组织为气管腺样囊性癌（tracheal adenoid cystic carcinoma，TACC）。（低度恶性）免疫组化：肿瘤细胞 CK-p（+），CK117（+），CK14（+），CK7（+），vimentin（部分 +），msa（部分 +），s-100（部分 +），p63（部分 +），CK5/6（部分 +），34Be12（+），calponin（部分 +），Ki67（10%+），TTF-1（-），napsin-a（-），cga（-），CD56（-），syn（-）。

完成活检之后，经讨论，对该患者做进一步肿物切除术，于2021年12月20日再次行气管内新生物气管镜下肿物冻切、激光和APC治疗。有创操作包括超声支气管镜检查和气管镜气管异物取出术。考虑患者病理提示气管腺样囊性癌及气管镜下情况，肿瘤以局部治疗为主，后期尚需要继续冷冻治疗抑制肿瘤增长。

治疗后患者咳嗽、咳痰、胸闷气促等症状有所好转，术后随访1年气管活检无特殊。

三、病例讨论

1. 对于类似病变，如何进行诊断和鉴别诊断？该患者为老年女性，急性起病，以咳嗽、咳痰、胸闷、气促为主要临床表现，查体示呼吸频率增加、血压升高、两肺呼吸音粗。肺部CT：两肺胸膜下少许间质性改变、气管（分叉上方水平）左侧腔内外局部软组织密度灶伴钙化。支气管动脉CTA示：气管（分叉上方水平）左侧壁区占位，结合免疫指标，考虑恶性肿瘤性病变可能大。

对于这类患者，首先需要鉴别肿瘤性疾病和非肿瘤性疾病。咳嗽变异性哮喘也表现为咳嗽，常伴有明显的夜间刺激性咳嗽，支气管激发试验阳性，或呼气峰流速日间变异率＞20%，或支气管舒张试验阳性，支气管舒张剂治疗有效。TACC早期的临床表现与咳嗽变异性哮喘有相似性，需仔细进行鉴别。该患者的CT检查、支气管动脉CTA及免疫指标都将诊断线索指向肿瘤性疾病。在肿瘤性疾病中，我们要与气管黏液表皮样癌、气管类癌进行鉴别。气管黏液表皮样癌好发于肺段、叶支气管，常伴有钙化，增强CT检查明显强化；而气管腺样囊性癌好发于声门下，钙化不常见，增强CT检查一般不强化或弱强化。气管类癌的肿物以气道内宽基底结节型、腔内外肿块型为主，富血管是该病的特点，增强CT检查常强化明显；气管腺样囊性癌病变范围广，支气管镜介入治疗易出现出血较多的情况，建议先行靶血管栓塞后再介入治疗，可以提高支气管镜手术的安全性。

2. 如何诊断该疾病？气管肿瘤早期临床症状和体征不典型。长期慢性刺激性干咳伴进行性呼吸困难，或反复发生肺炎或哮喘，药物治疗无效时，应警惕气管肿瘤。

胸部CT是气管肿瘤最好的影像学检查方法，表现为气管腔内的软组织密度肿块，多为偏心性，伴气管壁增厚，管腔不规则狭窄。有时可见气管旁淋巴结肿大，提示肿瘤转移可能。CT三维重建可更清晰的显示肿瘤的形态。支气管镜检查是气管肿瘤的另一项常用的重要检查方法，可明确肿瘤的部位、大小、形态和管腔阻塞的程度，初生判断良恶性，并取活检，明确病理。如气管肿瘤较大，则术前还应进行食管造影或食管镜检查，以明确食管是否受侵，评价手术切除的可行性，并与来源于食管的肿瘤鉴别。

3. 该疾病的主要类型和治疗方法有哪些？该肿瘤病理学一般表现有 3 种组织学亚型，即筛状、管状及实性。筛状生长模式以细胞核成角，细胞质稀少，神经周围侵犯为其常见的特征，实性型 TACC 以实性占肿瘤的 30% 以上为标准，实性与预后不良相关。免疫组织化学和分子研究发现 ACC 表达导管和肌上皮／基底细胞的标志物。

气管肿瘤原则上首选以切除重建为主的手术治疗，其他治疗方法包括支气管内镜下的肿瘤切除、腔内支架置入、放疗等。

（1）手术治疗：对于气管恶性肿瘤，或内镜下难以完整切除的良性肿瘤，应争取行气管的切除重建术。气管袖式切除端－端吻合术是最常见的手术方式，早期手术预后良好。气管隆突部位的肿瘤或支气管肿瘤累及隆突的，可行气管隆突切除重建术。术前准确评估病变的范围及气管可切除的长度非常重要。

（2）内镜治疗：对于窄基底的较小的气管良性肿瘤，可考虑内镜下切除，达到治疗目的。对于范围较大无法根治性切除的气管恶性肿瘤，在硬质气管镜或纤维支气管镜下，通过激光电灼、冷冻、氩氦刀放射性粒子置入、气管内支架置入等手段，能对肿瘤引起的气道梗阻和出血起到治疗作用，达到减轻症状的目的。

（3）放射治疗：可用于不适合手术切除的气管恶性肿瘤或术后辅助治疗，肿瘤过大或外侵严重无法完整切除者，可先行放射治疗，再评估手术的可行性。

本病容易复发。早期发现的病变长度＜4 cm 气管腺样囊性癌可以手术切除并行气管断端吻合术。病程长、病变长度＞4 cm 不能行手术切除治疗的气管腺样囊性癌患者，需要内科综合治疗，如化疗、放疗、靶血管栓塞＋支气管镜治疗，以及支气管镜气道内氩气、冷冻、激光、粒子植入和光动力治疗，气道严重狭窄者还可以采用低温等离子、支架置入治疗等。有研究证实该疾病进行支气管镜下光动力治疗，疗效较好。

4. 患者的预后如何？如何进行随访和评估？手术至肿瘤复发时间为 1～12 年，平均为 4.95 年。转移发生在术后 1～8 年，平均 4.35 年。复发的肿瘤通常难以治愈，总体预后差，长期生存率为 23%～40%。

四、病例点评

TACC 是一种相对罕见的、起源于气管腺体的癌症。腺样囊性癌还可能发生在唾液腺和身体其他部位，而当其发生在气管时，会影响气管的黏膜腺体。这种癌症通常呈现慢性、局部侵袭性地生长，往往沿着组织界面扩散，包括神经周围侵犯。它可能导致呼吸困难、咳嗽、声音嘶哑等症状，但早期可能不引发明显症状，最常见的临床表现为呼吸困难，其次是咳嗽和喘息。诊断该病通常需要通过成像检查（如 CT 扫描或 MRI）、气管内镜检查，以及病理组织活组织检查进行确定。其中，CT 是检测和诊断气管肿瘤的一种可靠、方便且较少侵入性的工具，可以弥补支气管镜检查的局限性。

对于 TACC 的主要治疗方法包括手术切除、手术联合术后放疗和单纯放疗。治疗通常需要根据患者的具体情况个体化制订。TACC 的治疗以手术为主，但只有42% ～ 57% 的病例能够完全切除。对于未完全切除的 TACC，通常会采用辅助放疗，但根据已发表的研究文献，辅助放疗对 TACC 的价值仍存在争议。对于无法进行手术或有手术禁忌证的患者，建议使用根治性放疗。然而，由于报告的病例数量有限，因此很难基于循证治疗方案制订 TACC 的治疗方案。由于这种癌症的迟缓生长特性，患者的长期存活可能性通常较其他更侵袭性癌症要高。然而，即使在彻底的切除后，复发的风险仍然存在。

气管腺样囊性癌表现不典型，各级临床医生均应加强对该病的认识。以本患者为例，患者为老年女性，急性起病，以咳嗽、咳痰、胸闷、气促为主要临床表现，查体示呼吸频率增加、血压升高、两肺呼吸音粗，仅根据其临床表现及查体很难判断是否为肿瘤性疾病。当患者出现慢性咳嗽、气喘、喘憋、痰中带血或咯血、呼吸困难等症状时，应考虑气道内少见病的可能，可以及时行颈部、胸部 CT 检查，必要时完善支气管镜检查。气管腺样囊性癌容易导致气道狭窄，支气管镜下的综合治疗尤为关键。临床需根据患者支气管镜下表现选择个体化的治疗方案，另外长期随访对患者也尤为重要。

（病例提供者：赵嘉桢　安徽理工大学第一临床医学院）

（点评专家：张国良　上海市第十人民医院）

参考文献

[1] 美杰，武怡，李程程，等. 简易运动激发试验联合小气道功能检查在咳嗽变异性哮喘早期诊断的应用价值 [J]. 中国综合临床，2019，35（5）：465-469.

[2] 黄娆，郑光强，陈江，等. 支气管激发试验联合基础肺功能检查辅助用于咳嗽变异性哮喘患儿诊断价值研究 [J]. 临床军医杂志，2022，50（01）：78-80.

[3] 文雄，陈莉文. 咳嗽变异性哮喘常规检测方法确诊观察 [J]. 临床荟萃，2003，18（02）：104.

[4] 王亚龙. 第一部分气管支气管腺涎型癌（腺样囊性癌和黏液表皮样癌）临床特点和预后分析；第二部分多原发肺癌的临床和基础研究 [D]. 北京：北京协和医学院，2020.

[5] 李林，李娴. 支气管树各部位肺类癌的 CT 影像表现 [J]. 中国当代医药，2022，29（20）：126-129，134，封 3.

[6] 袁亚军，张进川. 支气管类癌 3 例报告并文献复习 [J]. 中国煤炭工业医学杂志，2001，4（06）：419-420.

[7] 王辉，王书方，秦芳，等. 表现为慢性咳嗽的青年原发性气管腺样囊性癌误诊分析 [J]. 临床误诊误治，2023，36（05）：23-26. DOI：10.3969/j.issn.1002-3429.2023.05.006.

[8] Diaz-Mendoza J, Debiane L, Peralta AR, et al. Tracheal tumors[J]. Curr Opin Pulm Med, 2019, 25（4）：336-343. doi：10.1097/MCP.0000000000000585

[9] Kapatia G, Gupta K, Shrestha O, et al. An autopsy report of an adenoid cystic carcinoma arising in the trachea[J]. Head Neck Pathol, 2019, 13（2）：243-246.

[10] Zhu S, Schuerch C, Hunt J. Review and updates of immu-nohistochemistry in selected salivary gland and head and neck tumors[J]. Arch Pathol Lab Med, 2015, 139（1）：55-66.

[11] 蒲莹，陈俊文. 气管腺样囊性癌 5 例报告并文献复习 [J]. 临床肺科杂志，2023，28（10）：1615-1617. DOI：10.3969/j.issn.1009-6663.2023.10.034.

[12] 范懿魏，任卫东，史宏灿，等. 气管腺样囊性癌手术切除 1 例并文献复习 [J]. 临床肺科杂志，2018，23（06）：1159-1161.

[13] 陆娟，王成，尚玉龙，等. 手术后辅助放疗在气管腺样囊性癌中的疗效及安全性评价 [J]. 临床肺科杂志，2021，26（3）：431-434.

[14] 冯子龙，王丽君，贺敬. 放射治疗在气管腺样囊性癌术后患者中的应用效果 [J]. 深圳中西医结合杂志，2022，32（09）：104-106.

[15] 杨蕴一，梁志楠，蒙渡，等. 无法手术的局部晚期气管支气管腺样囊性癌的调强放射治疗 [J]. 西安交通大学学报（医学版），2020，41（05）：673-677.

[16] 陈剑，茅静芳，麻宁一，等. 碳离子射线治疗 10 例气管腺样囊性癌的初步临床观察 [J]. 中华放射肿瘤学杂志，2019，28（3）：168-172.

[17] 袁灿亮，张冰，何东杰，等. 原发性气管腺样囊性癌调强放射治疗的安全性和有效性分析 [J]. 临床肺科杂志，2022，27（8）：1181-1185.

[18] 陈旭萍，庞薪晨，余斌，等. 血管介入联合气管镜下治疗气管腺样囊性癌一例 [J]. 中国呼吸与危重监护杂志，2022，21（04）：289-291.

[19] 朱强，岳岩，朱立成，等. 氩等离子体凝固术治疗气管腺样囊性癌 19 例效果分析 [J]. 中华腔镜外科杂志（电子版），2018，11（04）：228-233.

[20] 王颖. 经支气管镜介入技术在气管腺样囊性癌治疗中的临床价值分析 [J]. 中国医药指南，2018，16（10）：161-162.

[21] 周云芝，王洪武，高永平，等. 经支气管镜削瘤联合 [125]I 粒子植入治疗气管腺样囊性癌的

疗效评估 [J]. 国际呼吸杂志，2017，37（22）：1710-1714.

[22] 罗炳清，柯明耀，曾俊莉，等 . ^{125}I 放射性粒子支架治疗气管腺样囊性癌 8 例 [J]. 中华结核和呼吸杂志，2020，43（07）：571-576.

[23] Huang Z, Pan J, Chen J, et al. Multicentre clinicopathologi-cal study of adenoid- cystic carcinoma：a report of 296 cases[J].Cancer Med, 2021, 10 (3)：1120-1127.

[24] Xu B, Drill E, Ho A, et al. Predictors of outcome in adenoid cystic carcinoma of salivary glands：a clinicopathologic study with correlation between MYB fusion and protein expression[J].Am J Surg Pathol, 2017, 41 (10)：1422-1432.

[25] Wang SC, Yin LK, Zhang Y, et al.CT diagnosis and prognosis prediction of tracheal adenoid cystic carcinoma[J].Eur J Radiol, 2021, 140：109746. doi：10.1016/j.ejrad.2021.109746.

[26] Ran J, Qu G, Chen X, et al.Clinical features, treatment and outcomes in patients with tracheal adenoid cystic carcinoma：a systematic literature review[J]. Radiat Oncol, 2021, 16 (1)：38. Published 2021 Feb 19. doi：10.1186/s13014-021-01770-0.